Brigitte Vetter
Pervers, oder?

Aus dem Programm Verlag Hans Huber
Psychologie Sachbuch

Wissenschaftlicher Beirat
Prof. Dr. Dieter Frey, München
Prof. Dr. Kurt Pawlik, Hamburg
Prof. Dr. Meinrad Perrez, Freiburg (CH)
Prof. Dr. Franz Petermann, Bremen
Prof. Dr. Hans Spada, Freiburg i. Br.

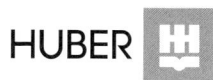

Von Brigitte Vetter ist im Verlag Hans Huber weiterhin erschienen:

Sexuelle Störungen
100 Fragen 100 Antworten; Ursachen, Symptomatik, Behandlung
263 Seiten (ISBN 978-3-456-84555-5)

Weitere Bücher – eine Auswahl:
Pierre Dinner
Depression
100 Fragen 100 Antworten
207 Seiten (ISBN 978-3-456-84247-9)

Sabine M. Grüsser/Ulrike Albrecht
Rien ne va plus –
wenn Glücksspiele Leiden schaffen
152 Seiten (ISBN 978-3-456-84381-0)

Sabine M. Grüsser/Carolin Nastasja Thalemann
Verhaltenssucht
Diagnostik, Therapie, Forschung
293 Seiten (ISBN 978-3-456-84250-9)

Peter Müller/Herta Wetzig-Würth
Psychotherapeutische Gespräche führen
Wege zu psychodynamisch wirksamen Dialogen
148 Seiten (ISBN 978-3-456-84497-8)

Daniel Wilk
Autogenes Training
Ruhe und Gelassenheit lernen
162 Seiten (ISBN 978-3-456-84102-1)

Weitere Informationen über unsere Neuerscheinungen finden Sie im Internet unter: www.verlag-hanshuber.com

Brigitte Vetter

Pervers, oder?
Sexualpräferenzstörungen

100 Fragen, 100 Antworten

Ursachen – Symptomatik – Behandlung

Verlag Hans Huber

Lektorat: Monika Eginger
Herstellung: Daniel Berger
Satz: sos-buch, Lanzarote
Umschlag: Atelier Mühlberg, Basel
Druck und buchbinderische Verarbeitung: AZ Druck und Datentechnik GmbH, Kempten
Printed in Germany

Bibliografische Information der Deutschen Bibliothek
Die Deutsche Bibliothek verzeichnet diese Publikation in der Deutschen Nationalbibliografie;
detaillierte bibliografische Daten sind im Internet über http://dnb.d-nb.de abrufbar.

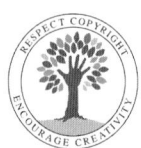

Dieses Werk, einschließlich aller seiner Teile, ist urheberrechtlich geschützt. Jede
Verwertung außerhalb der engen Grenzen des Urheberrechtes ist ohne Zustimmung
des Verlages unzulässig und strafbar. Das gilt insbesondere für Vervielfältigungen,
Übersetzungen, Mikroverfilmungen sowie die Einspeicherung und Verarbeitung
in elektronischen Systemen.

Anregungen und Zuschriften bitte an:
Verlag Hans Huber
Hogrefe AG
Länggass-Strasse 76
CH-3000 Bern 9
Tel: 0041 (0)31 300 45 00
Fax: 0041 (0)31 300 45 93

1. Auflage 2009
© 2009 by Verlag Hans Huber, Hogrefe AG, Bern
978-3-456-84672-9

Vorwort

Zweck und Anliegen des vorliegenden Buches ist es, fachlich fundiertes Wissen und den neuesten Erkenntnisstand über die Hintergründe der einzelnen sexuellen Präferenzstörungsbilder auch Laien verständlich zu vermitteln. Dazu wurden 100 Fragen beantwortet, die mir im Laufe meiner langjährigen psychotherapeutischen Praxis in irgendeiner Weise wiederholt gestellt worden sind, entweder in meiner Funktion als Sexualtherapeutin oder auch «ganz nebenbei», z. B. wenn wieder einmal ein Sexualdelikt durch die Presse ging oder ein Kinderpornographiering ausgehoben wurde und die Öffentlichkeit bewegte.

Neben den Ursachen, der Symptomatik und Behandlung der wichtigsten, im internationalen (ICD-10) und im amerikanischen Diagnoseschlüssel (DSM-IV-TR) aufgeführten Erscheinungsbilder wie

- *Fetischismus,*
- *Transvestitismus,*
- *Exhibitionismus,*
- *Voyeurismus,*
- *Frotteurismus,*
- *Sadomasochismus,*
- *Pädophilie,*
- *und anderer Störungsbilder,*

befasst sich das Buch auch mit Fragen zur Häufigkeit, zum Vorkommen, zum Verlauf, zu Begleiterkrankungen, zu diagnostischen und zu prognostischen sowie zu rechtlichen Problemen.

Darüber hinaus geht es auf geschichtliche Hintergründe ein, so z. B.

- auf den Umgang mit sexuellen Abweichlern in früheren Epochen und
- auf die verschiedenen Einstellungen zur Homosexualität.

Daneben beleuchtet es auch Themen wie die

- der sexuellen Gesundheit und der sexuellen Normen sowie
- des Sexualstrafrechts in Deutschland und in der Schweiz.

Im Anhang wurde ein kleines Lexikon der sexuellen Abweichungen hinzugefügt.

Da Sexualpräferenzstörungen, früher nannte man sie Perversionen, ein polarisierendes, heikles und brisantes Thema sind, habe ich eine Einleitung vorangestellt, in der ich versuchte, das psychologische Dilemma des Lesers auszudrücken, der in seinen Empfindungen zwischen Neugierde, Abscheu, Angst und Ekel hin- und hergerissen sein wird, und sich vielleicht erregende Gefühle nicht so gerne eingestehen mag. Aber auch für die Betroffenen ist das Erleben kaum weniger zerrissen. Der kurzen Lust folgt bald die Scham, manchmal auch die sexuelle Süchtigkeit. Außenseiterpositionen, zerbrochene Beziehungen, Gefühle des Versagens und soziale Isolation sind meist irgendwann die Folgen.

Das Buch ist so geschrieben dass es für alle interessierte Laien, seien es Betroffene oder deren Angehörige, Journalisten oder andere Berufsgruppen, leicht verständlich ist. Aber auch Fachleute aus dem psychologischen, kriminologischen, juristischen, pädagogischen oder medizinischen Bereich werden es mit Gewinn lesen können, da es den Praxis- und Behandlungsleitlinien von 2007 entspricht und damit den aktuellsten Wissensstand enthält.

Kiel, im August 2008 *Brigitte Vetter*

Inhaltsverzeichnis

Einführung: Perversionen – für die Leser psychologisch ein Dilemma.................... 17

I. Definitionen und Begriffe: Sexuelle Gesundheit – sexuelle Störung – sexuelle Abweichung

1. **Sexuelle Gesundheit:** Alles Ansichtssache – oder gibt es auch verbindliche Kriterien?.................... 21
2. **Sexuelle Störung:** Wie wird sie definiert und wer legt die Kriterien fest?................................ 23
3. **Krankheitsklassifikation:** Was zählt alles zum gestörten Sexualverhalten?................................ 26
4. **Sexuelle Abweichung:** Gilt alles, was aus dem Rahmen fällt, gleich als pervers?........................... 28
5. **Begriffe:** *Sexualpräferenzstörung, Paraphilie, sexuelle Devianz* und *sexuelle Deviation* – warum sagt man nicht mehr «*Perversion*»?........................ 30

II. Normen und Strafrecht

6. **Sexuelle Maßstäbe:** Was heißt denn schon normal? .. 35
7. **Ursprung:** Wie kommen Normen eigentlich zustande? . 37
8. **Sinn:** Warum kann nicht alles erlaubt sein, was Spaß macht?..................................... 39
9. **Sexualkriminalität und ihre Begriffe:** Was bedeuten *Dissexualität, Sexualdelinquenz* und *Dissozialität*? ... 41
10. **Rechtsnormen:** Welche sexuellen Handlungen stehen in *Deutschland* unter Strafe?....................... 43

11. **Sexualstrafrecht:** Welche Besonderheiten gibt es in der *Schweiz*? 46

III. Geschichte und Hintergründe

12. **Normverstöße:** Wie ging man früher mit «sexuellen Abweichlern» um? 51
13. **Sexualität und Liebe:** Seit wann bedeuten Lust und Liebe uns so viel? 53
14. **Sexualwissenschaft:** Wird Sexualität schon lange erforscht? 55
15. **Psychiatrie, Perversion und Forschung:** Ist die Medizinalisierung sexueller Abweichungen wirklich ein Fortschritt gewesen? 58
16. **Homosexualität:** Gilt sie noch als «Perversion»? 61

IV. Häufigkeit und Vorkommen

17. **Epidemiologische Probleme:** Wie zuverlässig sind die Datenquellen? 67
18. **Prävalenz:** Sind sexuelle Abweichungen sehr verbreitet? 70
19. **Vorkommen:** Welche Unterschiede gibt es bei Frauen und Männern hinsichtlich der Art und Häufigkeit der Störungsbilder und wie ist die Opferrelation? 73
20. **Reproversionen:** Kommen Paraphilien auch bei Frauen vor und gibt es bei ihnen andere als sexuelle Perversionen? 76
21. **Männer:** Wie oft kommen Sexualpräferenzstörungen bei ihnen vor? 80
22. **Kriminalstatistiken:** Wie hoch ist die Zahl der Sexualstraftaten und wie lässt sie sich ermitteln? 83

V. Diagnostik und Klassifikation

23. **Diagnose:** Wird sie nur subjektiv erstellt oder gibt es auch einheitliche Kriterien, und wenn ja, welche? 89

24. **Definition:** Wie wird eine Sexualpräferenzstörung heute definiert und welche Aspekte sind derzeit besonders von Bedeutung? 92

25. **Klassifikation:** Nach welchen Gesichtspunkten lassen sich Paraphilien einteilen? 94

26. **Psychiatrische Diagnostik:** Wie werden Sexualpräferenzstörungen in den beiden Diagnosesystemen ICD-10 und DSM-IV-TR definiert? 96

27. **Leitsymptome:** Gibt es typische Anzeichen, an denen sich abweichende Sexualentwicklungen frühzeitig erkennen lassen? 98

28. **Klassifikation und Prognose:** Welche Rolle spielen Schwere, Verlauf und Häufigkeit einer sexuell abweichenden Symptomatik für die Prognose? 101

29. **Diagnostik:** An welchen Merkmalen lässt sich erkennen, dass eine Perversion schon Suchtcharakter hat? 104

30. **Psychoanalytische Diagnostik:** Wie werden Perversionen aus tiefenpsychologischem Verständnis definiert? 106

31. **Differenzialdiagnostik:** Was versteht man unter «nicht-paraphiler sexueller Süchtigkeit» und was sind «paraphilie-verwandte Störungen»? 109

32. **Diagnoseprozess:** Welche Kriterien sind für die Diagnostik und Therapie wichtig? 111

VI. Ursachen und Erklärungsmodelle

33. **Entstehung:** Aus welchen Gründen wird jemand eigentlich paraphil? 115

34. **Charakterstruktur:** Fallen paraphile Männer durch besondere Persönlichkeitsmerkmale auf? 117

35. **Dissexuelle Täter:** Lassen sich Persönlichkeitsunterschiede zwischen paraphilen und nicht-paraphilen Sexualdelinquenten feststellen? 120

36. **Sexualgewalttäter:** Welche Typen von aggressiven Sexualstraftätern gibt es? 123

37. **Organische Ursachen:** Wurden biologische oder medizinische Gründe für abweichendes Sexualverhalten gefunden? 126

38. **Psychische Ursachen:** Kann paraphiles Verhalten erlernt (konditioniert) worden sein? 128

39. **Tiefenpsychologische Ursachen:** Spielen unbewusste innerseelische Motive für die Entstehung eine Rolle? 131

40. **Sigmund Freuds Triebtheorie:** Was ist mit «polymorphpervers» gemeint? 135

41. **Triebtheoretisches Erklärungsmodell:** Liegt Perversionen eine Kastrationsangst zugrunde und was versteht man eigentlich darunter? 137

42. **Gestörtes Selbstwertgefühl:** Was bedeutet eine «perverse Plombe»? 140

43. **Sexualdelinquenten:** Welche ihrer Verhaltensweisen deuten auf ein gestörtes Selbstwert- und Männlichkeitsgefühl hin? 142

44. **Sexueller Übergriff:** Was spielt sich seelisch bei einem paraphilen Täter vor einem Sexualdelikt ab? 144

VII. Symptomatik und Verlauf

45. **Partnereinbindungen:** In welchen Beziehungsformen werden sexuelle Präferenzstörungen gelebt und wie partnerschädigend sind die einzelnen Störungsbilder? 151

46. **Crossing und Begleiterkrankungen:** Können Paraphile mehr als nur eine Neigung haben und gehen Sexualabweichungen noch mit anderen Erkrankungen einher? 154

47. **Verlauf:** Verschwinden sexuelle Abweichungen irgendwann von selbst? 157

Fetischismus

48. **Fetische:** Wie wird ein Gegenstand zum sexuellen Fetisch? 159

Inhaltsverzeichnis

49. **Fetischisten:** Was machen sie eigentlich alles mit den begehrten Objekten? 162

50. **Krankheitsklassifikation:** Wann handelt es sich bei fetischistischen Neigungen um eine Störung und wie ist in der Regel der Verlauf? 164

51. **Fetischismus:** Kommt er häufig vor und wie entsteht er überhaupt? 167

Transvestitismus

52. **Fetischistischer Transvestitismus:** Sind alle Männer, die gerne Frauenkleider tragen, pervers? 170

53. **Transvestitismus:** Sind Transvestiten schwule Fetischisten? 172

54: **Cross-Dressing:** Tragen Transvestiten immer Frauenkleider? 173

55. **Transsexueller Fetischismus:** Werden aus Transvestiten später Transsexuelle oder gibt es gar keinen Unterschied? 174

56. **Verlauf und Vorkommen:** Ab welchen Lebensjahren entwickelt sich ein Transvestitismus, wie häufig kommt er vor und gibt es ihn auch in anderen Kulturen? 176

57. **Leidensdruck:** Leiden Transvestiten unter ihrer Störung und suchen sie deswegen Hilfe auf? 179

58. **Verkleidungsmotive:** Ist auch ein Cross-Dressing zum Spaß oder zur Selbsterfahrung schon eine Sexualpräferenzstörung? 181

59. **Ursachen:** Welche Erklärungen gibt es für die Entstehung des Transvestitismus? 183

Exhibitionismus

60. **Exhibitionisten:** Ist es gefährlich, ihnen zu begegnen? . 185

61. **Exhibitionistischer Akt:** Was geht in einem Exhibitionisten vor, wenn er sein Geschlechtsorgan ungebeten Fremden präsentiert? 187

62. **Persönlichkeitsprofile:** Was sind Exhibitionisten eigentlich für Menschen? 189

63. **Verlauf und Häufigkeit:** Wann beginnt der Exhibitionismus, wie häufig kommt er vor und gibt es ihn auch bei Frauen? 192
64. **Crossing:** Wie erklärt sich das gemeinsame Auftreten von Exhibitionismus, Voyeurismus und Frotteurismus, das öfters zu beobachten ist? 194
65. **Ursachen:** Wie entsteht der Exhibitionismus eigentlich? 197

Voyeurismus

66. **Lust am Zuschauen:** Wann ist man ein «Spanner»? ... 199
67. **Hintergründe:** Welche Varianten und Auffälligkeiten gibt es beim Voyeurismus und wie häufig kommt er vor? .. 202
68. **Entstehung:** Welche Ursachen hat voyeuristisches Verhalten? 204

Frotteurismus und Toucheurismus

69. **Merkmale:** Wann gilt eine Berührung als frotteuristisch? 206
70. **Hintergründe:** Wie häufig kommt Frotteurismus vor, wie verläuft er und wie entsteht er? 208
71. **Toucheurismus:** Was macht eine Berührung zum toucheuristischen Verhalten? 210

Sexueller Sadomasochismus

72. **Sexueller Sadomasochismus:** Dreht sich alle Lust nur um den Schmerz? 212
73. **Praktiken, Strafbarkeit, Häufigkeit und Folgen:** Was treiben Sadomasochisten denn so alles und ist das überhaupt erlaubt? 215
74. **Ursachen:** Welche Gründe gibt es für den Sadomasochismus? 217

Sexueller Masochismus

75. **Erscheinungsformen:** Welche Praktiken sind für Masochisten typisch? 220

76. **Gefahr, Verbot, Geschlechterverteilung:** Ist sexueller Masochismus nicht gefährlich und gibt es ihn bei Frauen auch?.. 223

77. **Erklärungsansätze:** Um was für Typen handelt es sich bei Masochisten und warum bekommt man diese Störung?....................................... 227

Sexueller Sadismus

78. **Praktiken und Erscheinungsformen:** Worum geht es beim Sadismus wirklich?.......................... 229

79. **Folgen, Häufigkeit und Verlauf:** Welche Gefahren gehen von Sadisten aus und werden ihre Handlungen immer intensiver mit der Zeit?.......................... 232

80. **Sadismuskriterien, Risiken und Lustmorde:** Nach welchem Schema läuft ein Tatgeschehen in der Regel ab?.. 234

81. **Entstehung:** Wie bahnt sich eine sexuell-sadistische Entwicklung an?................................ 237

Pädophilie und Pädosexualität (sexueller Kindesmissbrauch und Inzest)

82. **Pädosexualität, sexueller Kindesmissbrauch und Inzest:** Welche Formen der Pädophilie gibt es?........ 240

83. **Sexueller Kindesmissbrauch:** Begehen alle Pädophile sexuellen Kindesmissbrauch und sind Kindesmissbrauchstäter immer pädophil?.................... 244

84. **Unterschiede:** Wie unterscheiden sich Pädophile von sexuellen Kindesmissbrauchstätern und welche Schäden gibt es bei den Opfern?.................. 247

85. **Persönlichkeitsprofile, Häufigkeit und Vorkommen:** Was sind sexuelle Kindesmissbrauchstäter eigentlich für Menschen?................................. 251

86. **Inzest:** Sind Väter, die ihre eigenen Kinder missbrauchen, immer pädophil und warum merken eigentlich die Mütter nichts?...................... 255

87. **Latenter Inzest:** Auf welche Weise missbrauchen beispielsweise Mütter ihre Söhne? 259

88. **Diagnose, Therapie und rechtliche Folgen:** Wie kann man eine pädophile Neigung objektiv feststellen und wie lässt sie sich behandeln oder stellt der Konsum von Kinderpornographie ein Ausweg dar? 262

89. **Erklärungsansätze:** Was sind die Ursachen für Pädophilie und sexuellen Kindesmissbrauch (Pädosexualität)? 265

Gerontophilie, Nekrophilie und Monomentophilie (Pygmalionismus)

90. **Alte oder leblose Menschen:** Was bedeuten Gerontophilie, Nekrophilie, Somnophilie und Monomentophilie (Pygmalionismus)? 269

Sodomie und Zoophilie

91. **Unzucht mit Tieren:** Ist Sex mit Tieren strafbar und handelt es sich dabei immer um eine Sexualpräferenzstörung? 272

Exkrementophilie, Urophilie, Klismaphilie, Hypoxyphilie (Asphyxophilie), Apotemnophilie, Telefonskatologie

92. **Masochistische Praktiken und obszöne Telefonanrufe:** Was bedeuten «Dirty Sex», «Kliniksex», «Water Sports» und «Bondage»? 275

VIII. Behandlung, Rechtsmaßnahmen und Prognose

93. **Überblick:** Welche psychischen und somatischen Behandlungsmöglichkeiten gibt es und wann kann eine Beratung hilfreich sein? 281

94. **Psychotherapeutische Methoden:** Sind Sexualpräferenzstörungen heilbar oder was kann eine Therapie bewirken? 285

95. **Multimodale Trainingsprogramme:** Welche Psychotherapiemethoden sind bei schweren Sexualpräferenzstörungen effektiv? 289

96. **Pharmakotherapie:** Welche medikamentösen Behandlungsmöglichkeiten stehen zur Verfügung? .. 293

97. **Chirurgische Kastration:** Welche Wirkung zeigt sie bei Sexualstraftätern und ist sie überhaupt erlaubt? 297

98. **Somato-psychotherapeutisches Behandlungsschema:** Wie werden paraphile Sexualstraftäter behandelt und gibt es tatsächlich auch Erfolge? 299

99. **Rechtliche Aspekte:** Welche «Maßregeln zur Besserung und Sicherung» kann das Gericht bei Sexualstraftätern verhängen? 302

100. **Prognose:** Wie lässt sich die Rückfallgefahr bei Sexualstraftätern bestimmen und welche Risikofaktoren sind bekannt? 306

Tabelle 1: *Crossing: Wechseldiagnosen bei Paraphilen* 310

Anhang

Kleines Lexikon der sexuellen Abweichungen . 313

Literaturverzeichnis 317

Sachwortregister 323

Einführung:
Perversionen – für die Leser psychologisch ein Dilemma

Paraphilien – ein heikles und brisantes Thema, jedenfalls ist es kein neutrales. Es polarisiert den Leser und lässt ihn in seinen Gefühlen schwanken. Dabei ist er nicht allein. Abscheu, Ekel, Angst äußert man sehr gerne. Neugierde und ein gewisses Prickeln gesteht man sich hingegen nicht so gerne ein. Wer noch nie durchs Schlüsselloch geguckt hat (sprich: «in die einschlägigen Medien blickte»), werfe den ersten Stein, heißt es an ganz anderer Stelle. Danach hat man sich über das Erspähte – aus Herzen*lust,* nicht gar aus einer sexuellen – moralisch zu empören. Die Presse ist da unser Sprachrohr. Die Zeitschrift wurde ja von anderen gekauft – man selber liest sie notgedrungen nur im Wartezimmer. Schließlich ist man doch nicht so ein Spanner, oder gibt es etwa keinen Unterschied?

Auf diese Frage gibt das Buch die Antwort. Und auf viele andere auch. Denn wem soll man sonst schon solche Fragen stellen? Wer kann einen fachlich richtig informieren? Das Internet? Wer weiß, auf welcher Seite man da landet und wer das alles schreibt oder den PC ausspäht. Die Betroffenen – sie stellen solche Fragen nicht. Sie wissen gut Bescheid.

Und erleben andere Gefühle. Kurze Lust, danach meist Scham. Angst, Alleinsein, und viel Heimlichkeit, das bedrängende Getriebensein – das kennen sie genau. Doch auch hier gibt man nicht gerne zu.

Klingt alles ziemlich spannend, so für uns «Otto Normalverbraucher», oder? Zumindest was das Ungefährliche betrifft: Fetischismus, Transvestitismus und dergleichen. Auch die «Sado-Maso-Szene» löst gerne interessierte Schauer aus.

Bei den gefahrvollen Formen wird es plötzlich ernst. Damit hat man deutlich ein Problem. Es sei denn, man ist davon in irgendeiner Form betroffen. Vielleicht beruflich, weil man Polizist ist oder gar Jurist, oder Vollzugsbeamter oder auch ein Therapeut. Noch ernster wird es, wenn man zu den Angehörigen gehört oder wenn

man sich zu den Betroffenen zählen muss. Und die Wahrscheinlichkeit ist nicht gering.
Sexualabweichungen sind weiter verbreitet als man denkt. Der kommerzielle Markt dafür steigt bekanntlich ganz rasant und auch Studien lassen darauf schließen. Aus ihnen geht hervor, dass es nicht gerade wenig Männer sind, die von gewaltsamer Sexualität zumindest schon mal phantasierten. Über 50 Prozent befragter Collegestudenten gaben sogar an, sich sexuell schon mal anders verhalten zu haben, als es sich gehört. Beispielsweise voyeuristisch, exhibitionistisch, frotteuristisch oder sogar pädophil. Die Dunkelziffer gilt ebenfalls als hoch. Und regelmäßig werden Kinderpornoringe ausgehoben. Denen gehören alle Schichten an. Trotzdem spricht man dann von Abscheu, Ekel oder Angst. In der Tat ist die Opferzahl nicht gerade klein. Jede 4. Frau wurde zumindest ein Mal schon im Leben Opfer eines sexuellen Übergriffs. Das Leid hält in der Regel das ganze Leben an. Vor allem bei den jahrelang Missbrauchten.
Auch die Lust der Täter und der Paraphilen ist häufig nur von kurzer Dauer. Irgendwann schlägt auch sie in Leiden um. Außenseiterpositionen, Einsamkeit, gesellschaftliches Isoliertsein und zerbrochene Beziehungen, das sind die vorhersehbaren Folgen. Dann haben auch die harmlos Präferenzgestörten eine Störung, einfach, weil sie leiden.
Früher wurde jedes Sexualverhalten – also auch das einvernehmlich ausgeübte – Perversion genannt, wenn es von der Norm abwich. Heute heißt es – international – «Störung der Sexualpräferenz» oder «Paraphilie».
Ob die Umbenennung das Empfinden ändern konnte – die Frage drängt sich auf und spiegelt sich im Titel dieses Buches wider. Möge sich ein jeder selbst sein Urteil bilden. Mit fundiertem Wissen ist er jedenfalls versorgt.

I. Definitionen und Begriffe: Sexuelle Gesundheit – sexuelle Störung – sexuelle Abweichung

1. Sexuelle Gesundheit: Alles Ansichtssache – oder gibt es auch verbindliche Kriterien?

Die Frage, was sexuelle Gesundheit eigentlich ist, lässt sich nicht losgelöst von dem Problem gesellschaftlicher Normen beantworten. Im Wesentlichen hängen nämlich die Vorstellungen über ein sexuell gesundes Verhalten davon ab, was in einer Gesellschaft als sexuell normal empfunden wird, denn das Normale wird gleichzeitig auch immer als das Gesunde betrachtet. Da Normen jedoch einem ständigen Wandel unterliegen, haben sich damit einhergehend auch die Ansichten darüber, was als sexuell gesund gelten soll, in den letzten Jahrhunderten sehr verändert.

Aber nicht nur von den Normen, die in einer bestimmten Gesellschaft oder Gruppierung herrschen, hängt es ab, was als sexuell gesund bezeichnet wird, sondern auch das subjektive Empfinden des Einzelnen spielt eine wichtige Rolle. Es gibt nämlich so etwas wie eine subjektive, innere Norm, die bestimmt, was der Einzelne für sich als angemessen empfindet. Dabei kann die eigene Norm von der äußeren Norm abweichen. So zählt z. B. in unserer Gesellschaft Oralverkehr zu den normalen sexuellen Praktiken, während er früher als pervers bezeichnet wurde. Der Einzelne kann ihn aber auch heute noch, z. B. aus religiösen Gründen, ablehnen.

Dies bedeutet, dass das sexuelle Verhalten und Erleben eines Menschen immer auch in einem gewissen Spannungsfeld zwischen äußeren und inneren Normen stehen kann, d.h. zwischen soziokulturellen Einflüssen und den subjektiven Maßstäben, die bestimmen, was der Einzelne für sich als angemessen empfindet.

Hinzu kommt, dass gerade im Bereich des Sexuellen auch die Normen des Partners berücksichtigt werden müssen.

Problematisch kann es allerdings dann werden, wenn die Sexualität beider Partner durch unterschiedliche sozio-kulturelle Einflüsse geprägt wurde, oder wenn die subjektiven Maßstäbe beider Partner nicht zusammengebracht werden können.

I. Definitionen und Begriffe

Eine gesunde Sexualität bezieht darüber hinaus auch die Gefühle füreinander, ein Sich-Verstehen und Lieben mit ein. Dies hat auch die Weltgesundheitsorganisation WHO (1975) in ihrer Definition der gesunden Sexualität berücksichtigt. Nach Auffassung der WHO sind bei einer gesunden Sexualität körperliche, emotionale, geistige und soziale Aspekte integriert, und zwar in einer Weise, die das sexuelle Erleben bereichert und sich förderlich auf die Kommunikation und die Liebe auswirkt. Diese Beschreibung ist sehr weit gefasst und orientiert sich nicht an einer sexuellen Praktik oder Orientierung. Anders ist dies z. B. bei der wissenschaftlichen Definition von Bräutigam, der noch 1973 formulierte, dass bei einem normalen Sexualverhalten «zwei erwachsene Menschen verschiedenen Geschlechtes durch stufenweise Annäherung miteinander vertraut werden und durch genitale Vereinigung zu sexueller Befriedigung kommen». Diese Auffassung wird durchaus auch heute noch von vielen Menschen geteilt.

Nach derzeitigem sozio-kulturellem und auch medizinischem Verständnis umfasst eine gesunde Sexualität, die, wie erwähnt, in der Regel auch mit einem normalen Sexualverhalten gleichgesetzt wird, eine sehr große Variationsbreite von Erlebens- und Verhaltensweisen. Neben dem hetero- und homosexuellem Verkehr gehören manuelle, orale und anal-genitale Kontakte, sofern beide Partner damit einverstanden sind, genauso dazu wie Masturbation und der Gebrauch sexueller Phantasien.

Zum gesunden Sexualverhalten zählt aber nicht nur die eigene subjektive Befriedigung, sondern es schließt das Wohlbefinden des Partners mit ein. Dazu gehört, dass auf beiden Seiten ein Einverständnis mit der sexuellen Aktivität und den sexuellen Praktiken besteht. Keiner der Partner darf also unter der sexuellen Aktivität leiden. Dies ist gerade z. B. in Bezug auf sado-masochistische Handlungen, vor allem seitens der Gesetzgebung und der Gesellschaft, von besonderer Bedeutung. Darüber hinaus darf sich aus psychologischer und sexualmedizinischer Sicht als weiteres Kriterium einer gesunden, ungestörten Sexualität aus dem gemeinsamen Erleben und Verhalten keine Krankheit oder Störung entwickeln. Aus sozial- und entwicklungspsychologischer Perspektive wird heute auch die Erfüllung des menschlichen Grundbedürfnisses nach Akzeptanz, Nähe und Geborgenheit als wesentliches Merkmal sexueller Gesundheit betrachtet. Damit bedeutet sexuelle Gesundheit nicht nur weit mehr als das Fehlen von körperlichen und seelischen Beeinträchtigungen oder Störungen, sondern auch mehr als die Fähigkeit zur bloßen geschlechtlichen Vereinigung.

2. Sexuelle Störung: Wie wird sie definiert und wer legt die Kriterien fest?

Da das sexuelle Verhalten eines Menschen von verschiedenen Einflüssen geprägt wird, die zu unterschiedlichen Bewertungen problematischen Verhaltens führen können, ist es nicht immer leicht, zwischen normalem und gestörtem sexuellem Verhalten zu unterscheiden, zumal es gerade in diesem Bereich auch große, individuell unterschiedliche Toleranzgrenzen gibt und die Übergänge oft fließend sind. Während der eine es als normal empfindet, dass eine Frau im Bett immer Pumps tragen muss, damit der Mann sexuell reagieren kann, nennt ein anderer ein solches Verhalten pervers. Bei der Beurteilung spielen die religiöse Orientierung, aber auch die kulturelle, soziale und ethnische Herkunft sowie die persönliche Einstellung eine wesentliche Rolle. Aber auch Partnerbeziehungen und familiäre Bindungen sind bezüglich der unterschiedlichen Einstellungen von Bedeutung, ebenso wie gesellschaftliche und politische Aspekte. Das Beispiel der Homosexualität oder der Pädophilie macht deutlich, wie sehr sexuelle Themen kontrovers diskutiert und immer wieder neu bewertet werden.

Neben diesen Aspekten gibt es noch einen weiteren Gesichtspunkt, der zur Definition eines sexuell gestörten Erlebens und Verhaltens herangezogen werden kann, und der ist der des subjektiven Leidens.

Krank- bzw. Gestörtsein bedeutet, dass jemand bestimmte Beschwerden und Symptome aufweist, unter denen er leidet und die dazu führen, dass er sich nicht mehr so fühlt wie vorher oder sich noch nie so gefühlt hat wie andere Menschen es üblicherweise tun.

Sind bestimmte sexuelle Funktionen oder das Lustempfinden beeinträchtigt, bezeichnet man dies im medizinischen Sinne nicht als Krankheit, sondern man spricht von einer Störung. Sind die Sexualobjekte abweichend (z. B. Tiere) oder handelt es sich um ungewöhnliche sexuelle Praktiken (z. B. Strangulieren), sind also die Vorlieben (Präferenzen) abweichend, spricht man in Fachkreisen von sexuellen Präferenzstörungen oder auch von Paraphilien. Der frühere Begriff der Perversion wird heute nur noch speziell im psychoanalytischen Sprachgebrauch oder von Laien verwendet.

Voraussetzung für die Behandlung einer Störung ist die Erstellung einer Diagnose. Sie wird bekanntlich aufgrund der vorliegenden Symptome und Beschwerden vorgenommen. Allerdings wird eine Störung nicht schon dann als eine solche diagnostiziert, wenn sie nur einmal oder nur manchmal auftritt. Schließlich gehören ungewöhnliche Praktiken oder Phantasien auch zu einem normalen Liebesspiel dazu, sofern die Beteiligten damit einverstanden sind. Vielmehr müssen noch weitere Kriterien erfüllt sein, um ein Verhalten und Empfinden als gestört bezeichnen und ggf. daraus den Anspruch auf eine Behandlung ableiten zu können. Solche Kriterien werden von einer internationalen Expertenkommission festgesetzt. Die von ihr erstellten Richtlinien können selbstverständlich nicht absolute Gültigkeit haben und für alle Zeiten bindend sein. Deshalb werden sie laufend überarbeitet und den sich immer wieder verändernden gesellschaftlichen Vorstellungen von gesunder und gestörter Sexualität angepasst.

Maßgeblich für unser heutiges Gesundheitsverständnis und für die Definition sexueller Störungen sind die internationalen Kriterien der Weltgesundheitsorganisation WHO und die der amerikanischen Psychiatriegesellschaft APA, die in den Diagnosesystemen ICD-10[1] und DSM-IV-TR[2] festgelegt sind.

Nach diesen Standards wird eine sexuelle Störung dann diagnostiziert, wenn

- erstens bestimmte spezifische Funktionsbeeinträchtigungen bestehen,
- zweitens wiederholt auftretende intensive sexuelle Impulse und Phantasien, die sich auf ungewöhnliche Gegenstände, auf abweichende Partnerwahl oder Praktiken beziehen, vorhanden sind und entsprechende sexuelle Aktivitäten nach sich ziehen, die zur sexuellen Erregung unabdingbar notwendig sind,
- drittens sie seit mindestens 6 Monaten bestehen,

---

1 ICD: **I**nternational **C**lassification of **D**iseases (herausgegeben von der WHO)

2 DSM: **D**iagnostisches und **S**tatistisches **M**anual psychischer Störungen (herausgegeben von der APA)

viertens sie zu deutlichem Leiden oder zu zwischenmenschlichen Schwierigkeiten führen.
Im DSM-IV-TR wird darüber hinaus bei sog. «Hands-on» Delikten die Diagnose einer Sexualpräferenzstörung auch dann gestellt, wenn der Täter das dranghafte Bedürfnis mit einer nicht einverstandenen Person **ausgelebt** hat, also nicht nur dann, wenn das dranghafte Bedürfnis oder die sexuellen Phantasien zu deutlichem Leiden oder zu zwischenmenschlichen Schwierigkeiten führen. Der Grund dafür ist, dass das Berücksichtigen – Können von Partnerinteressen bei sexuellen Aktivitäten heute als ein ganz entscheidendes Kriterium für sexuelle Gesundheit angesehen wird.

Bei den übrigen sexuellen Abweichungen wird die Diagnose einer Sexualpräferenzstörung nur gestellt, wenn das Verhalten, die dranghaften Bedürfnisse oder die Phantasien in klinisch bedeutsamer Weise zu Leiden oder zu Beeinträchtigungen in sozialen, beruflichen oder anderen wichtigen Funktionsbereichen führen. Daraus folgt, dass beim einvernehmlich ausgeübten Sadismus keine Diagnose gestellt wird, ebenso wenig wie bei abweichenden Neigungen und sexuellen Verhaltensweisen, die keinen Leidensdruck hervorrufen, sofern sie keine weiteren Beeinträchtigungen, wie z. B. eine Eigengefährdung oder sexuelle Straftaten, beinhalten.

3. Krankheitsklassifikation: Was zählt alles zum gestörten Sexualverhalten?

Unter dem Oberbegriff «Sexualstörungen» werden ganz unterschiedliche Problemkreise zusammengefasst. Auf der einen Seite fallen darunter Beschwerden, die die sexuellen Funktionen, wie z. B. die Erektion betreffen, auf der anderen Seite wird die Sexualität eines Menschen auch als gestört bezeichnet, wenn das Lustempfinden oder die Partnerwahl vom «normalen» Verhalten abweicht. Solche sog. sexuellen Präferenzstörungen werden in der Fachsprache auch *Paraphilien* oder sexuelle Abweichungen bzw. *Deviationen* genannt. Der frühere Begriff «Perversion» wird heute nur noch im psychoanalytischen Sprachgebrauch oder von Laien verwendet.

Zu den wichtigsten **sexuellen Präferenzstörungen** zählen

- der *Fetischismus* (sexuelle Erregung durch den Gebrauch unbelebter Objekte wie z. B. Schuhe oder Unterwäsche),
- der *Transvestitismus* (sexuelle Erregung im Zusammenhang mit der Kleidung des anderen Geschlechtes),
- der *Voyeurismus* (sexuelle Erregung durch die Beobachtung argloser Personen, die nackt sind, sich entkleiden oder sexuelle Handlungen ausführen; im Volksmund «Spanner» genannt),
- der *Exhibitionismus* (sexuelle Erregung durch Zur-Schau-Stellen der eigenen Genitalien in der Öffentlichkeit bzw. vor nichts ahnenden Fremden),
- der *Sadomasochismus* (sexuelle Erregung durch Zufügen bzw. Ertragen von Leiden und Erniedrigungen),
- die *Pädophilie* (sexuelle Orientierung auf ein Kind vor der Pubertät).

Als Folgen eines abweichenden Sexualempfindens, das nicht praktisch umgesetzt werden kann, können unter Umständen sog. **sexuelle Funktionsstörungen** auftreten. Sie spielen in der sexual-

therapeutischen Praxis die größte Rolle und können die unterschiedlichsten Gründe haben (s. a. Vetter, 2008), so dass Sexualpräferenzstörungen nur eine von vielen Verursachungsmöglichkeiten darstellen.
Sexuelle Funktionsstörungen bzw. funktionelle Sexualstörungen sind dadurch gekennzeichnet, dass sie die sexuellen Funktionen beeinträchtigen, und zwar unabhängig von ihrer vermuteten psychischen oder körperlichen Ursachen. Sie äußern sich durch Behinderungen des sexuellen Erlebens und Verhaltens in Form von ausbleibenden, verminderten oder unerwünschten genitalphysiologischen Reaktionen. Damit können sie auch gewünschte Beziehungen verhindern.

Zu den **funktionellen Sexualstörungen** zählen

- Störungen des *sexuellen Verlangens (Appetenzstörungen)*,
- Störungen der *Erregung* (bei Männern auch als Erektionsstörungen oder sexuelle Dysfunktion bezeichnet),
- Störungen des *Orgasmus* (bei Männern: *Ejakulationsstörungen*),
- *Schmerzen beim Geschlechtsverkehr* und
- *nachorgastische Missempfindungen* und *Verstimmungen*.

Weiterhin zählen zu den sexuellen Störungen auch die **Geschlechtsidentitätsstörungen**. Sie sind durch ein starkes Unbehagen mit dem eigenen Geschlecht und durch ein anhaltendes Zugehörigkeitsgefühl zum anderen Geschlecht gekennzeichnet. Menschen, die sich sozusagen im falschen Körper wähnen, werden als transsexuell bezeichnet.

4. Sexuelle Abweichung: Gilt alles, was aus dem Rahmen fällt, gleich als pervers?

Eine gewisse Vielfalt von sexuellen Phantasien und Verhaltensweisen gehört selbstverständlich zu einer «normalen» Beziehung dazu. Wenn die Beteiligten einverstanden sind, können die Sexualpraktiken durchaus auch ausgefallen sein. Wichtig dabei ist nur, dass die Beteiligten bereit und in der Lage sind, Partnerinteressen, d.h. gesetzte Grenzen, jederzeit zu respektieren.

Bei einigen abweichenden Sexualverhaltensweisen, besonders bei extremen Deviationen, ist jedoch gerade diese Fähigkeit und vor allem auch das wechselseitige Aufeinander-Eingehen-Können entweder stark beeinträchtigt oder gar nicht vorhanden. Der Partner wird nicht in seiner Ganzheit, sondern nur als ein (sexuelles) Teilobjekt wahrgenommen, das lediglich dem Ziel der eigenen sexuellen Befriedigung zu dienen hat. Entsprechend haben die Partner in der sexuellen Interaktion mit Devianten meist tatsächlich das Gefühl, nur als bloßes Objekt benutzt und nicht als Person gesehen zu werden, die mit ihren Gefühlen und Empfindungen zu respektieren ist und deren sexuelles Bedürfnis nicht als störend und überflüssig empfunden wird.

Ein weiteres entscheidendes Kennzeichen abweichenden Sexualverhaltens ist, dass die üblichen sexuellen Reize oder Verhaltensweisen gar keine oder eine nur ungenügende sexuelle Befriedigung zu bewirken vermögen. Deshalb sind auch für Menschen mit Sexualpräferenzstörungen die abweichenden Sexualobjekte (z. B. Schuhe, Wäsche, Gummi, Leder usw.) oder die außergewöhnlichen Sexualpraktiken (z. B. Zufügen oder Erdulden von Demütigungen, Strangulieren usw.) eine notwendige Voraussetzung, um überhaupt sexuelle Erregung oder Befriedigung erlangen zu können. Sexuell Deviante haben also gar keine Wahl oder Entscheidungsfreiheit. In diesem Punkt unterscheiden sie sich ganz wesentlich von anderen Menschen, für die außergewöhnliche Phantasien oder Praktiken lediglich Bereicherungen eines ansonsten «normalen» Sexualerlebens darstellen und für die ausgefallene Bedürfnisse oder Verhaltensweisen nicht unabdingbar zur Erreichung einer sexuellen Befriedigung notwendig sind. (Die sexuelle Funktion selbst ist allerdings bei Devianten in der Regel nicht gestört).

Hinsichtlich der sexuell abweichenden Neigungen, Phantasien und Handlungen werden harmlose und gefährliche Formen unterschieden. Die harmlosen Präferenzstörungen, zu denen z. B. der Fetischismus zählt, werden auch als *inklinierende* Paraphilien bezeichnet. Das Wort «inklinierend» ist aus dem lateinischen Wort «inclinare» abgeleitet und bedeutet «sich zuneigen». Die für den Devianten oder für die Beteiligten gefährlichen sexuellen Abweichungen werden auch *perikulär* genannt. Eine Gefährlichkeit ist bei allen sog. dissexuellen bzw. delinquenten (s. Frage 9), d. h. bei strafbaren sexuellen Handlungen gegeben, bei denen Kinder oder andere nicht einwilligende oder einwilligungsunfähige Menschen, wie z. B. Kranke, Alte, Schlafende usw. als Sexualobjekte genommen werden. Hier zeigt sich wieder, wie wichtig der Partneraspekt bei der Beurteilung eines gesunden oder abweichenden bzw. eines delinquenten (kriminellen) Sexualverhaltens ist (s. Frage 2).

Die Aggressivität und das Nicht-Berücksichtigen-Können von Partnerinteressen gilt heute sogar als ein ganz wesentliches Kriterium eines gestörten Sexualverhaltens, so dass Sexualpräferenzstörungen danach diagnostiziert werden, inwieweit das sexuelle Begehren auf partnerschaftlicher Zustimmung und Gegenseitigkeit beruht. Bestimmte dissexuelle Handlungen, wie Frotteurismus, sexueller Kindesmissbrauch (Pädophilie) und gefährlicher Sadismus (sog. «Hands-on»-Delikte), werden deshalb allein aufgrund der Tatsache, dass der Täter sie **ausgelebt** hat, als Störung diagnostiziert, ohne dass bei dem Betroffenen ein Leidensdruck vorzuliegen braucht oder das Verhalten über einen Zeitraum von mindestens 6 Monaten gezeigt worden sein muss, wie es ansonsten die Diagnosekriterien der Sexualpräferenzstörungen erfordern. Daraus folgt auch, dass eine Therapieberechtigung allein aus der tatsächlichen Gefährdung anderer oder der eigenen Person abgeleitet werden kann. Harmlose Sexualpräferenzstörungen, die keine Eigen- oder Fremdgefährdung beinhalten, wie z. B. der Transvestitismus oder der Fetischismus, werden dagegen zwar als Störung diagnostiziert, sofern die abweichenden Phantasien und Handlungen über einen Zeitraum von 6 Monaten wiederholt aufgetreten sind, aber nur dann behandelt, wenn der Betroffene einen Leidensdruck verspürt und sich sozial, beruflich oder in anderen Lebensbereichen massiv beeinträchtigt fühlt.

5. Begriffe: Sexualpräferenzstörung, Paraphilie, sexuelle Devianz und sexuelle Deviation – warum sagt man nicht mehr «Perversion»?

Sexuelle Abweichungen werden heute entsprechend der internationalen, von der Weltgesundheitsorganisation WHO herausgegebenen Krankheitsklassifikation (ICD-10), als **«Störungen der sexuellen Präferenz»** (Vorliebe) bezeichnet. Im weitesten Sinne werden darunter alle Formen sexueller Befriedigung verstanden, die an außergewöhnliche Bedingungen geknüpft werden. Diese können aus einem sexuellen Drang nach einem ungewöhnlichen Sexualobjekt (z. B. Tier, Leder) oder aus einer ungewöhnlichen Art sexueller Stimulierung (z. B. Sadomasochismus) bestehen. Das Wort «unüblich» bezieht sich dabei auf die jeweils herrschenden Normvorstellungen (religiöse, moralische, soziologische, juristische, medizinische), die von der jeweiligen Gesellschaftsform und Epoche abhängig sind und ständigen Veränderungen unterliegen, so dass sie nur eine relative Gültigkeit haben.

Von soziologischen und statistischen Normdefinitionen ausgehend (s. Frage 7) wurden von gesellschaftswissenschaftlicher Seite her die Begriffe der «sexuellen Deviation» bzw. «Devianz» eingeführt, um die Sicht zu unterstreichen, dass Sexualpräferenzstörungen nichts anderes seien als bloße quantitative Abweichungen von einer statistischen Norm. Die Definition von **Devianz** ist nämlich nur die, dass ein Verhalten sich von gesellschaftlichen Erwartungen bedeutsam unterscheidet. Der Ausdruck **Deviation** dagegen ist das lateinische Wort für «Abweichung». Der Gebrauch dieser Begriffe sollte Vorurteilen entgegenwirken. Auch wollte man sich mit den neuen Bezeichnungen vor allem von dem bestehenden *medizinischen Krankheitsmodell* und dem darin herrschenden Begriff der **Perversion** abgrenzen. Seit der Entwicklung von psychiatrischen Krankheitssystematiken im 19. Jahrhundert war es nämlich üblich geworden, sexuell abweichendes Verhalten als psychisch gestört

I. Definitionen und Begriffe

zu betrachten und es im Rahmen einer Krankheitslehre zu beschreiben. Dort wurden die Ausdrücke «Aberrationen» (sexuelle Verirrungen), «Deviationen», «Anomalien» und «Perversionen» gebraucht, um sexuelle Abweichungen zu beschreiben, die damals als «Degenerationen des Gesunden und Natürlichen» betrachtet wurden. Sie wurden entsprechend des medizinischen Blickpunktes mit Schwächungen und Entzündungen des Nervensystems in Verbindung gebracht. Auch Sigmund Freud (1905), der Begründer der Psychoanalyse, übernahm den seinerzeit gebräuchlichen Begriff der Perversion, obwohl er betonte, dass «nicht jede eigenwillige sexuelle Neigung oder Präferenz eines Menschen als psychisch gestört angesehen werden könne». Vielmehr vertrat er die Auffassung, dass jedes Kind zu Beginn seines Lebens «polymorph pervers» (s. Frage 40) sei und dass erst im Laufe der verschiedenen psychosexuellen Entwicklungsstadien, die in den ersten vier Lebensjahren nacheinander durchlaufen werden, die oralen, analen und ödipalen Triebwünsche, die zu den jeweiligen Zeitpunkten vorherrschend sind, in die «richtige», d.h. in die «genitale Bahn» gelenkt werden. «Fixierungen» oder «Hemmungen» der genannten oralen, analen und ödipalen Phasen könnten Freuds Theorie zufolge später beim erwachsenen Menschen zu sexuellen Perversionen führen. Am Beispiel der Exkrementophilie (s. Frage 92) oder Urophilie (sexuelle Erregung im Zusammenhang mit den Ausscheidungen) lässt sich diese Sicht verdeutlichen.

Da der Perversionsbegriff im Laufe der Zeit umgangssprachlich negativ bewertet und zum Teil als Beschimpfung gebraucht wurde, wird er heute in Fachkreisen nicht mehr verwendet, sondern nur noch speziell im psychoanalytischen Sprachgebrauch benutzt.

Im amerikanischen Klassifikationssystem DSM (»Diagnostisches und statistisches Manual psychischer Störungen») wurde vor mehr als 40 Jahren der Diagnosebegriff «Paraphilie» als Bezeichnung für sexuelle Abweichungen neu eingeführt. In dem Wort **Paraphilie** stecken die griechischen Wortstämme «para» (neben) und «philie» (Liebe), so dass wörtlich genommen ausgedrückt wird, dass eine Abweichung hinsichtlich des Objektes vorliegt, das der Betroffene liebt. Der von Krauss geprägte Begriff stammt aus der Anfangsphase der Sexualwissenschaft und wurde durch Karpmann 1934 in die Psychiatrie aufgenommen. Durch Money wurde er in den 1970er-Jahren in das Diagnosesystem DSM eingeführt und durch die Übersetzung in den deutschsprachigen Raum gebracht. Da der Ausdruck Paraphilie neben den harmlosen Varianten auch die gefährlichen Formen umfasst, ist er aufgrund seiner wörtlichen Bedeutung (Philie = Liebe) umstritten, denn sexueller Kindesmiss-

I. Definitionen und Begriffe

brauch z. B. (ausgelebte Pädophilie) stellt keine Kindesliebe dar, sondern ganz das Gegenteil. Dennoch ist «Paraphilie» heute in Fachkreisen ein gebräuchlicher Begriff geworden, der gleichwertig mit dem Ausdruck Sexualpräferenzstörung verwendet wird. In beiden Diagnosesystemen (DSM und ICD) wird nicht zwischen harmlosen und gefährlichen Sexualabweichungen unterschieden, sondern Paraphilien werden unabhängig von ihren Auswirkungen auf andere undifferenziert aufgenommen. Der Grund dafür ist, dass von der These ausgegangen wird, dass jede Devianz prinzipiell ein Risiko zur Sexualdelinquenz, also zur Gesetzesübertretung, beinhaltet. Für einige Präferenzstörungen scheint diese Annahme tatsächlich auch durch entsprechende Beobachtungen und Untersuchungsbefunde gestützt zu sein (s. **Frage 100**).

In der neuesten Ausgabe des amerikanischen «Diagnostischen und Statistischen Manuals psychischer Störungen» (DSM-IV-TR) wird allerdings die Aggressivität und das «Nicht-berücksichtigen-Können von Partnerinteressen als wesentliche Störungskriterien in den Mittelpunkt gestellt. Dort kann eine Paraphilie schon dann als *Störung* definiert werden,

- wenn das sexuelle Begehren nicht auf partnerschaftlicher Gegenseitigkeit oder Zustimmung beruht,
- auch wenn der Täter keinen Leidensdruck verspürt,

was ja ansonsten üblicherweise als ein wesentliches Kriterium einer Störung angesehen wird. Dissexuelle Handlungen werden also nach den Kriterien des DSM-IV-TR allein schon aufgrund der Tatsache als Störung betrachtet, dass der Täter sie auch nur ein einziges Mal *ausgelebt* hat.

II. Normen und Strafrecht

6. Sexuelle Maßstäbe: Was heißt denn schon normal?

Jedes Zeitalter und jede Gesellschaft ist durch ein bestimmtes normatives Sexualverhalten ihrer Mitglieder gekennzeichnet. Diese Maßstäbe und Regeln können von einer Gesellschaft zur anderen und je nach der historischen Situation sehr verschieden sein, so dass es keine absoluten für alle Zeiten gültigen Vorstellungen gibt. Gemeinsam ist allen Normen, dass sie die Menschen einteilen in diejenigen, die sich den Normen anpassen und in diejenigen, die von der Gesellschaft abweichen. Wie eine Gesellschaft auf Abweichungen reagiert, ist ebenfalls sehr unterschiedlich und von der jeweiligen Kultur und Epoche abhängig. Was in der einen Kultur als sexuell angepasst gilt, kann in einer anderen als sexuelle Abweichung aufgefasst werden. So war es im 19. Jahrhundert z. B. normal, dass sog. anständige Frauen keinen Orgasmus hatten, andernfalls wurden sie als unmoralisch oder krank bezeichnet. Heute dagegen gilt eine anorgastische Frau als funktionsgestört und behandlungsbedürftig. Ein anderes Beispiel ist die Einstellung zur Homosexualität und zur Päderastie (Knabenliebe). Im antiken Griechenland war die sexuelle Beziehung zwischen Männern und Jungen eine mit dem kulturellen Leben eng verbundene Lebensform. In anderen Gesellschaften und Epochen wurde die Homosexualität jedoch, wie es auch heute in einigen Ländern noch immer der Fall ist, unter Strafe gestellt. Für die Päderastie und Pädophilie trifft dies auch in unserer Gesellschaft noch zu, während die Homosexualität inzwischen aus den Krankheitsdiagnoseschlüsseln gestrichen wurde.

Bis in die Mitte des 20. Jahrhunderts gab es nur vage Vorstellungen darüber, was aus statistischer Sicht (s. **Frage 7**) das normale Sexualverhalten in der jeweiligen Gesellschaft war, d.h. wie sich die Menschen tatsächlich sexuell verhielten. Von daher konnten nur kollektive Vermutungen über «normales» und «abweichendes» Verhalten angestellt werden. So dachte man lange Zeit, dass in unserer Gesellschaft der Vaginalverkehr die einzige allgemein akzeptierte

Form der Sexualpraktik sei. Erst mit der Veröffentlichung der Kinsey-Reporte über das sexuelle Verhalten von Frauen und Männern in den USA, die in den 1950er Jahren von dem Sexualforscherehepaar Kinsey ausführlich befragt worden waren, stellte sich heraus, dass das tatsächlich praktizierte Sexualverhalten ein wesentlich breiteres Spektrum umfasste als bisher öffentlich bekannt war. Ab diesem Zeitpunkt wurde der Begriff der Abweichung immer enger gefasst, mit der Folge, dass heute Oral- und Analverkehr sowie Masturbation und der Gebrauch von Phantasien als ebenso normal angesehen wird wie der Vaginalverkehr.

Stattdessen werden heute verstärkt die sozialen Folgen des abweichenden Verhaltens in den Blick genommen und bei der Bewertung berücksichtigt. Als Beispiele seien die Vergewaltigung in der Ehe genannt, die inzwischen zum Sexualstraftatbestand geworden ist, oder die veränderte Einstellung zu sexuellem Kindesmissbrauch, der früher eher als pädophile Neigung verharmlost und als romantisches Thema in der Kunst und Literatur dargestellt wurde.

7. Ursprung: Wie kommen Normen eigentlich zustande?

Bezüglich der Frage, was Normen eigentlich sind und wie sie entstehen, lassen sich die Antworten auf zwei Hauptaspekte zurückführen: Normen können als Verhaltensregeln und als Einstellungsmuster gesehen werden. Betrachtet man Normen als **Verhaltensregeln**, sieht man in ihnen etwas objektiv Gegebenes und Nachweisbares, das in Gesetzen, Bestimmungen, Statuten, Richtlinien usw. nachzulesen ist. Die Regeln können mündlich z. B. durch Sitten, Gebräuche und Traditionen oder Gewohnheiten von anderen erfahren und gelernt werden. Normen können allerdings auch als **Einstellungsmuster** verstanden werden, die man mit anderen teilt. Einstellungsmuster entstehen über Lernprozesse im Zuge der Sozialisation, also des Hineinwachsens in die Gesellschaft. Durch das Erlernen der geltenden Verhaltensregeln entwickeln sich die inneren Einstellungen sozusagen von außen nach innen. Ein vollständiger Normbegriff berücksichtigt sowohl die Außenseite, also das Verhalten, als auch die Innenseite, also die Einstellung. Normen können demnach definiert werden als gemeinsame, standardisierte Verhaltensregeln und/oder Einstellungsmuster. Diese Form des Normbegriffes bezieht sich vor allem auf die **soziale Norm**, deren Einhaltung immer auch unter einem Gruppendruck steht, denn die Mitglieder einer Gruppe oder die zuständigen Organe kontrollieren und sanktionieren (bestrafen) das Verhalten und Denken der einzelnen Mitglieder auf Normgerechtigkeit hin.

Soziale Normen sind keine einheitliche Größe, sondern sie werden innerhalb einer Gesellschaft von unterschiedlichen Instanzen, wie der Religion, der Justiz oder der Medizin anders festgesetzt. Dabei gibt es auch Überschneidungen. So stimmen moralische, juristische und medizinische Normen nicht immer überein und es kann sogar passieren, dass die Anpassung z. B. an die medizinische Norm, die Abweichung von einer anderen, z. B. der religiösen Norm zur Folge haben kann. Zu denken wäre beispielsweise

II. Normen und Strafrecht

an eine Frau, der therapeutischerseits zum Zwecke des Kennenlernens des eigenen Körpers ein Masturbationstraining empfohlen wird, während ein Geistlicher ihr sagt, dass dies eine Sünde sei. In einigen Ländern der USA würde zudem der Therapeut, der ihr diesen Rat gegeben hat, gegen die juristische Norm verstoßen, da Selbstbefriedigung dort zum Teil unter Sanktion gestellt ist.

Dies zeigt, dass eine moralische, juristische oder medizinische Abweichung zur Angelegenheit der Religion, der Justiz und der Medizin werden kann. Der Abweichler wird dann entsprechend zum Sünder, den es zu retten, zum Kriminellen, den es zu bestrafen und zum Patienten, den es zu behandeln gilt. In sog. permissiven («erlaubenden») Gesellschaften, wie es die unsrige ist, sind allerdings sehr viele Verhaltensvarianten zugelassen.

Die **statistische Norm** bezieht sich dagegen nicht auf konkrete, sondern auf abstrakte, also auf gedachte Normen. Statistische Normen werden errechnet und Normalität wird in diesem Sinne als Mittelwert ausgedrückt. Damit definiert der statistische Normbegriff eine «Abnormität» als quantitative Abweichung (Devianz) von einem statistischen Mittelwert. So kann in wissenschaftlichen Studien beispielsweise ein bestimmtes Sexualverhalten in der Bevölkerung abgefragt und dann statistisch der Mittelwert errechnet werden. Er stellt dann das normale sexuelle Verhalten dar und legt fest, was als unüblich gilt.

8. Sinn:
Warum kann nicht alles erlaubt sein, was Spaß macht?

Gerade in unserer sog. permissiven («erlaubenden») Gesellschaft mit ihrer «Anything goes-Mentalität» und den entsprechenden Auswüchsen stellt sich zunehmend die Frage, ob es nicht bindende normative Maßstäbe sexuellen Verhaltens geben sollte oder ob einfach alles erlaubt sein sollte, was gefällt und alle Normen über Bord geworfen werden sollten.

In Bezug auf abweichendes Verhalten gibt es Vorlieben, die weder den Betroffenen noch andere Menschen schädigen und die im Allgemeinen als harmlos gelten, wenngleich manche paraphilen Neigungen, wie man heute weiß, auch ein gewisses Risiko für spätere nicht ungefährliche Sexualpräferenzstörungen bergen (s. Frage 100). Gegenüber harmlosen sexuellen Neigungen und Praktiken, wie z. B. dem Fetischismus oder dem Transvestitismus, wird in unserer Gesellschaft inzwischen von den meisten Menschen ein gewisses Maß an Toleranz gezeigt.

Negativ beurteilt wird in breiter Übereinstimmung jedoch jede Form der Gewaltanwendung in der Sexualität. Auch besteht ein weitgehender Konsens hinsichtlich der Schutzwürdigkeit von Kindern und nicht einverstandenen oder einwilligungsunfähigen Menschen vor sexuellen Zu- bzw. Übergriffen.

Andere sexuelle Wertvorstellungen stehen dagegen immer wieder auf dem Prüfstand. So wird z. B. gegenwärtig überlegt und diskutiert, ob nicht jeder Mensch einen freien und gutachterunabhängigen Zugang zu geschlechtsumwandelnden Maßnahmen bekommen sollte.

Sofern sie unabhängig von rechtlichen Einschränkungen frei entscheiden können, lösen die meisten Menschen heute die sexuelle Normfrage ganz pragmatisch für sich selbst und unabhängig von einer moralischen oder religiösen Instanz, indem sie eine sog. *duale Norm* entwickeln. Diese besagt, dass zwei Menschen im Einander-Kennenlernen und in gegenseitiger Abstimmung ihren eigenen Maßstab finden und selbst bestimmen, was ihnen angemessen erscheint. Als Beispiel sei der einvernehmlich praktizierte sexuelle Sadomasochismus genannt. Ein solches Vorgehen wird in unserer Gesellschaft gebilligt, sofern nicht eine juristische Norm, also das Gesetz, verletzt wird.

Trotzdem gibt es Gründe, abweichendes Verhalten nicht nur als privaten Spaß zu betrachten oder es juristisch als Vergehen (Delinquenz) oder soziologisch als Sozialversagen anzusehen, sondern auch die medizinische und psychologische Seite gilt es zu berücksichtigen. Aus einer solchen Perspektive wird nämlich deutlich, dass Devianz mehr bedeutet als nur die quantitative Abweichung von einer statistischen oder soziologischen Norm. Vielmehr beinhaltet sie einen anderen entscheidenden Aspekt, und der ist der des Leidens an sich selbst. Damit ist gemeint, dass bei sexuell abweichenden Neigungen auch innere psychische Prozesse vorhanden sind, die sich nicht einfach dadurch erklären lassen, dass sie von einem Mittelwert abweichen oder einer Norm widersprechen oder dass sie womöglich nur Reaktionen auf vorgenommene Etikettierungen sind, wovon der sog. Labeling-Ansatz (s. Frage 12) ausging. Ein Exhibitionist leidet beispielsweise nicht darunter, dass es in der Öffentlichkeit verboten ist, das Genitale zu entblößen, sondern vielmehr herrscht in ihm eine innere Dynamik vor, die sich erst durch die Regelverletzung entlädt. Eine sexuelle Devianz stellt also nicht immer nur das bloße Abweichen von einer statistischen, soziologischen oder juristischen Norm dar, sondern sie beinhaltet auch eine innere Spannung und Konfliktdynamik, unter der die Betroffenen auch leiden können. Ein solcher Leidensdruck ist aber nicht nur ein persönliches Problem, sondern er kann berufliche, familiäre und soziale Einschränkungen zur Folge haben. Damit wäre ein wesentliches Krankheitskriterium erfüllt und eine Behandlungsbedürftigkeit gegeben.

Zum krankheitswertigen Aspekt kommt noch ein weiteres Kriterium hinzu. Menschen mit Sexualpräferenzstörungen haben nämlich keine Verhaltensfreiheit, sondern sie sind auf ihre abweichenden Praktiken angewiesen, denn ohne sie sind sie nicht oder nur sehr eingeschränkt erregbar. Damit stellt sich für sie gar nicht mehr die Frage, ob sie eine Norm «aus Spaß» überschreiten wollen, sondern sie können gar nicht anders, sofern sie sexuelle Befriedigung anstreben. Dieser Punkt unterscheidet sie von Menschen, die ausgefallene Praktiken als eine von vielen Verhaltensvarianten betreiben und dabei auch hin und wieder übliches Normverhalten überschreiten.

9. Sexualkriminalität und ihre Begriffe: Was bedeuten Dissexualität, Sexualdelinquenz und Dissozialität?

Neben harmlosen sexuellen Abweichungen, die keine unmittelbare Gefahr für andere Menschen und auch nicht für den Betroffenen selbst darstellen, gibt es auch gefährliche Deviationen, die vor allem dann zum Problem werden, wenn sie in Handlungen mit nicht einverstandenen Personen umgesetzt werden, denen Schaden zugefügt wird. Zur Kennzeichnung dieses sozialen und schädlichen Aspektes sexueller Handlungen wurde der Begriff der Dissexualität eingeführt.
Dissexualität ist definiert als ein «sich im Sexuellen ausdrückendes Sozialversagen». Darunter fallen alle sexuellen Handlungen, die einen Übergriff auf die Integrität und Individualität anderer Menschen beinhalten, *unabhängig davon, ob die vorgenommenen Handlungen ausdrücklich strafbar sind oder nicht*. Es gibt nämlich auch dissexuelle Handlungen, die nicht strafbar sind, wie z. B. die Masturbation vor schlafenden Personen. Ebenso gibt es aber auch strafbare sexuelle Handlungen, die nicht dissexuell sind, wie z. B. einverständliche sexuelle Beziehungen zwischen früh entwickelten Jugendlichen unter 16 Jahren und mehr als fünf Jahre älteren Partnern. Eine Dissexualität liegt in diesem Fall nicht vor, weil eine Einvernehmlichkeit besteht. Trotzdem handelt es sich um strafbare Sexualkontakte, weil einer der Partner unter 16 Jahre alt ist.
Der Dissexualitätsbegriff umfasst aber nur sexuelle Handlungen, für die keine Zustimmung vorausgesetzt werden kann.
Das Spektrum von *paraphilen* dissexuellen Handlungen kann in aufsteigender Reihenfolge vom Voyeurismus, Exhibitionismus und Frotteurismus über alle Formen der sexuellen Gewalt (Vergewaltigung, sexuelle Nötigung) bis zum sexuellen Kindesmissbrauch (Pädophilie) und Inzest (sog.»Hands-on»- Delikte) reichen. Jedoch gehen nicht alle dissexuellen Handlungen auf Sexualpräferenzstörungen zurück, wie das o. g. Beispiel der Masturbation vor einer

schlafenden Person verdeutlichte. Umgekehrt sind nicht alle Menschen mit abweichenden sexuellen Neigungen dissexuell, denn Dissexualität bezieht sich nur auf ein tatsächlich ausgeübtes Verhalten, nicht auf eine Vorliebe oder Orientierung. Nicht jeder Pädophile beispielsweise setzt seine Neigung um und begeht auch sexuellen Kindesmissbrauch.

Die meisten dissexuellen Handlungen beinhalten, wie «Handson»-Delikte zeigen, auch Sexualdelikte, weil Gesetzesverstöße in Kauf genommen worden sind. Ein solches Verhalten nennt man auch sexualdelinquent. Eine durch sexuellen Kindesmissbrauch ausgelebte pädophile Neigung stellt ein dissexuelles Verhalten dar, weil das Einverständnis fehlt. Es handelt sich aber auch um eine **Sexualdelinquenz**, weil Kindesmissbrauch verboten ist. Wenn der Täter deshalb *verurteilt* worden ist, bezeichnet man ihn als **Sexualstraftäter**.

Sexualdelinquenz wird meist als ein soziales Versagen angesehen. Wenn es wiederholt auftritt, wird es als **Dissozialität** bezeichnet und fachlich als «fortgesetzte und allgemeine Defizite (Mängel) des Sozialverhaltens» definiert. Die sprachliche Ähnlichkeit zwischen Dissexualität und Dissozialität ist dabei gewollt, denn beide Verhaltensformen bewegen sich im Bereich der Grenzüberschreitungen und Regelverletzungen. Dissexualität, Dissozialität und Delinquenz können sich auch überlappen, denn sexueller Kindesmissbrauch beispielsweise ist sowohl ein dissexuelles als auch ein dissoziales und vor allem auch ein delinquentes Verhalten.

Dissozialität äußert sich in konflikthaftem, aggressivem oder egoistischem Betragen, manchmal auch in sozialem Rückzug. Die typischen Folgen dissozialer Verhaltensweisen sind Partnerschaftskonflikte, Verwahrlosung, Drogenmissbrauch- oder abhängigkeit, soziale Isolation und eine gehäufte Straffälligkeit (Delinquenz). In der Psychologie werden Menschen, die sich so benehmen, auch als soziopathisch eingestuft. Meist weisen sie antisoziale oder auch emotional labile Persönlichkeitsstörungen vom impulsiven Typus (sog. «Borderline-Störungen») auf.

10. Rechtsnormen: Welche sexuellen Handlungen stehen in Deutschland unter Strafe?

Im deutschen Strafgesetzbuch (StGB) werden im 13. Abschnitt des StGB unter der Bezeichnung «Straftaten gegen die sexuelle Selbstbestimmung» sexueller Missbrauch und weitere sexuelle Verhaltensweisen unter Strafe gestellt, die die persönliche Freiheit und Gesundheit von Menschen in Ausdruck und Entwicklung verletzen.

Das Verbot des Beischlafs zwischen Verwandten (Inzestregelung) erfolgt im StGB unter der gesonderten Bezeichnung» Straftaten gegen Personenstand, Ehe und Familie» und die Verbreitung pornographischer Schriften unter der Überschrift «Verletzung des persönlichen Lebens- und Geheimbereiches».

Mit der Abschaffung des Strafbestandes des Ehebruchs, der Unzucht mit Tieren (Sodomie), der «Erschleichung außerehelichen Beischlafs» und der Homosexualität zwischen Erwachsenen im Jahre 1969 hat das Sexualstrafrecht in Deutschland eine entscheidende Veränderung erfahren. Seit April 1998 gelten für den 13. Abschnitt des StGB überarbeitete, aber auch verschärfte Vorschriften.

Prinzipiell unterscheidet das Sexualstrafrecht zwischen «Beischlaf» und «sexuellen Handlungen». Unter *Beischlaf* ist ausschließlich das Eindringen des Penis zumindest in den Scheidenvorhof zu verstehen. Dabei spielt es keine Rolle, ob es zum Samenerguss kommt. Zu den *sexuellen Handlungen* zählen u.a. eindeutiges Berühren der Geschlechtsorgane oder der weiblichen Brüste, sexuelle Praktiken wie Oral- oder Analverkehr sowie der Zungenkuss zwischen Erwachsenen und Kindern. Eine Erregung des Täters muss dabei nicht deutlich werden. Der von der Sexualhandlung Betroffene, also das Opfer, muss nicht einmal die «Sexualbezogenheit» erkannt haben. Dieser Punkt ist besonders im Zusammenhang mit dem sexuellen Missbrauch von Kindern oder z. B. von geistig Behinderten von Bedeutung.

Den Bereich der **sexuellen Präferenzstörungen** betreffend sind *Inzest* (Beischlaf zwischen Verwandten), *sexueller Missbrauch von*

II. Normen und Strafrecht

Kindern, Jugendlichen (Minderjährigen), Schutzbefohlenen (Gefangene, behördlich Verwahrte oder Kranke und Hilfsbedürftige in Einrichtungen) und Widerstandsunfähigen, aber auch die *Förderung sexueller Handlungen von Kindern und Minderjährigen* sowie *sexuelle Nötigung* und *Vergewaltigung* Straftathandlungen.

Ebenfalls strafbar ist der **sexuelle Missbrauch** unter Ausnutzung einer Amtshandlung und eines *Beratungs-, Behandlungs- oder Betreuungsverhältnisses*.

Darüber hinaus stehen exhibitionistische Handlungen und *öffentlich vorgenommene sexuelle Handlungen,* die willentlich öffentliches Ärgernis hervorrufen, unter Strafe.

Bezüglich des **Beischlafs unter Verwandten** (Inzest, Blutschande) macht sich derjenige strafbar, der mit leiblichen Verwandten in aufsteigender Linie sexuelle Handlungen vollzieht, selbst wenn das Verwandtschaftsverhältnis erloschen ist. Das Beischlafverbot gilt auch für leibliche Geschwister. Der Beischlaf unter Verschwägerten ist dagegen straflos. Für Abkömmlinge und Geschwister unter 18 Jahren ist die Tat straffrei.

Bezüglich des **sexuellen Missbrauchs von Kindern** macht sich derjenige strafbar, der sexuelle Handlungen mit einem Kind unter 14 Jahren vornimmt oder an sich vornehmen lässt oder gar den Beischlaf vollzieht. Außerdem macht sich in Fällen mit Kindern strafbar, wer diese dazu bestimmt, dass es sexuelle Handlungen an einem Dritten vornimmt oder von einem Dritten an sich vornehmen lässt. Auch wird bestraft, wer sexuelle Handlungen vor einem Kind vornimmt oder ein Kind dazu bestimmt, dass es sexuelle Handlungen an sich vornimmt. Zum sexuellen Missbrauch gehört ebenfalls das Vorzeigen pornographischer Bilder oder Darstellungen, das Abspielen von Tonträgern pornographischen Inhaltes und entsprechende «Reden», wenn der Täter sich, das Kind oder eine andere Person dadurch sexuell erregen will. Nur wenn Kinder unter 14 Jahren selbst die Täter sind, ist eine Strafbarkeit ausgeschlossen. Ein 14-Jähriger oder ein älterer Junge, der z. B. ein 13-jähriges Mädchen bestimmt, sexuelle Handlungen an einem 13-jährigen Jungen vorzunehmen, kann hingegen in den Bereich strafrechtlicher Verfolgung gelangen.

Strafbar macht sich auch, wer **sexuelle Handlungen an Schutzbefohlenen unter 16 Jahren**, die ihm zur *Erziehung, Ausbildung oder Betreuung* anvertraut sind, oder an Personen **unter 18 Jahren**, die ihm darüber hinaus *im Rahmen eines Dienst- oder Arbeitsverhältnisses* untergeordnet sind und in einer damit verbundenen Abhängigkeit von ihm stehen, vornimmt.

II. Normen und Strafrecht

Ebenso ist es verboten, sexuelle Handlungen an einem **noch nicht 18 Jahre alten leiblichen oder angenommenen Kind** vorzunehmen oder sich diese von dem genannten Personenkreis vornehmen zu lassen. Auch darf ein Schutzbefohlener nicht dazu bestimmt werden, dass es sexuelle Handlungen vor dem Täter vornimmt, um sich oder den Täter dadurch zu erregen.

Als **verbotene Förderung sexueller Handlungen Minderjähriger** gilt, wenn sexuellen Handlungen einer Person unter 16 Jahren an oder vor einem Dritten oder sexuellen Handlungen eines Dritten an einer Person unter 16 Jahren durch Vermittlung oder durch Gewährung und Verschaffung von Gelegenheit Vorschub geleistet wird.

Um **sexuellen Missbrauch von Jugendlichen** handelt es sich, wenn ein über 18-Jähriger eine Person unter 16 Jahren unter Ausnutzungen einer Zwangslage oder gegen Entgelt dazu bestimmt, an ihm oder an sich oder an einem Dritten sexuelle Handlungen vorzunehmen.

Sexuelle Nötigung begeht jemand, der eine andere, ihm schutzlos ausgelieferte Person mit Gewalt, durch Drohung mit gegenwärtiger Gefahr für Leib und Leben oder unter Ausnutzung einer Zwangslage nötigt, sexuellen Handlungen an ihm oder an einem Dritten oder an sich zu dulden oder an dem Täter oder einem Dritten vorzunehmen.

Um eine **Vergewaltigung** handelt es sich, wenn die Frau unter Gewaltandrohung zum Beischlaf gezwungen wird.

11. Sexualstrafrecht: Welche Besonderheiten gibt es in der Schweiz?

Im Strafgesetzbuch (StGB) der Schweiz sind unter dem Abschnitt «Strafbare Handlungen gegen die sexuelle Integrität» im Prinzip die gleichen sexuellen Handlungen unter Strafe gestellt wie im deutschen (s. Frage 10) und im österreichischen Strafgesetzbuch. Allerdings gibt es in der Schweiz eine Besonderheit, die auf diesem Gebiet europaweit einmalig ist, und das ist die Mindestaltersgrenze für sexuelle Handlungen (Art. 18 StGB). Sie ist auf 16 Jahre festgelegt.

Nicht nur hinsichtlich der Altersfrage hat die Schweiz die restriktivste Gesetzgebung in ganz Europa, sondern auch was die Ausgestaltung als Offizialdelikt – es macht keinen Antrag des Kindes bzw. Jugendlichen oder gesetzlichen Vertreters notwendig – betrifft, und hinsichtlich des strengen Legalitätsprinzips, das die Pflicht zur Anklage und Verurteilung beinhaltet und keine Filterungsmöglichkeit zulässt. Hinzu kommt ein Strafmündigkeitsalter von 7 Jahren (Art. 82) und die Strafbarkeit auch von Kontakten zwischen Kindern bzw. Jugendlichen bei mehr als 3 Jahren Altersunterschied. Anders auch als in fast allen anderen europäischen Rechtsverordnungen befreit in der Schweiz ein Irrtum über das Alter nicht von der Strafbarkeit, wenn er fahrlässig erfolgt. So darf sich jemand nicht einfach auf die Angaben des Jugendlichen oder von Dritten oder nur auf den Anschein verlassen, sondern es besteht eine Pflicht zur Überprüfung. Unter 16-Jährige werden bei einem Altersunterschied von mehr als 3 Jahren grundsätzlich als nicht einwilligungsfähig angesehen, d. h., dass z. B. ein 18-Jähriger keinen sexuellen Kontakt zu einer 15-Jährigen haben darf.

Für sexuelle Kontakte in **Abhängigkeitsverhältnissen** ergänzt Art. 188 des schweizerischen StGB die absolute Mindestaltersgrenze von 16 Jahren mit einer Grenze von 18 Jahren. Voraussetzung für die Strafbarkeit ist die Ausnutzung der Abhängigkeit. Der Jugendliche muss dem Ansinnen des Täters ablehnend gegenüberstehen und wegen seiner Unterlegenheit nicht zu widersprechen wagen. Dies gilt auch für die Verleitung zur Masturbation.

Die Artikel 189 und 190 des schweizerischen StGB befassen sich mit **sexueller Nötigung** und **Gewaltanwendung**. Dabei wird die Vergewaltigung durch Penetration der Vagina höher bestraft als die anale oder orale Penetration. Taten innerhalb der Ehe (nicht aber in unehelichen Beziehungen) werden, außer wenn sie «grausam» erfolgten, nur auf Antrag verfolgt.

Durch Art. 191 werden sexuelle Kontakte mit **urteilsunfähigen** oder (ohne Zutun des Täters) **widerstandsunfähigen** Personen unter Strafe gestellt. Dabei kommt es auf den Missbrauch der Widerstandsunfähigkeit an, d.h. der Täter muss die Situation, z. B. bei einem psychischen Defekt des Opfers, ausgenutzt haben.

Artikel 192 und 193 bestrafen die Ausnutzung einer **Abhängigkeit** sowie einer **Notlage** für sexuelle Handlungen ohne Altersgrenze.

Art. 194 stellt **exhibitionistische Handlungen** unter Strafe. Das Strafverfahren kann jedoch eingestellt werden, wenn sich der Täter einer Therapie unterzieht.

Das Verbot des Menschenhandels wird in Art. 196 ausgesprochen.

Artikel 198 regelt das Verbot **sexueller Belästigungen**, die tätlich, z. B. durch Griffe auf das Gesäß, Streicheleien oder Anpressen usw. oder aber auch in grober Weise verbal vorgenommen werden, sowie das Verbot von Handlungen *vor* einer Person, die diese nicht erwartet und denen sie sich nicht entziehen kann. Beide Delikte werden jedoch nur auf Antrag der betroffenen Person verfolgt.

Die Artikel 195,196 und 199 bestrafen bestimmte Verhaltensweisen im Zusammenhang mit **Prostitution**, wobei nicht nur die Prostituierten, sondern auch die Kunden belangt werden können.

Art. 197 beinhaltet ein absolutes Verkehrsverbot für harte **Pornographie** sowie einen Jugendschutz (Altersgrenze 16 Jahre) und Konfrontationsschutz für weiche Pornographie. Pornographie mit *Kindern, Tieren, Gewalttätigkeiten* oder *Kot* und *Urin* ist in der Schweiz generell strafbar. Weiche Pornographie nur dann, wenn Jugendliche unter 16 Jahren oder nicht vorgewarnte über 16-Jährige konfrontiert werden. Die Darstellung sexueller Gewalttätigkeiten ist stets strafbar, die von nicht-sexueller Gewalttätigkeiten jedoch nur dann, wenn sie grausam ist und die elementare Würde des Menschen in schwerer Weise verletzt. Strafbar sind auch der Besitz und das Sich-Verschaffen von Pornographie mit Kindern, Gewalttätigkeiten und Tieren, nicht aber etwa der Konsum z. B. im Internet.

Das **Verbot des Beischlafs** mit einem Blutsverwandten in gerader Linie oder mit einem voll- oder halbbürtigen Geschwister (**Inzest**)

II. Normen und Strafrecht

wird im Abschnitt «Verbrechen und Vergehen gegen die Familie» in Art. 213 des StGB behandelt. Strafbar ist in der Schweiz nur der Vaginalverkehr mit Penetration des Penis.

III. Geschichte und Hintergründe

12. Normverstöße: Wie ging man früher mit «sexuellen Abweichlern» um?

Wie man in der Vergangenheit mit «sexuellen Abweichlern» verfuhr, hing zum einen mit den jeweiligen Vorstellungen zusammen, die in den einzelnen Epochen über die Entstehung devianten Verhaltens vorherrschte, und zum anderen mit den Instanzen (religiöse, juristische, medizinische), die sich berufen fühlten, sich um die Abweichler zu «kümmern».

Lange Zeit wurde sexuell abweichendes Verhalten als eine konstante Eigenschaft betrachtet, mit der ein Mensch «behaftet» sei und die er folglich immer zeigen würde. Entsprechend ging man davon aus, dass es «deviante» Persönlichkeiten gäbe, die es wieder anzupassen gelte, wobei die Methoden und Mittel, wie das zu geschehen habe, von den jeweiligen Instanzen abhing, die sich berufen fühlten, für eine Wiederanpassung zu sorgen.

Im Mittelalter, als die Kirche die herrschende soziale Macht war, wurde Devianz in **religiösem und moralischem** Sinne als Verstoß gegen den Glauben und den mit ihm verbundenen Vorstellungen von dem ausschließlichen Fortpflanzungszweck der Sexualität verstanden. Entsprechend wurden Menschen mit sexuellen Abweichungen als **Sünder** und vom Teufel oder von bösen Geistern Besessene betrachtet. Die Methoden, mit denen versucht wurde, sie wieder in «normale» Menschen zu verwandeln, waren **Gebete** und Bußfertigkeit. Im moralischen Sinne wurde sexuelle Devianz als unanständig und als Verstoß gegen die kollektiv empfundenen «guten Sitten» bewertet und die Unterlassung des Verhaltens gefordert.

Mit dem Verlust des Einflusses der Kirchen begann man, sexuelle Abweichungen in der Hauptsache als **juristisches** Problem zu betrachten. Der Unterschied zwischen sexueller Angepasstheit und sexueller Devianz wurde nun gleichbedeutend mit Gesetzestreue und Kriminalität gesehen. Sexuell abweichende Menschen wurden jetzt als **«geborene Verbrecher»** bezeichnet, die gegen die juristische Forderung nach Einvernehmlichkeit verstießen. Deshalb ging man davon aus, dass sie nur durch **Strafe** und **Wiedereingliederungsmaßnahmen** in «normale» Menschen verwandelt werden könnten und dass sie die Bestrafung ihres «Vergehens» zu akzeptieren hätten.

Mit zunehmendem Einfluss der Wissenschaft im 19. und 20. Jahrhundert begann man, Devianz in **medizinische** Begriffe zu fassen. Der Unterschied zwischen sexuellem Angepasstsein und sexueller Abweichung wurde nun als Unterschied zwischen geistiger Gesundheit und Krankheit gesehen. Sexuell abweichende Menschen wurden jetzt als **Psychopathen** bezeichnet. Als Mittel zur «Heilung» devianten Verhaltens galten entsprechende **psychiatrische Behandlungsmethoden**. Die medizinische Erklärung abweichenden Verhaltens hatte jedoch auch ihre Nachteile. So wurden unter dem wachsenden Einfluss der Psychiatrie wesentlich mehr Menschen als sexuelle «Psychopathen» bezeichnet als es jemals vorher sexuelle «Ketzer» (Kirche) oder «Verbrecher» (Justiz) gegeben hatte. Die Psychiater behandelten nicht nur Fälle von «Sodomie», «Bestialität», «Vergewaltigung» und «Inzucht», sondern auch Menschen, die ihre Partner häufig wechselten, die gleichgeschlechtlich liebten oder masturbierten. So wurden die «Krankheiten» «Promiskuität» genauso diagnostiziert und behandelt wie die «Nymphomanie», der «Masturbationswahnsinn» oder die «Homosexualität».

Im Laufe der Jahrhunderte haben sich die Vorstellungen davon, was als sexuell gesund oder gestört gilt, immer wieder verändert, so, wie sich die Normen gewandelt haben, mit denen sie zusammenhängen. In unserer heutigen Gesellschaft gelten sexuelle Abweichungen als Störungen, die eigene Ursachen und Symptome haben und die nach einer entsprechenden Diagnose medizinisch oder psychotherapeutisch behandelt werden können.

Im Zuge der «1968er-Bewegung» kam ein **soziologischer** Erklärungsansatz auf, der davon ausging, dass abweichendes Verhalten bloß ein dem Betroffenen zugeschriebenes «Etikett» sei. Die etikettierten Menschen würden sich entsprechend dieses «Etiketts» (engl. «label») dann tatsächlich abweichend verhaltend, so dass das etikettierte Verhalten durch das **«Labeling»** aufrechterhalten werden würde. Nach dieser sog. **Labeling-Theorie** gibt es abweichendes Verhalten also nur im Auge des Betrachters, der gleichzeitig die Abweichung durch seine Beobachtung mit bewirkt. Eine Änderung des abweichenden Verhaltens ist als Konsequenz dieser Theorie nur durch eine **Veränderung der Gesellschaft** möglich. Die Labeling-Theorie gilt inzwischen allerdings als überholt.

13. Sexualität und Liebe: Seit wann bedeuten Lust und Liebe uns so viel?

Die Sexualität des Menschen ist ein sehr komplexes Geschehen, das von biologischen, psychologischen und soziologischen Faktoren bestimmt wird und das ganz unterschiedliche Funktionen zu erfüllen hat. Entwicklungsgeschichtlich gesehen hat die Sexualität natürlich in erster Linie Fortpflanzungsfunktion, aber über diesen biologischen Aspekt hinaus hat sie auch eine ganz wesentliche sozialisierende Bedeutung. So ist sie eine ganz wesentliche Form der Kommunikation und des zwischenmenschlichen Kontakts und trägt entscheidend dazu bei, Bindung herzustellen und zu fördern. Ein weiterer wichtiger Punkt ist der, dass Sexualität auch durch ihre zusätzliche Lustfunktion der Befriedigung, Entspannung und Erholung dient. Gerade dieser Aspekt steht vor allem in der heutigen Zeit besonders im Vordergrund, so dass von daher verständlich wird, welche erheblichen psychischen und sozialen Auswirkungen eine gestörte oder abweichende Sexualität für den Einzelnen, die Partnerschaft und das gesellschaftliche Zusammensein haben kann, denn ein sexuell andersartiges Erleben und Verhalten führt meist in eine Außenseiterposition und hat in der Regel sozialen Rückzug und Isolation zur Folge.

Auch die Bedeutung der Sexualität für die Ehe hat sich im Laufe der Geschichte ganz erheblich verändert. Bis zu Beginn des 19. Jahrhunderts waren «leidenschaftliche Sexualität und Liebe», so, wie wir sie heute erwarten, noch nicht mit der Ehe verbunden, sondern Ehen wurden in erster Linie aus Vernunftgründen geschlossen. Intensive sexuelle Gefühle waren in der Regel außerehelichen Beziehungen vorbehalten. Erst im Laufe des 18. Jahrhunderts verschmolzen die Gegensätze von leidenschaftlicher sexueller Liebe und Ehe. Mit der Einführung der zerbrechlichen Gefühle der Liebe und sexuellen Leidenschaft in die Ehe wuchs allerdings auch die Gefahr des Auseinanderbrechens der Institution der Ehe, die ja von ihrer Absicht her auf Dauer angelegt ist. Die Akzentverschiebung der Bedeutung der Sexualität für die Ehe liegt, auf den Punkt gebracht, darin, dass Ehen heute nicht mehr durch Ausgrenzung sexueller Lust gekennzeichnet sind, sondern – im Gegenteil – durch die Qualität der sexuellen Fähigkeiten, über die ein Paar verfügt. Und diese wird vor den meisten Eheschließungen genauso überprüft, wie es damals hinsichtlich der Vermögensverhältnisse üblich war.

Der Begriff der Sexualität entstand erst Ende des 18. Jahrhunderts/Anfang des 19. Jahrhunderts. Damals umfasste der Begriff noch alles Sexuelle, also auch Schwangerschaft und Geburt. Bis dahin, und wie man weiß, schon seit dem Altertum, beschäftigten sich die Menschen in ihren Forschungen vorwiegend mit der Frage der Auswirkungen sexueller Handlungen auf den Körper und die Gesundheit. Erst durch die Einführung des Begriffes «Sexualität» und der wissenschaftlichen Beschäftigung mit ihr wurde der Erlebniswert der Sexualität in den Vordergrund gestellt. Ab diesem Zeitpunkt wurde Sexualität auch als ein integrierter Bestandteil der Persönlichkeit betrachtet und bis heute als eine wichtige Ausdrucksform des Menschen angesehen.

14. Sexualwissenschaft: Wird Sexualität schon lange erforscht?

Den wissenschaftlichen Begriff der Sexualität gibt es erst seit etwa 200 Jahren. Zunächst wurde er nur im Rahmen der biologischen Funktionen bei Pflanzen und Tieren verwendet, seit dem 19. Jahrhundert auch in Bezug auf den Menschen.

Der Entstehung der heutigen Sexualwissenschaft, auch Sexologie genannt, gingen bereits in der Antike Beschäftigungen mit dem Thema voraus. So diskutierten bereits die griechischen Philosophen Platon und Aristoteles die Ursachen und Vorteile von Homosexualität. Andere Ärzte, wie Hippokrates (460–377 v. Chr.), entdeckten wichtige Fakten über die Fortpflanzung oder schrieben Abhandlungen über die Schwangerschaftsverhütung und Theorien über das Sexualverhalten. Viele dieser alten Kenntnisse gingen mit dem Untergang des römischen Reiches verloren. Einige wurden jedoch durch die islamischen Ärzte im Mittleren Osten und Afrika bewahrt. Sie brachten später ihr Wissen in das mittelalterliche Spanien. Durch den Stauferkaiser Friedrich II. gelangte es dann nach Italien.

Gelehrte und Künstler der Renaissance zeigten ein neues Interesse am menschlichen Körper und begannen, ihn genauer zu untersuchen. Die Skizzenbücher von Leonardo da Vinci (1452–1519) zeigen genaue Darstellungen der sexuellen Reaktion des Koitus, der Entwicklung der Föten usw.

Die zunehmenden Kenntnisse der Anatomie im 16. und 17. Jahrhundert, die deshalb von großem Wert waren, weil durch sie die Ärzte ihre Patienten vor allem bei Fortpflanzungsproblemen wirksamer behandeln konnten, erlitten im 18. Jahrhundert einen erheblichen Rückschritt dadurch, dass die angeblich «schädigende Wirkung der Masturbation» entdeckt wurde. Im Altertum hingegen waren die Ärzte, wie z. B. Galen, noch davon überzeugt gewesen, dass Masturbation «notwendig und gesund sei», weil sie von der Annahme ausgingen, dass der Samen giftig werden könne, wenn er nicht hin und wieder ejakuliert werden würde.

III. Geschichte und Hintergründe

«Masturbation als Therapie» wurde hingegen von der Medizin des 18. Jahrhunderts nicht nur abgelehnt, sondern Onanie wurde z. B. von Tissot (1728–1797) als Krankheit bezeichnet, die zu ständigem Verlust von Samen führe und den Körper bis hin zum Tode schwächen könne.

Auch hatten Kirchen und Regierungen des 18. Jahrhunderts nicht nur keinerlei Interesse am Fortschritt der Sexualforschung, sondern sie wollten auch nicht, dass deren Ergebnisse der allgemeinen Öffentlichkeit zugänglich gemacht werden könnten. Diese Einstellung hatte entsprechend auch eine zunehmende Intoleranz vieler Gelehrten zur Folge, die nun ungewöhnliches Sexualverhalten als «Entartung» oder «Degeneration» beschrieben und vermuteten, dass es durch Umwelteinflüsse entstände und durch Vererbung weitergegeben werden könne, so dass ihm frühzeitig entgegengewirkt werden müsse (Morel, 1857).

Unbekümmert davon wurden in der Malerei und Literatur dagegen im 18. Jahrhundert sexuelle Szenen ausschweifend dargestellt. So schrieb Casanova (1725–1798) in dieser Zeit seine berühmt gewordenen Romane und Marquis de Sade (1740–1814) stellte in seinen Büchern sexuelle Varianten und Perversionen dar, die vom Ehebruch über Promiskuität, Inzest und Sodomie bis hin zu aggressiv-quälenden, zum Lustmord führenden Handlungen reichten. Nach ihm ist die sexuelle Deviation Sadismus benannt. Einige Zeit später beschrieb der österreichische Schriftsteller Sacher-Masoch (1836-1895) in seinen Erzählungen Szenen, in denen eine sexuelle Befriedigung dadurch erfolgte, dass einer der Partner vom anderen erniedrigt oder schmerzhaft gequält wurde. Nach ihm ist die Devianz des Masochismus benannt.

Parallel zum beginnenden regen wissenschaftlichen Interesse an der Erforschung und Behandlung seelischer Störungen zu Beginn des 19. Jahrhunderts, begann in der 2. Hälfte des 19. Jahrhunderts im Rahmen des Fachgebietes der Psychiatrie die Perversionsforschung als ein wesentliches Gebiet der Sexualwissenschaft (s. Frage 15).

Die Sexualforschung im heutigen Sinne gibt es ebenfalls seit dem 19. Jahrhundert. Durch die in dieser Zeit erfolgte Einführung des Begriffs der «Sexualität» und der wissenschaftlichen Beschäftigung mit ihr, wurde gleichzeitig der Erlebniswert der Sexualität in den Vordergrund gestellt, und Sexualität wurde als ein integrierter Bestandteil der Persönlichkeit betrachtet.

Heute ist die Sexualwissenschaft ein sehr umfangreiches Gebiet, das in die Medizin, Psychologie und Soziologie hineinreicht. Sie beschäftigt sich mit dem Vorkommen, den Symptomen, den Varianten sowie den Störungen und Abweichungen des Sexualverhaltens. Neben ihrer Forschungstätigkeit leisten die Mitarbeiter sexualwissenschaftlicher Abteilungen ambulante, diagnostische und therapeutische Versorgung und erstellen Gutachten für die gerichtliche Psychiatrie.

Abteilungen bzw. Institute für Sexualforschung sind den Universitäten Hamburg, Berlin, Heidelberg und Kiel angeschlossen.

15. Psychiatrie, Perversion und Forschung: Ist die Medizinalisierung sexueller Abweichungen wirklich ein Fortschritt gewesen?

Die Perversionsforschung gibt es seit der 2. Hälfte des 19. Jahrhunderts. Ihr Beginn ist eng mit dem zu Beginn des 19. Jahrhunderts einsetzenden regen Interesses an der Erforschung und Behandlung seelischer Störungen verbunden. Zu jener Zeit wurden von französischen und deutschen Ärzten psychische Erkrankungen in Systematiken eingeteilt und Krankheitslehren (Nosologien) wurden entwickelt. So entstand die heutige Psychiatrie, ein Fachgebiet der Medizin, das sich mit der Diagnostik und Behandlung seelischer Störungen organischen und psychischen Ursprungs befasst. Sexuelle Abweichungen wurden entsprechend des damaligen medizinischen Verständnisses als Krankheiten, Degenerationen und Abartigkeiten betrachtet, so dass es naheliegend war, sie im Rahmen einer psychiatrischen Krankheitslehre zu beschreiben und als psychische Erkrankung aufzufassen.

So legten französische Ärzte die ersten wissenschaftlichen Abhandlungen über den Exhibitionismus (Lasègue 1877) und den Fetischismus (Binet 1887) vor. Der deutsche Arzt Westphal beschrieb 1870 den Transvestitismus, der durch Benjamin 1954 als Transsexualismus dargestellt wurde. Die erste Gesamtstudie sexueller Perversionen wurde im Jahre 1886 von dem Gerichtspsychiater Krafft-Ebing in seinem Werk «Psychopathia sexualis» herausgegeben. In seinem Buch über die «Abartigkeiten des Sexuallebens» gibt er extreme Einzelfalldarstellungen von Lustmördern, Nekrophilen, Sodomisten, Sadisten und Masochisten. Sein Buchtitel bezog sich dabei auf das Werk von Kaan, der zuvor 1843 die von ihm benannten «Erotomanien» (exzessives, unzüchtiges Verlangen) und sexuelle «Aberrationen» (Verirrungen) differenziert aufgelistet hatte. Kaan zufolge würden fast alle Menschen an einer sog. «phantasia morbosa», d.h. an einem krankhaften Phantasieleben, leiden, das sie insbesondere für sexuelle Exzesse (Ausschweifungen) anfällig machen würde.

III. Geschichte und Hintergründe

Entsprechend der damaligen Vorstellung, sexuelle «Abarten» als Psychopathien und Nervenkrankheiten aufzufassen, fühlten sich speziell forensische (gerichtliche) Psychiater und Nervenärzte als für die wissenschaftliche Beschäftigung mit sexuellen Variationen zuständige Experten. Im «Handbuch der Geisteskrankheiten» wurde z. B. «Sexualpsychopathie» mit Krankheiten und Degenerationen der Nervenbahnen bei psychopathischen Persönlichkeiten in Verbindung gebracht. Diese Auffassung passte zur damals herrschenden medizinisch-wissenschaftlichen Vorstellung, dass Sexualität eine gefährliche Kraft sei, die bei Überreizung zu Nervenschwäche und Erschöpfung führen könne.

Da bis dahin Sexualität in der kirchlichen und moralischen Auffassung des Abendlandes meist als etwas Sündhaftes und Niedriges galt, und sexuelle Abweichungen gar als Besessenheit oder Verbrechen an der Sittlichkeit verfolgt und ausgetrieben wurden, schien die medizinisch- psychiatrische Einteilung sexuellen Verhaltens in «gesund» und «krank» zunächst ein Fortschritt zur Versachlichung der Sexualität zu sein. Doch wie die Kirche, so waren auch die meisten Psychiater der Ansicht, dass eine gesunde Persönlichkeit «naturgemäß» Sexualität nur in heterosexuellen Beziehungen auszuüben hat. Entsprechend kam es zu Beginn des 20. Jahrhunderts zur zunehmenden Psychiatrisierung aller möglichen Formen sexueller Verhaltensweisen, Neigungen oder Orientierungen und damit auch der Homosexualität. Aber auch Menschen, die z. B. ihre Partner häufig wechselten, wurden als krank eingestuft und behandelt.

Auch die Masturbation gehörte zu den sexuellen Aktivitäten, die in die Liste der behandlungswerten Krankheiten aufgenommen wurde. Onanie wurde damals nicht nur durch eine durch sie bedingten «Aufweichung des Gehirns» in Zusammenhang gebracht, sondern sie galt selbst für die amerikanischen und englischen Psychiater auch als eine der Hauptursachen für viele andere Geisteskrankheiten und körperliche Gebrechen.

Erst gegen Ende des 19. und Anfang des 20. Jahrhunderts kam durch die Etablierung der Psychoanalyse durch Sigmund Freud ein völlig neues Verständnis der Sexualität auf. Durch die psychoanalytische Theorie und ihre tiefenpsychologischen Erklärungsversuche wurde nicht nur die Sexualität aus ihren Vorurteilen befreit, sondern auch Perversionen und Varianten sexuellen Verhaltens erschienen in einem gänzlich neuen Licht. Man betrachtete sie nicht mehr nur als krankhaft, fremd und isoliert, sondern sie konnten plötzlich als psychologisch verständlich nachvollzogen werden. Allerdings galt Homosexualität auch in der psychoanalytischen Auffassung noch lange Zeit als behandlungsbedürftige psychische Störung. Inzwischen ist Homosexualität längst aus dem internationalen (ICD) und dem amerikanischen (DSM) Krankheitskatalog gestrichen worden (s. **Frage 16**).

Heute stehen hinsichtlich der sexuellen Abweichungen die sozialen Folgen der dissexuellen Handlungen für die nicht einwilligenden Partner im Zentrum der Betrachtung. Harmlose Paraphilien werden nur noch therapiert, wenn der Betroffene oder sein Umfeld einen Leidensdruck verspürt.

16. Homosexualität: Gilt sie noch als «Perversion»?

Noch bis zur Mitte des 19. Jahrhunderts wurde jedes gleichgeschlechtliche sexuelle Verhalten undifferenziert als «Sodomiterei», «widernatürliche Unzucht», «Effeminiertheit» oder auch als «konträre Sexualempfindung» bezeichnet. Die heute übliche begriffliche Unterscheidung von Hetero- und Homosexualität geht auf den Arzt Benkert (Schriftstellerpseudonym: Kerthbeny) zurück, der 1869 den Begriff der Homosexualität prägte.

1952 wurde dann Homosexualität im ersten amerikanischen Diagnosesystem, dem «Diagnostischen und Statistischen Manual psychischer Störungen» (DSM), unter der Kategorie «sexuelle Abweichung» geführt und den «soziopathischen Persönlichkeitsstörungen» zugeordnet. In der 1968 erschienenen 2. Auflage des DSM (DSM-II) wurde Homosexualität zwar nun nicht mehr der Soziopathie zugeordnet, aber sie wurde noch immer als seelische Erkrankung im Sinne der Perversion verstanden und als «Inversion» bezeichnet. Nach Veröffentlichung dieser Auflage erhob sich heftige Kritik, und nach vielen Diskussionen und Auseinandersetzungen zwischen Befürwortern und Gegnern innerhalb der amerikanischen Psychiatriegesellschaft APA, die das DSM herausgab, wurde 1973 Homosexualität dann endgültig aus der Liste psychischer Störungen gestrichen. Als Kompromiss blieb 1980 im DSM-III eine Kategorie «ich-dystone (ich-fremd erlebte) Homosexualität» erhalten, die für diejenigen Menschen gedacht war, die ihre Homosexualität ablehnen, unter ihr leiden und den Wunsch haben, heterosexuell zu werden. In der revidierten Auflage von 1987 (DSM-III-R) wurde auch diese Kategorie als Störung fallengelassen. Ähnlich verfuhr später die Weltgesundheitsorganisation (WHO) mit der von ihr (1991 auf deutsch) herausgegebenen internationalen Krankheitsklassifikation ICD-10, in der Homosexualität ebenfalls nicht mehr als Störung verzeichnet ist.

Den Leitlinien der beiden Diagnosesysteme zufolge kann eine homosexuelle Orientierung auch gar nicht als gestört oder krankhaft bezeichnet werden, denn beide Diagnoseschlüssel setzen ein Leiden als Kriterium für eine Störung voraus. Homosexuelle Menschen leiden in der Regel aber nicht an ihrer sexuellen Ausrichtung, für die, wie inzwischen wissenschaftlich nachgewiesen ist, sie nichts können, sondern an den Folgen der gesellschaftlichen Norm. In ihrer Liebes- und Partnerfähigkeit, dem kommunikativen Ausdruck der Sexualität, unterscheiden sich Homosexuelle jedoch nicht von Menschen mit heterosexueller Orientierung.

Bei einer bestimmten sexuellen Neigung, wie der Homosexualität oder der Pädophilie, muss prinzipiell zwischen der Orientierung und dem Verhalten unterschieden werden, denn nicht jede sexuelle Neigung wird in Verhalten umgesetzt. Der Betroffene hat nur Einfluss auf sein Verhalten, das der Kontrolle unterliegt, nicht auf seine sexuelle Orientierung, die er lebenslang behält.

Durch Untersuchungen von Kinsey (1948,1953) wurde offenkundig, dass sich die Hälfte der befragten Männer zwischen 16 und 55 Jahren und etwa 28 % der Frauen zwischen 12 und 45 Jahren auch durch Angehörige des eigenen Geschlechts sexuell angezogen fühlten. Kinsey zog aus diesen Ergebnissen den Schluss, dass eine homosexuelle bzw. heterosexuelle Partnerwahl nur die Endpunkte eines homosexuell-heterosexuellen Kontinuums sind. Er entwickelte eine Zuordnungsskala, anhand derer jeder Mensch hinsichtlich seiner psychologischen Reaktionen auf sexuelle Reize und seines praktizierten Sexualverhaltens angesiedelt werden kann. Kritisiert wurde Kinseys Zuordnungsskala in dem Punkt, dass sich bei ein- und demselben Menschen die Balance zwischen hetero- und homosexuellem Verhalten über eine Zeitspanne hinweg in die eine oder andere Richtung verschieben kann und dass auch Personen hetero- oder homosexuelle Verhaltensmuster mit unterschiedlichen Intensitäten zeigen können. Deshalb wurden später andere Skalen entwickelt, mit denen die sexuelle Orientierung ebenfalls anhand von Selbsteinschätzungen bestimmt werden kann. Neben der *subjektiven* Selbsteinordnung anhand der sexuellen Phantasien und des Verhaltens lässt sich die sexuelle Orientierung auch *objektiv* anhand physiologischer Reaktionen mittels einer sog. Penisplethysmographie bzw. vaginaler Photoplethysmographie feststellen. Aufgrund des großen technischen Aufwandes sind solche Verfahren aber zu einer massenhaften Anwendung nicht geeignet. Vor allem sind sie auch nicht zuverlässig.

Auf den Phasenverlauf sexuellen Verhaltens zurückkommend gibt es tatsächlich viele Menschen, die sich zu bestimmten Zeiten auf verschiedene Arten von Sexualität einlassen und Zeiten durchlaufen, in denen sie sich einmal als homosexuell und dann wieder als heterosexuell betrachten. So empfinden, wie schon oben erwähnt, Studien zufolge Männer während einer begrenzten Phase ihres Lebens zu etwa einem Drittel bis zur Hälfte homosexuell, wobei sich davon die Hälfte auch homosexuell verhält. Bei Frauen liegen diese Zahlen niedriger.

Daneben gibt es auch die sog. **latente Homosexualität**, die dem Betroffenen gar nicht bewusst sein muss und die sich nicht im konkreten Sexualverhalten äußert (manifestiert). Häufig wird Homosexualität von den betroffenen Menschen öffentlich sogar heftig abgelehnt oder verurteilt und auf sich selbst bezogen entsprechend entschieden zurückgewiesen.

Aus tiefenpsychologischer Sicht ist eine solche Abwehr als Angst vor eigenen homosexuellen Tendenzen zu erklären. Eine solche Abwehrform wird «Reaktionsbildung» genannt, d.h., dass mit dem bewussten Verhalten das Gegenteil der unbewussten Impulse demonstriert wird. Eine bis ins Krankhaft gehende Angst und Abneigung gegenüber Homosexualität wird als **Homophobie** bezeichnet. Untersuchungen zu diesem Phänomen ergaben, dass homophobische Menschen mit den größten Befürchtungen zumeist gar keine Homosexuellen persönlich kennen und sie auch gar nicht kennen lernen wollen. Entsprechend werden eigene Familienangehörige, sollten sie sich als homosexuell erweisen, auch oft verstoßen. Psychische Störungen wie Einsamkeit, Depressionen und Kränkungen, die bis zu Suizidversuchen oder zur Selbsttötung reichen können, sind häufig bei den betroffenen Homosexuellen die Folge. Mitte der 1990er Jahre lag die Rate der Suizidversuche bei homo- und bisexuell orientierten Jugendlichen im Vergleich mit anderen Jugendlichen mit weit über 20 % jeweils mehr als doppelt so hoch.

Wenngleich in den letzten Jahren eine zunehmende Akzeptanz oder zumindest eine Duldung zu verzeichnen ist, wird Homosexualität im Prinzip selbst in den westlichen Gesellschaften noch immer abgelehnt.

Negative Einstellungen gegenüber Homosexuellen sind auch kulturbedingt. Im alten Griechenland z. B. war Homosexualität durchaus mit Männlichkeit und großem Mut vereinbar. So nahm Platon an, dass die beste Armee der Welt aus sich liebenden Soldaten bestände, die sich gegenseitig zu Helden- und Opfertaten inspirieren würden. Die militärische Schlagkraft der Dorer in Sparta und Kreta schreibt man einem solchen Faktor zu. Und die Elitekampftruppen in Theben wurden traditionsgemäß aus Paaren sich liebender Männer zusammengestellt.

Im krassen Gegensatz dazu steht, dass Homosexuelle im Dritten Reich in Konzentrationslager deportiert worden waren.

IV. Häufigkeit und Vorkommen

17. Epidemiologische Probleme: Wie zuverlässig sind die Datenquellen?

Daten zur Verbreitung sexueller Präferenzstörungen in der Gesamtbevölkerung lassen sich aus verschiedenen Gründen wissenschaftlich nur sehr schwer ermitteln. Repräsentative Erhebungen, aus deren Ergebnisse Rückschlüsse auf das Vorkommen und die Häufigkeit sexueller Präferenzstörungen in der Allgemeinbevölkerung gezogen werden können, sind sehr aufwändig, kostenintensiv und methodisch anspruchsvoll. Hinzu kommt der Fehlereinfluss durch die Stichprobenselektion, die u.a. durch Antwortverweigerungen zustande kommt, da ein besonders privater und intimer Bereich abgefragt wird. Forschungsergebnisse über die Verbreitung (Epidemiologie) sexueller Präferenzstörungen, die an klinischen Gruppen, d.h. an Menschen erhoben worden sind, die aufgrund eines Leidensdruckes eine Institution mit einem Behandlungsanliegen aufgesucht haben, haben den Nachteil, dass sie meist nicht repräsentativ für die Gesamtbevölkerung sind. Zum einen liegt dies daran, dass das Hilfe suchende Klientel eine Selektion (Auslese) darstellt, so dass von daher die Ergebnisse nicht verallgemeinert werden können, und zum anderen empfinden sich die meisten paraphilen Menschen gar nicht als gestört, so dass nur wenige Betroffene von sich aus Hilfe suchen. Sexualpräferenzstörungen werden deshalb in klinischen Einrichtungen relativ selten diagnostiziert. Hinzu kommt, dass nicht nur die Häufigkeit, sondern auch die Prävalenz (Vorkommen) der Störungsbilder der Menschen, die Beratungseinrichtungen und Praxen aufsuchen, nicht repräsentativ für die Verbreitung der Störungsbilder in der Gesellschaft sind. Transvestitismus ist z. B. in der Gesellschaft wesentlich häufiger verbreitet als er in Beratungseinrichtungen anzutreffen ist. Exhibitionisten sind hingegen öfter in ambulanten Institutionen vorzufinden, da sie strafrechtlich häufiger auffällig und dorthin überwiesen werden.

Auch ein anderer Aspekt erschwert die Ermittlung von repräsentativen Daten über die Häufigkeit sexueller Abweichungen. Er hängt damit zusammen, auf welche Weise sie in die Öffentlichkeit gelangen und damit Forschungszwecken zugänglich gemacht werden können. Hier spielt der Unterschied zwischen harmlosen und gefahrvollen Präferenzstörungen eine Rolle. Harmlosere Paraphilien kommen, wie erwähnt, meist nur relativ selten an die Öffentlichkeit, allenfalls dadurch, dass die Betroffenen Behandlungseinrichtungen aufsuchen, und dort (anonym) statistisch erfasst werden können. Gefährliche Sexualpräferenzstörungen, die ohne Einverständnis des Partners ausgelebt werden, kommen dagegen aufgrund von Anzeigen viel eher ans Tageslicht, so dass sich Häufigkeit und Vorkommen sexualdelinquenter Verhaltensweisen aus Kriminalstatistiken entnehmen lassen. Aber auch hier spiegeln die angezeigten Sexualstraftaten kein repräsentatives Bild der Prävalenz von Paraphilien wider, denn nicht jedes «Hands-on»-Delikt wird zur Anzeige gebracht, vor allem diejenigen nicht, die von den Opfern als weniger gefährlich betrachtet werden. Aus der selteneren Registrierung z. B. des Frotteurismus als harmloserer Sexualdelinquenz in Strafverfolgungs- und Polizeistatistiken, lässt sich also nicht schließen, dass diese Paraphilie in der Allgemeinbevölkerung weniger häufig vorkommt als gefährliche Sexualpräferenzstörungen, nur weil diese eher zu einer Anzeige führen.

Erschwerend für die Einschätzung der Prävalenz kommt auch die meist fehlende Differenzierung von Sexualdelinquenz, dissexuellem Verhalten und Sexualpräferenzstörungen in Strafverfolgungs- und Kriminalstatistiken hinzu. Nicht jedes dissexuelle Verhalten (s. Frage 9) ist auf eine Sexualpräferenzstörung zurückzuführen oder stellt eine Straftat (Delinquenz) dar, die geahndet und somit in Statistiken festgehalten werden kann. So ist z. B. die Masturbation vor einer schlafenden Person weder verboten noch paraphil. Ein solches Verhalten gilt jedoch als dissexuell, weil das Einverständnis nicht eingeholt worden ist.

Aufgrund der Tatsache, dass Kriminalstatistiken meist undifferenzierte Sexualstraftaten enthalten und nicht alle Delikte auf sexualdelinquente Präferenzstörungen zurückgeführt werden können, sind auch diese Datenquellen wenig oder nur eingeschränkt geeignet, gültige Aussagen über die Verbreitung sexueller Präferenzstörungen in der Gesellschaft zu machen.

Weitere Schwierigkeiten einer wissenschaftlichen Datenerfassung ergeben sich aus diagnostischen Problemen und der Tatsache, dass bei ein und demselben Betroffenen auch mehrere Störungsformen gleichzeitig oder nacheinander vorkommen können, so dass es durch Mehrfachnennungen zu Verzerrungen des epidemiologischen Bildes kommen kann.

Außer den genannten Möglichkeiten der Datenerhebung gibt es auch noch eine andere Quelle, die zwar ebenfalls keine zuverlässigen Angaben erlaubt, die aber zumindest nützliche Hinweise auf die Verbreitung sexueller Präferenzstörungen in der Bevölkerung geben kann, und die ist der Konsum bestimmter Produkte als Indiz einer Nachfrage.

Der große und zunehmende kommerzielle Markt für paraphile Pornographie und entsprechendes Zubehör, sowie ihre durch das Internet möglich gewordene Verbreitung, legt auf jeden Fall die Vermutung nahe, dass Sexualpräferenzstörungen häufiger in der Bevölkerung vorhanden sind, als bisher angenommen wurde.

18. Prävalenz: Sind sexuelle Abweichungen sehr verbreitet?

Epidemiologische Daten repräsentativ zu erheben, um Aussagen über das Vorkommen und die Verbreitung sexueller Präferenzstörungen in der Gesamtbevölkerung ermöglichen zu können, ist wissenschaftlich äußerst schwierig, zeitaufwändig und kostenintensiv (s. Frage 17).

Um jedoch überhaupt irgendwelche wissenschaftlichen Anhaltspunkte über die Prävalenz (Vorkommen) paraphiler Neigungen und Verhaltensweisen in der Gesellschaft zu bekommen, haben Beier und seine Mitarbeiter (2005) von der sexualwissenschaftlichen Abteilung der Berliner Universität Charité, eine Befragung an einer Stichprobe von 373 Männern, von denen 63 alleinstehend und 310 partnerschaftlich liiert waren, vorgenommen. 108 Partnerinnen der gebundenen Männer konnten ebenfalls in die als «Berliner Männerstudie» bekannt gewordene Untersuchung einbezogen werden. In ihr wurden verschiedene sexuelle Reizthemen hinsichtlich ihrer Bedeutung

- für die Sexualphantasien,
- für die Begleitphantasien bei der Masturbation und
- für das real praktizierte Sexualverhalten

untersucht. Thematisch können die abgefragten Erregungsmuster den großen und bekannten Sexualpräferenzstörungen zugeordnet werden. Dazu gehörten

- nicht-menschliche Objekte, wie z. B. Stoffe oder Schuhe (Fetischismus)
- Tragen von Frauenkleidung (Transvestitischer Fetischismus)
- Gedemütigtwerden (Masochismus)
- Quälen anderer Personen (Sadismus)
- heimliches Beobachten von Intimsituationen (Voyeurismus)
- Präsentieren des Genitales gegenüber Fremden (Exhibitionismus)

IV. Häufigkeit und Vorkommen

- Berühren fremder Personen in der Öffentlichkeit (Frotteurismus)
- kindliche Körper (Pädophilie).

Aufgrund der möglicherweise aufgetretenen Stichprobenselektion, die daher rühren könnte, dass sich vielleicht hauptsächlich Männer mit paraphilen Neigungen gemeldet haben, ist auch diese Studie nicht eindeutig repräsentativ, so dass ihre Ergebnisse nicht ohne Weiteres auf die Allgemeinbevölkerung übertragbar sind. Zumindest erbrachte die Untersuchung aber erste wissenschaftliche Vorstellungen von der vermuteten Verbreitung sexueller Präferenzstörungen in unserer Gesellschaft und machte mit ihren Resultaten die Vielfalt und das Angebot der pornographischen Industrie erklärbar. Die Ergebnisse zeigten nämlich,

- dass knapp 58% der befragten **Männer** eines der erfragten o.g. paraphilen Erregungsmuster als Teil ihrer Phantasiewelt kannten.
- Fast 47% nutzten sie zur Erregungssteigerung bei der Selbstbefriedigung und
- 44% lebten sie auch im realen Verhalten aus.

Auch geht aus den Einzelergebnissen hervor, dass ein beachtlicher Teil der befragten Männer ein dissexuelles Potenzial aufwies (Pädophilie, Exhibitionismus, Voyeurismus, Sadismus, Frotteurismus) oder sogar bereits dissexuelle (z. B. pädophile) Handlungen begangen hat. (s. **Frage 21**)

Die in dieser Studie gefundenen Erkenntnisse über die Epidemiologie sexueller Präferenzstörungen bei Männern in Deutschland decken sich in etwa mit den Ergebnissen amerikanischer Studien. So geht aus Umfragen an Collegestudenten hervor, dass junge Männer häufig von erzwungener oder auch gewaltsamer Sexualität phantasieren. Auch gaben fast 50% der Befragten an, sich in irgendeiner Form sexuell anders verhalten zu haben, als es sich gehört, z. B. voyeuristisch, exhibitionistisch, frotteuristisch oder durch sexuelle Kontakte mit unter 14-jährigen Partnern. (Templeman und Stinnett 1991).

Auch bei den **Frauen**, bei denen es sich um die Partnerinnen der in die Studie einbezogenen Männer handelte, war der Anteil derjenigen, bei denen paraphile Impulse zu ihrem Sexualerleben dazugehören, erstaunlich hoch, wenngleich deutlich niedriger als bei den Männern. So kannten

- knapp 28% der befragten Frauen paraphile Impulse als Teil ihrer Phantasiewelt,
- 23% nutzten sie zur Erregungssteigerung bei der Masturbation und

IV. Häufigkeit und Vorkommen

■ ebenso viele (23%) lebten sie auch im tatsächlichen Verhalten aus.

Der Anteil von Paraphilien mit dissexuellem Potenzial ist bei Frauen allerdings äußerst gering. Entsprechend sind voyeuristische, exhibitionistische oder frotteuristische Erregungsmuster von den befragten Frauen nur sehr selten angegeben worden (s. **Frage 20**).

Zusammenfassend ist aufgrund aller verfügbaren Daten eindeutig feststellbar, dass sexuelle Präferenzstörungen überwiegend bei Männern anzutreffen sind, d.h. sie scheinen eine Domäne männlicher Sexualität zu sein.

Die tatsächliche Prävalenz (Vorkommen) ist jedoch aus verschiedenen Gründen nur schwer abschätzbar. Dies liegt u.a. an der hohen Dunkelziffer und daran, dass sich die meisten Betroffenen selbst nicht als gestört empfinden, so dass sie selten Einrichtungen aufsuchen, in denen sie dann statistisch fassbar wären. Hinzu kommt das Problem der wenig aussagekräftigen Kriminal- und Polizeistatistiken (s. **Frage 22**).

Die vorhandenen wissenschaftlichen Studien sowie der kommerzielle Markt für paraphile Pornographie und Zubehör lassen allerdings die Vermutung zu, dass Sexualpräferenzstörungen sehr verbreitet sind.

19. Vorkommen: Welche Unterschiede gibt es bei Frauen und Männern hinsichtlich der Art und Häufigkeit der Störungsbilder und wie ist die Opferrelation?

Allgemeingültige Aussagen über die Verbreitung von Sexualpräferenzstörungen in unserer Gesellschaft zu treffen, ist aus den verschiedensten Gründen sehr schwierig (s. Frage 17). Der große kommerzielle Markt für paraphile Pornographie und Zubehör sowie eine große, allerdings wegen der möglichen Stichprobenselektion nicht unbedingt repräsentative wissenschaftliche Studie, die vor einiger Zeit von Beier et. al. (2005) durchgeführt worden ist, legt jedoch die Vermutung nahe, dass das Vorkommen sexueller Präferenzstörungen in der Gesamtbevölkerung relativ hoch ist.

In *klinischen Einrichtungen* werden sexuelle Präferenzstörungen relativ selten diagnostiziert. Unter allen dort anzutreffenden Störungsbildern kommen jedoch

- Pädophilie, Voyeurismus und Exhibitionismus am häufigsten vor.

- Sexueller Masochismus und sexueller Sadismus werden dagegen wesentlich seltener gesehen.

Etwa die Hälfte der Männer mit Paraphilien, die klinisch erfasst worden sind, war verheiratet.

Frauen mit Sexualpräferenzstörungen sind in *Behandlungseinrichtungen* so gut wie gar nicht zu finden.

Bezüglich der **Geschlechterverteilung** geht aus allen empirisch belegten Daten klar hervor, dass sowohl die häufigen als auch die selteneren Formen der Sexualpräferenzstörungen überwiegend bei Männern auftreten. Frauen sind nur in geringem Ausmaß betroffen. Auch im *kriminellen Kontext* kommt auf 100 männliche Sexualdelinquenten höchstens eine weibliche Täterin.

IV. Häufigkeit und Vorkommen

Bezüglich der **Opfersituation** (Viktimierung) sieht das Zahlenverhältnis hingegen anders aus. Während

- mindestens 25 % der Frauen einmal im Leben Opfer sexueller Übergriffe wurden,
- waren es bei den Männern 10 %.
- 40 % der Frauen sind schon einmal einem Exhibitionisten begegnet.

Auch hinsichtlich *sexueller Gewalterfahrungen* zeigen polizeiliche Kriminalstatistiken, dass

- mehr Frauen als Männer Opfer werden.

So sind

- 8,6 % der Frauen und
- 2,8 % der Männer

bereits vor dem 16. Lebensjahr sexuell missbraucht worden.

Eine Aufgliederung nach einmaligen und länger anhaltenden Übergriffen zeigt eine Tendenz zur Einmaligkeit

- bei außerfamiliären Sexualstraftaten, während
- die familiären eher Wiederholungstaten sind.

Aus der jährlichen Geburtenhäufigkeit von etwa 800 000 Kindern in Deutschland, konnte errechnet werden, dass es

- jedes Jahr etwa 40 000 neue Fälle missbrauchter Mädchen und
- 10 000 neue Fälle missbrauchter Jungen geben wird.

Dies entspricht in etwa auch der bekannten *Opferrelation* von

- 75 % weiblichen und
- 25 % männlichen Kindern.

Umgekehrt lässt sich aus diesen Opferzahlen schließen, dass etwa 5 % der Männer und 0,5 % der Frauen der Allgemeinbevölkerung Mädchen vor dem Erreichen des 14. Lebensjahres sexuell belästigt haben.

Paraphiles Verhalten im Sinne von Einzelereignissen oder als Begleitphantasien bei der Masturbation kommt vor allem bei **Männern** häufig vor. Wie aus der oben erwähnten «Berliner Männerstudie» von Beier et al. (2005) zu Erscheinungsformen und Häufigkeit

sexueller Erregungsmuster in der Allgemeinbevölkerung hervorgeht, kannten
- knapp 58% der befragten Männer paraphile Erregungsmuster als Teil ihrer sexuellen Phantasien.
- 47% nutzten diese zur Erregungssteigerung bei der Masturbation und
- 44% lebten sie auch im konkreten Verhalten aus (s. **Frage 21**).

Zu den abgefragten sexuell abweichenden Erregungsmustern zählten nicht-menschliche Objekte (Fetische), das Tragen von Frauenkleidung, das Gedemütigtwerden oder das Quälen anderer Personen, das heimliche Beobachten von Intimsituationen, das Präsentieren des Genitales gegenüber Fremden, das Berühren fremder Personen in der Öffentlichkeit sowie kindliche Körper.

Aber auch für knapp 28% der befragten **Frauen**, bei denen es sich um die Partnerinnen der untersuchten Männer handelte, gehörten paraphile Erregungsmuster zu ihrem Sexualerleben dazu. 23% setzten paraphile Phantasien bei der Selbstbefriedigung ein und ebenso viele setzten sie in konkretes Verhalten um (s. **Frage 20**).

Auch zeigt die «Berliner Männerstudie», dass **Frauen** die Tendenz hatten, stärker auf sadistische oder masochistische Erregungsmuster anzusprechen. Im Gegensatz zu den Männern wurden von den Frauen voyeuristische, exhibitionistische oder frotteuristische Erregungsmuster nur höchst selten angegeben, d.h., der Anteil von Paraphilien mit dissexuellem Potenzial scheint bei Frauen äußerst gering zu sein.

Bei den befragten **Männern** hingegen war das Gegenteil der Fall. Ein beachtlicher Anteil verfügte über ein dissoziales Potenzial und reagierte auf dissexuelle Impulse wie Pädophilie, Exhibitionismus, Voyeurismus, Sadismus und Frotteurismus oder hatte diese sexualdelinquenten Handlungen bereits begangen. Immerhin empfanden fast ein Drittel der Männer die sexuell abweichenden Impulse als für sie unangebracht und verzichteten darauf, sie ausleben zu wollen, selbst wenn sie nicht mit einer Schädigung für andere verbunden waren.

Bei den befragten **Frauen** war dies umgekehrt. Nur wenige erlebten ihre paraphilen Erregungsmuster als für sie unangebracht und würden auf deren Auszuleben verzichten wollen.

20. Reproversionen: Kommen Paraphilien auch bei Frauen vor und gibt es bei ihnen andere als sexuelle Perversionen?

Paraphile Phantasien und Verhaltensweisen kommen auch bei Frauen vor, wenngleich viel seltener als bei Männern. In ihrer wissenschaftlichen Studie zur Verbreitung (Epidemiologie) sexueller Erregungsmuster in der Allgemeinbevölkerung fanden Beier et al. (2005) bei der Befragung von 108 Frauen, bei denen es sich um die Partnerinnen der untersuchten Männer handelte (s. Frage 18), dass auch

- knapp 28 % der befragten Frauen paraphile Erregungsmuster als Teil ihrer Phantasiewelt kannten.
- 23 % der Frauen setzten diese Vorstellungen bei der Selbstbefriedigung ein und
- ebenso viele (23 %) setzten sie auch in konkrete Verhaltensweisen um.

Im Einzelnen hatten

- mehr als 17 % der Frauen *masochistische* Phantasien. Knapp 16 % nutzten sie zur Erregungssteigerung bei der Selbstbefriedigung und knapp 17 % hatten diese Phantasien auch schon ausgelebt.
- *Sadistische* Phantasien hatten hingegen nur etwas mehr als 7 % der Frauen. Von mehr als 5 % wurden sie bei der Masturbation herangezogen und über 6 % setzten sie auch in die Tat um.
- *Fetischistische* Phantasien wiesen etwa 14 % der Frauen auf. 13 % hatten diese als Begleitphantasien bei der Selbstbefriedigung und 12 % hatten fetischistisches Verhalten auch ausgelebt.
- *Voyeuristische* Phantasien waren über 9 % der Frauen bei sich vertraut. Ebenso viele setzten sie als Begleitphantasien bei der Selbstbefriedigung ein. Bereits ausgelebt hatten aber nur knapp 1 % der Frauen ihre Vorstellungen.

IV. Häufigkeit und Vorkommen

- *Exhibitionistische* Phantasien hatten knapp 2 % der Frauen. Ebenso viele setzten sie als Begleitvorstellungen bei der Onanie ein. In tatsächliches Verhalten umgesetzt haben diese aber nur etwa 1 % der Frauen.
- Knapp 3 % der befragten Frauen kannten *frotteuristische* Phantasien bei sich. Ebenso viele setzten sie als Begleitvorstellung bei der Masturbation ein und genauso viele Frauen hatten frotteuristisches Verhalten auch schon praktiziert.
- *Pädophile* Handlungen hatte eine (0,9 %) der 108 befragten Frauen an einem Mädchen begangen, aber knapp 3 % der befragten Frauen hatten pädophile Sexualphantasien. Knapp 2 % setzten sie bei der Selbstbefriedigung ein.

Aus diesen Ergebnissen geht hervor, dass

- der Anteil von voyeuristischen, exhibitionistischen und frotteuristischen Erregungsmustern, d.h. von Paraphilien mit dissexuellem Potenzial, bei Frauen äußerst gering ist.

Da es sich bei den – immerhin von 7 (6,5 %) Frauen ausgelebten – sadistischen Impulsen um einvernehmlichen Sadismus gehandelt haben könnte, müssen diese nicht unbedingt dissexuell gewesen sein.

Die ebenfalls untersuchte durchschnittliche *Intensität* der sexuellen Erregung durch eines der befragten paraphilen Reizmuster hingegen ergab, dass

- die Frauen überwiegend nur mäßig ausgeprägt reagierten.
- Eine leicht stärkere Ausprägung war jedoch bei sadistischen und masochistischen Erregungsmustern zu verzeichnen.

Berücksichtigt werden muss bei der Bewertung der Ergebnisse der hier dargestellten «Berliner Männerstudie» allerdings, dass sie wegen der möglichen Stichprobenselektion nicht repräsentativ ist. Außerdem war die Stichprobe von nur 108 Frauen recht klein, so dass 1 % bedeutet, dass es sich konkret auch nur um etwa 1 Frau gehandelt hat. Dennoch gibt die Untersuchung zumindest einige Hinweise und bestätigt die bisherigen Erkenntnisse, dass Paraphilien fast ausschließlich nur bei Männern vorzufinden sind.
    Auch im kriminalstatistischen Bereich wird geschätzt, dass auf 100 männliche Sexualdelinquenten höchstens eine weibliche Sexualstraftäterin kommen dürfte.
    In der Literatur gibt es neben Einzelfalldarstellungen ebenfalls nur wenige Beschreibungen weiblicher Paraphilien.

Allerdings wurde von einigen Wissenschaftlern die These aufgestellt, dass es bei Frauen andere Formen von «Perversionen» gibt, die als «**Reproversionen**» bezeichnet wurden. Das Wort setzt sich aus Reproduktion (Fortpflanzung) und Perversion zusammen. Unter Reproversionen werden auffallende Probleme verstanden, die im Zusammenhang mit der Fortpflanzung auftreten. Dazu zählen Schwangerschaftsabbrüche, Fehlgeburten, unerfüllte Kinderwünsche, eingebildete oder nicht wahrgenommene Schwangerschaften und Kindstötung. Dabei geht man von der Überlegung aus, dass bei Männern die Sexualität mehr mit der sexuellen Lustfunktion und den äußeren Genitalien zusammenhängt, während bei Frauen die Sexualität auch mit der Fortpflanzungsdimension und den inneren Geschlechtsorganen verbunden ist.

Die Analogie wird aus der gemeinsamen vermuteten tiefenpsychologischen Ursache abgeleitet. Psychodynamisch werden heute Perversionen vor allem als Abwehr einer inneren Leere verstanden. Perversionen werden somit als eine Art «Plombe» betrachtet, die die Lücke ausfüllt. Während Männer zur Reparatur ihrer psychischen Defizite unbewusst sexuelle Perversionen einsetzen (s. **Frage 42**), wehren Frauen ihre Ängste, die mit einer brüchigen weiblichen Geschlechtsidentität verbunden sind, durch verstärkte reproduktive Wünsche (Fortpflanzung) ab, die aber in den Ergebnissen zu Konflikten führen, die sich in den Reproduktionsproblemen niederschlagen. Während perverse Männer also die Leere in ihrer psychischen Struktur durch eine Intensivierung lustvoll-genitaler Erlebensanteile zu schließen versuchen, tun reproverse Frauen es analog reproduktiv.

Unterstützt wird diese Hypothese in gewisser Weise durch die Ergebnisse der «Berliner Männerstudie», in die ja auch die liierten Frauen der Männer einbezogen waren. Es wurden nämlich auch die Häufigkeiten von Problemen im Bereich der sexuellen Reproduktion abgefragt. Dabei ergab sich interessanterweise, dass insgesamt knapp 43 % der Frauen tatsächlich mindestens eine der nachfolgenden Besonderheiten hinsichtlich der sexuellen Reproduktion selbst erlebt und als problematisch wahrgenommen hatten. Es handelte sich um

- Schwangerschaftsabbrüche,
- Fehlgeburten,
- unerfüllte Kinderwünsche sowie
- eingebildete oder nicht wahrgenommene Schwangerschaften.

Mehr als 15 % der Frauen hatten sogar in mindestens zwei Bereichen belastende Erlebnisse angeführt.

IV. Häufigkeit und Vorkommen

Besonders durch Frauen, die Kindstötung begangen, oder die mehrere Abtreibungen vorgenommen haben, aber auch durch Frauen, die ihre Schwangerschaften bis hin zur Entbindung vehement verleugnen, wird der Eindruck sehr verstärkt, dass hier tatsächlich eine Analogie zur Perversion vorliegen könnte. Andere Autoren sehen auch in Essstörungen eine weibliche Form der Perversion.

Um echte Perversionen handelt es sich bei den genannten Verhaltensauffälligkeiten jedoch nicht, denn diese sind strikt durch ein abweichendes und bewusstes *Sexualerleben* definiert.

21. Männer:
Wie oft kommen Sexualpräferenzstörungen bei ihnen vor?

Wissenschaftliche Studien zur Epidemiologie sexueller Präferenzstörungen sind aus verschiedenen Gründen sehr schwierig durchzuführen (s. **Frage 17**). In Form einiger Feldstudien gab es sie bezüglich sadomasochistischen Verhaltens. Mit ihrer Hilfe wurde auch versucht, die Subkultur zu erforschen, in der Menschen mit harmloserer Neigung gern verkehren. Häufigkeiten lassen sich jedoch aus ihren Ergebnissen kaum abschätzen. Höchstens wird ersichtlich, dass Sadomasochismus bei Frauen deutlich weniger zu finden ist als bei Männern.

Neuere Untersuchungen aus der Normalbevölkerung in Schweden geben für transvestitisch-fetischistische, exhibitionistische und voyeuristische Aktivitäten bei Männern Prävalenzzahlen zwischen 3 und 7 % an (Langström und Zucker, 2005; Langström und Seto, 2006).

In ihrer als «Berliner Männerstudie» bekannt gewordenen wissenschaftlichen Untersuchung zu Erscheinungsformen und Häufigkeiten sexueller Erregungsmuster in Deutschland fanden Beier et al. (2005) dass

- fast 58 % der befragten Männer paraphile Erregungsmuster als Teil ihrer Phantasiewelt kannten.
- Knapp 47 % nutzten diese zur Erregungssteigerung bei der Selbstbefriedigung und
- knapp 44 % lebten sie auch auf der Verhaltensebene aus.

Im Einzelnen hatten
- mehr als 29 % der Männer *fetischistische* Phantasien. 26 % nutzten sie zur Erregungssteigerung bei der Masturbation und 24 % hatten diese Phantasien auch schon ausgelebt.
- Das Tragen von Frauenkleidern (*transvestitische* Phantasien) kannten knapp 5 % als Sexualphantasien bei sich. Über 5 % hat-

IV. Häufigkeit und Vorkommen

ten sie als Begleitvorstellungen bei der Masturbation und knapp 3% hatten sie schon auf der Verhaltensebene ausgelebt.

- *Masochistische* Phantasien wiesen über 15% der Männer auf. Über 13% setzten sie bei der Selbstbefriedigung ein und 12% der Männer lebten sie auch aus.
- Über 21% der Männer hatten Phantasien, andere zu quälen (*sadistische* Phantasien). Annähernd 20% setzten diese Vorstellungen bei der Masturbation ein und über 15% hatten dieses Verhalten auch schon ausgelebt.
- *Voyeuristische* Phantasien waren mehr als 34% der Männer als Sexualphantasien vertraut. Über 24% hatten das heimliche Beobachten von Intimsituationen als erregungssteigernde Vorstellung bei der Selbstbefriedigung und fast 18% haben diese Phantasien bereits auch schon ausgelebt.
- Über 3% der Männer empfanden die Vorstellung, das eigene Genitale gegenüber Fremden zu präsentieren, erregend. Ebenso viele setzten *exhibitionistische* Phantasien bei der Selbstbefriedigung ein und etwa 2% der befragten Männer hatten diese Phantasien auch schon ausgelebt.
- Das Berühren fremder Personen in der Öffentlichkeit war für etwa 13% der befragten Männer erregend. 7% setzten *frotteuristische* Vorstellungen als Begleitphantasien bei der Masturbation ein und über 6% hatten das dissexuelle Verhalten bereits ausgelebt.
- Kindliche Körper wurden von über 9% der befragten Männer als Sexualphantasien benutzt. Knapp 6% setzten pädophile Phantasien zur Erregungssteigerung bei der Selbstbefriedigung ein und fast 4% der befragten Männer hatten sexuellen Kindesmissbrauch bereits auch schon begangen.

Die Ergebnisse zeigten auch, dass

- fast ein Drittel der Männer ihre paraphilen Sexualphantasien offenbar als für sie unangebracht empfinden und
- verzichten wollen, sie auch auszuleben.

Dies war selbst dann der Fall, wenn sie nicht mit einer Fremdgefährdung einhergegangen waren (z. B. fetischistische Neigungen).

Andererseits geht aus dieser Studie auch hervor, dass

- ein beachtlicher Prozentsatz der befragten Männer ein dissexuelles Potenzial aufwies (Pädohilie, Exhibitionismus, Voyeurismus, Sadismus und Frotteurismus) oder
- bereits dissexuelle Handlungen (über 45%) begangen hat.

IV. Häufigkeit und Vorkommen

Aus der Tatsache, dass die *Intensität* der Erregung durch die jeweiligen paraphilen Reize von den befragten Männern häufiger mit «mäßig» und nur seltener mit «stark» ausgeprägt angegeben worden war, schlussfolgerten die Autoren, dass die meisten paraphilen Impulse im Normalbereich liegen und erst durch ihre Isolation und Generalisierung zur krankheitswertigen Störung werden. Aufgrund der möglichen Stichprobenselektion, die entstanden sein könnte, weil sich vielleicht hauptsächlich nur Männer mit paraphilen Neigungen gemeldet haben, was die Autoren aber nicht für sehr wahrscheinlich halten, ist auch diese Studie nicht repräsentativ für die Gesamtbevölkerung. Sie vermittelt aber zumindest einen ersten *wissenschaftlichen* Eindruck über die Verbreitung paraphiler Störungen bei Männern in Deutschland.

22. Kriminalstatistiken: Wie hoch ist die Zahl der Sexualstraftaten und wie lässt sie sich ermitteln?

Als Sexualstraftaten gelten die im 13. Abschnitt des deutschen Strafgesetzbuches (StGB) zusammengefassten Tatbestände gegen die sexuelle Selbstbestimmung.

Im Einzelnen sind dort aufgeführt

- Straftaten gegen die sexuelle Freiheit. Dazu zählen sexuelle Nötigung und Vergewaltigung (§ 177, 178 StGB) sowie sexueller Missbrauch eingeschränkt oder nicht einwilligungsfähiger Personen (§ 179, 174a und 174c StGB);
- Straftaten als Störung von Verwahrungs- und Abhängigkeitsverhältnissen. Darunter fallen sexueller Missbrauch von Gefangenen, Verwahrten, Kranken und Hilfsbedürftigen in Einrichtungen (§ 174a StGB) sowie sexueller Missbrauch unter Ausnutzung einer Amtsstellung (§ 174b StGB);
- Straftaten gegen die ungestörte Entwicklung des Sexuallebens. Dazu zählen sexueller Missbrauch von Kindern und Jugendlichen unterhalb bestimmter Schutzgrenzen (§ 174, 176, 176a, 176b, 180, 182 StGB) sowie das Verbot der Konfrontation mit pornographischen Schriften (§ 184 StGB);
- Straftaten gegen die Vermeidung der Belästigung Unbeteiligter. Hierunter fallen Exhibitionismus (§ 183 StGB), Erregung öffentlichen Ärgernisses (§ 183a StGB) sowie Ausübung verbotener Formen der Prostitution (§ 184 StGB);
- Straftaten im Sinne der Förderung und Ausnutzung von Prostitution. Dazu gehören die Ausbeutung von Prostituierten (§ 180 StGB) sowie Menschenhandel (§ 180b,181 StGB) und Zuhälterei (§ 181a StGB).

In *Österreich* finden sich, als sog. strafbare Handlungen gegen die Sittlichkeit, prinzipiell entsprechende Bestimmungen in den § 201 bis 221 des österreichischen StGB. In der *Schweiz* sind ähnliche

IV. Häufigkeit und Vorkommen

Regelungen in den Artikeln 187 bis 212 des schweizerischen StGB zu finden, wobei in der Schweiz als Besonderheit gilt, dass die Mindestaltersgrenze für sexuelle Handlungen bei 16 Jahren festgelegt ist.

Zur Bestimmung der Häufigkeit von Sexualstraftaten in einer Gesellschaft werden sog. **Strafverfolgungsstatistiken** herangezogen. Sie drücken die Anzahl von Tätern je 100000 Personen der Bevölkerung oder bestimmter Teilgruppen aus und erlauben somit eine gewisse Vergleichbarkeit im Zeitverlauf. Aufgezeichnet werden Delikt, Täteralter und Art der Aburteilung. Damit ist gemeint, ob ein Freispruch, eine Maßregel oder eine Freiheitsstrafe und wenn ja, in welcher Höhe, ausgesprochen wurde. Wegen der bei Sexualstraftaten besonders hohen Dunkelziffern geben die von den Justizbehörden jedes Jahr erstellten Daten allerdings keinen Aufschluss über die tatsächliche Häufigkeit des entsprechenden sexualdelinquenten Verhaltens.

Um ein Jahr aktueller sind die Daten, die **polizeiliche Kriminalstatistiken** liefern. Sie enthalten alle bekannt gewordenen Delikte ohne Rücksicht auf die Strafmündigkeit, Schuldfähigkeit oder die im Prozess nachgewiesene Schuld der Täter. Die Ziffern solcher Polizeistatistiken werden als *Tatverdächtigen-Belastungszahlen* und als *Häufigkeitszahlen* bezeichnet.

Sowohl die Strafverfolgungsstatistiken als auch die polizeilichen Kriminalstatistiken hängen sehr stark von Faktoren wie

- Anzeigenfreudigkeit,
- öffentliche Sensibilisierung für ein Delikt,
- juristische Verfahrensvorschriften,
- gesetzgeberische Änderungen,
- forensisch-psychiatrische Gutachten und von anderen Merkmalen ab.

Deshalb spiegeln beide Statistikformen auch nicht das tatsächliche Ausmaß der Sexualstraftaten wider. Da sie keine Realitätsstatistiken sind, können sie auch keine sicheren Erkenntnisse liefern, sondern nur faktenbezogene Orientierungspunkte geben.

Für Deutschland ergeben sich aus den Kriminalstatistiken folgende Hinweise für Sexualdelikte: Von den allgemein wegen *Straftaten* Verurteilten (ohne Einbeziehung der neuen Bundesländer) werden in Deutschland

- jährlich etwa 5000 (d.h. 0,7 %) Täter wegen *Sexualstraftaten* verurteilt, davon
  - etwa ein Drittel wegen sexuellen Missbrauchs von Kindern,

IV. Häufigkeit und Vorkommen

- etwa ein Drittel wegen sexueller Nötigung bzw. Vergewaltigung und
- ein weiteres Drittel wegen Exhibitionismus, Prostitution oder Pornographie.

Die weit überwiegende Mehrheit der Sexualstraftäter (93% bei allen Delikten, 99% bei Delikten außer verbotener Prostitution) sind Männer.

Bei Aggressionsdelikten überwiegt
▪ die Altersgruppe der 18- bis 21-Jährigen.

Bei sexuellen Missbrauchsdelikten überwiegt
▪ die Altersgruppe der 30- bis 40-jährigen Männer.

Bei der **Verurteilung** von Sexualstraftätern spielen forensisch-psychiatrische Gutachten, z. B. zur Beurteilung der Schuldfähigkeit, nicht selten (in etwa 10% der Fälle) eine entscheidende Rolle, da neben Freiheitsstrafen auch sog. Maßregeln der Besserung und Sicherung sowie Therapieauflagen verhängt werden können (s. Frage 99). Auch muss die Frage des Risikos der Tatwiederholung beurteilt werden.

V. Diagnostik und Klassifikation

23. Diagnose: Wird sie nur subjektiv erstellt oder gibt es auch einheitliche Kriterien, und wenn ja, welche?

Eine Diagnose zu erstellen bedeutet, vorhandene Symptome einem Krankheitsbild zuzuordnen. Dieses Verfahren gilt als Voraussetzung für eine wirksame Behandlung. Welche Symptome im Einzelnen zu einem Krankheitsbild gehören und wie man es bezeichnet, wurde zuvor in Krankheitslehren festgelegt. Neben der Symptomatik beschreiben sie auch Entstehung und Verlauf der Krankheitsbilder. Dennoch kommen bei der Diagnosestellung nicht alle Untersucher auch zu denselben Resultaten. Dies kann z. B. daran liegen, dass sie die einzelnen Kriterien unterschiedlich gewichtet und beurteilt haben. Damit Diagnosen aber nicht willkürlich und subjektiv, abhängig vom jeweiligen Erleben des Diagnostikers getroffen werden, sondern international und bei einem Patienten weltweit gleich, wurden neben den bestehenden Krankheitslehren sog. Klassifikationssysteme entwickelt. Darin wurden sämtliche Krankheiten mit einer bestimmten Nummer versehen. Für jede Störung wird außerdem genau beschrieben, welche Beschwerden vorhanden sein müssen, um die entsprechende Krankheit diagnostizieren zu können.

Die bekanntesten Klassifikationssysteme für den psychischen Bereich sind die von der Weltgesundheitsorganisation (WHO) erarbeitete «Internationale Klassifikation psychischer Störungen» (ICD-10) Kapitel V (F) und das von der amerikanischen Psychiatriegesellschaft (APA) entwickelte «Diagnostische und Statistische Manual psychischer Störungen» (DSM-IV). Die Zahlen 10 bzw. IV zeigen die Revisionen der Ausgaben an, d.h., wie oft die Krankheitskataloge überarbeitet worden sind. Das »TR« in der neuesten Ausgabe DSM-IV-TR steht für «Textrevision».

Hinsichtlich der Diagnostik sexueller Präferenzstörungen wird in beiden Diagnosesystemen verlangt, dass die speziellen Beschwerden während einer Zeitdauer von mindestens sechs Monaten vorliegen müssen.

Im DSM-IV-TR wird darüber hinaus gefordert, dass ein deutlicher Leidensdruck oder zwischenmenschliche Schwierigkeiten vorhanden sein müssen, um die Beeinträchtigungen als Störung diagnostizieren zu können. Im DSM-IV-TR wird zusätzlich bei sog. «Handson»-Delikten (Frotteurismus, gefährlicher sexueller Sadismus, sexueller Kindesmissbrauch) die Diagnose einer Sexualpräferenzstörung auch dann gestellt, wenn der Täter das dranghafte Bedürfnis mit einer nicht einverstandenen Person **ausgelebt** hat, also nicht nur dann, wenn das dranghafte Bedürfnis oder die sexuellen Phantasien zu deutlichem Leiden oder zu Beeinträchtigungen in sozialen, beruflichen oder anderen wichtigen Funktionsbereichen führen.

In der in Deutschland verpflichtend anzuwendenden ICD-10 werden folgende sexuelle Präferenzstörungen beschrieben und mit einer eigenen Codierung (Nummer) versehen:

- **Fetischismus** (sexuelle Erregung durch den Gebrauch unbelebter Objekte wie z. B. Schuhe oder weibliche Unterwäsche),
- **Fetischistischer Transvestitismus** (sexuelle Erregung im Zusammenhang mit dem Tragen der Kleidung des anderen Geschlechts, sog. «Cross- dressing»),
- **Exhibitionismus** (sexuelle Erregung durch Zur-Schau-Stellen der eigenen Genitalien in der Öffentlichkeit bzw. vor nichts-ahnenden Fremden),
- **Voyeurismus** (sexuelle Erregung durch die Beobachtung argloser Personen, die nackt sind, sich entkleiden oder sexuelle Handlungen ausführen),
- **Pädophilie** (sexuelle Aktivität mit einem vorpubertären Kind unter 13 Jahren),
- **Sadomasochismus** (sexuelle Erregung durch Zufügen bzw. Ertragen von Leiden und Erniedrigungen),
- **Multiple Störungen der Sexualpräferenz** (nebeneinanderbestehen mehrerer sexueller Präferenzstörungen, ohne dass eine im Vordergrund steht. Häufigste Kombination: Fetischismus, Transvestitismus, Sadomasochismus),
- **Andere Störungen der Sexualpräferenz**: hierunter fallen u.a. folgende Paraphilien, die alle unter der gleichen Sammelcodierung geführt werden:
  - **Frotteurismus:** (sexuelle Erregung durch Berühren oder Reiben der Genitalien an nicht einverstandenen fremden Frauen; meist im öffentlichen Gedränge),

V. Diagnostik und Klassifikation

- **Nekrophilie:** (sexuelle Aktivitäten mit Leichen),
- **Sodomie (Zoophilie):** (sexuelle Aktivitäten mit Tieren),
- **Telefonskatologie:** (sexuelle Erregung im Zusammenhang mit obszönen Telefonanrufen bei arglosen, nicht einverstandenen Frauen),
- **Exkrementenparaphilien:** (sexuelle Erregung im Zusammenhang mit Kotausscheiden, Urinieren oder Erbrechen auf einen Partner oder umgekehrt),
- **Klismaphilie:** (sexuelle Erregung durch Einläufe),
- **Asphyxie** (Hypoxyphilie): (sexuelle Erregung durch reduzierte Sauerstoffaufnahme),
- **Gerontophilie:** (sexuelle Erregung durch bestimmte Körperteile),
- **Somnophilie:** (sexuelle Aktivitäten mit schlafenden, nicht einverstandenen Menschen),
- **Amputophilie:** (sexuelle Erregung durch Partner mit amputierten Gliedmaßen).

Anders als in der ICD-10 werden im DSM-IV-TR sexueller Sadismus und Masochismus getrennt aufgeführt. Ebenfalls hat der Frotteurismus im DSM-IV-TR eine eigene Kategorie. Auch ist die Pädophilie spezifizierter beschrieben. Ansonsten sind die Diagnosesysteme bis auf die oben genannten Ausnahmen vergleichbar.

Auch die **Hauptmerkmale einer sexuellen Präferenzstörung** werden in beiden Diagnosesystemen ähnlich beschrieben. Es müssen

- wiederholt auftretende intensive sexuelle Impulse und Phantasien vorhanden sein, die sich auf ungewöhnliche Gegenstände, Praktiken oder auf abweichende Partnerwahlen beziehen, und entsprechende Aktivitäten nach sich ziehen, die zur sexuellen Erregung unerlässlich sind.

Mit dieser Definition sind alle sexuell ungewöhnliche Praktiken ausgeschlossen, die als Varianten eingesetzt werden und zur Erlangung einer sexuellen Befriedigung nicht unabdingbar notwendig sind.

24. Definition: Wie wird eine Sexualpräferenzstörung heute definiert und welche Aspekte sind derzeit besonders von Bedeutung?

Für sexuelle Abweichungen gibt es ganz verschiedene Bezeichnungen, z. B. Deviation, Devianz oder Perversion (s. **Frage 5**). Sie basieren alle auf sehr unterschiedlichen Sichtweisen des abnormen Verhaltens. Der heute übliche Fachbegriff «Sexualpräferenzstörung» soll Wertneutralität vermitteln. Umstritten ist dagegen die aus Amerika stammende Bezeichnung «Paraphilie», die sich inzwischen auch bei uns gleichbedeutend durchgesetzt hat. Als anstößig und zu verharmlosend wird darin der Wortstamm «philie» empfunden, der griechisch ist und «Liebe» bedeutet. Pädophilie beispielsweise als Paraphilie zu bezeichnen, erscheint vielen, gemessen an dem Schaden, den das betroffene Kind erleidet, als sehr unangemessen.

Aber nicht nur die Bezeichnungen in Fachkreisen, sondern auch die Ansichten in der Bevölkerung darüber, was als sexuelle Abweichungen empfunden wird, haben sich – bedingt durch den Einstellungswandel in der Gesellschaft – in den letzten Jahren auffallend verändert. Während früher die abweichenden und zum Teil bizarr wirkenden Sexualobjekte und Stimulierungsarten im Mittelpunkt der Beurteilung dessen standen, was als Sexualpräferenzstörung betrachtet wurde, wird heute der Partner- bzw. der Beziehungsaspekt ganz im Vordergrund gesehen. So gilt heute sexueller Kindesmissbrauch, aggressiver Sadismus oder das Reiben am Körper anderer z. B. in öffentlichen Verkehrsmitteln (Frotteurismus) für die meisten Menschen als «abnormer» als etwa der Gebrauch von Fetischen oder das Tragen von Frauenkleidern bei Männern. Mit der im allgemeinen Bewusstsein vollzogenen veränderten Bewertung dessen, was als sexuell abweichend zu betrachten ist, werden heute auch in Fachkreisen Paraphilien anders definiert als früher (s. **Frage 25**).

V. Diagnostik und Klassifikation

Dies spiegelt sich vor allem in den Kriterien der beiden maßgeblichen Diagnose- und Klassifikationssystemen wider. Darin werden Aggressivität und Beziehungsfeindlichkeit, d.h. das «Nicht-Berücksichtigen-Können» von Partnerinteressen inzwischen sogar als wesentliche Störungsgesichtspunkte angesehen. Diese Entwicklung ist allerdings im amerikanischen «Diagnostischen und Statistischen Manual psychischer Störungen» (DSM) deutlicher ersichtlich als in der «Internationalen Krankheitsklassifikation» (ICD), die von der Weltgesundheitsorganisation WHO herausgegeben wurde. Während auch in ihrer aktuellen Ausgabe, der ICD-10, die Aufzählungen ungewöhnlicher sexueller Aktivitäten nur undifferenziert in ihren Auswirkungen auf andere vorgenommen werden, ohne genaue Definitionsmerkmale zu nennen, werden in der neuesten Ausgabe des amerikanischen DSM-IV-TR dagegen die Aggressivität und die Beziehungsfeindlichkeit als wesentliche Störungskriterien angesehen. Demnach wird eine Paraphilie schon dann als Störung diagnostiziert, wenn das sexuelle Begehren nicht auf partnerschaftlicher Gegenseitigkeit oder Zustimmung beruht, auch wenn der Täter keinen Leidensdruck verspürt, was ja ansonsten üblicherweise als ein wesentliches Kriterium einer Störung betrachtet wird. Dissexuelle Handlungen, sog. «Hands-on»-Delikte wie sexueller Missbrauch, aggressiver Sadismus, aber auch Exhibitionismus und Frotteurismus, werden damit im DSM-IV-TR allein schon aufgrund der Tatsache, dass der Täter sie auch nur ein einziges Mal *ausgelebt* hat, als Störung diagnostiziert. Daraus resultiert, dass nötigenfalls auch eine erzwungene Behandlung eingeleitet werden kann. Sexuelle Abweichungen ohne Selbst- oder Fremdschädigungen werden dagegen zwar diagnostiziert, aber nur dann behandelt, wenn der Betroffene unter seinen vorhandenen Phantasien und Handlungsimpulsen leidet und sich dadurch sozial, beruflich oder in anderen Lebensbereichen massiv beeinträchtigt fühlt.

Das Ausmaß der Partnerschädigung ist bei den jeweiligen dissexuellen Erscheinungsformen unterschiedlich stark ausgeprägt. Bei den beiden «Hands-off»-Delikten Voyeurismus und Exhibitionismus ist sie in der genannten Rangfolge am geringsten. Dazwischen liegen, was das Maß an Beeinträchtigung und Gefährdung des anderen betrifft, in aufsteigender Reihenfolge der Frotteurismus, die sexuelle Nötigung und die Vergewaltigung. Am stärksten ist die Partnerschädigung, wieder in aufsteigender Reihenfolge, beim aggressiven Sadismus, beim sexuellen Kindesmissbrauch und beim Inzest. Solche «Hands-on-Delikte beeinträchtigen das Opfer lebenslang in ganz massiver Weise.

25. Klassifikation: Nach welchen Gesichtspunkten lassen sich Paraphilien einteilen?

Paraphilien lassen sich entsprechend der Bedeutung ihrer wörtlichen Übersetzung als «Liebe (philie) eines abweichenden Objektes» (para) nach

- ungewöhnlichen Stimulierungsarten bzw. Sexualpraktiken oder
- nach unüblichen Sexualobjekten klassifizieren.

Zu den Präferenzstörungen hinsichtlich der **Sexualpraktiken** können beispielsweise

- Exhibitionismus,
- Voyeurismus,
- Sadomasochismus und
- Frotteurismus gerechnet werden.

Unübliche Sexualpraktiken können auch *kombiniert* auftreten, wie es z. B. häufig bei der reduzierten Sauerstoffaufnahme zur Steigerung der sexuellen Erregung (Hypoxyphilie) beim sexuellen Masochismus der Fall ist. Auch können ungewöhnliche Stimulierungsarten in Verbindung mit abweichenden Objekten vorkommen. Beispiele sind das Erreichen sexueller Erregung durch das Spielen mit amputierten oder missgebildeten Gliedmaßen (Amelotatismus) oder das lustauslösende Hantieren mit Ausscheidungen.

Zu den unüblichen **Sexualobjekten** gehören sexuelle Abweichungen hinsichtlich der *Partnerwahl*. Hierzu zählen z. B.

- Kinder (Pädophilie),
- alte Menschen (Gerontophilie),
- Tiere (Sodomie, Zoophilie),
- Tote (Nekrophilie) oder
- bestimmte Objekte (Fetischismus), aber auch

V. Diagnostik und Klassifikation

- Gerüche,
- Schmutz,
- Einläufe (Klismaphilie),
- Ausscheidungen (Exkrementophilie, Urophilie) u.a.
- Abweichungen hinsichtlich der **Partnerwahl** lassen sich zusätzlich nach der *Einwilligungsfähigkeit* des Partners unterteilen. Beispiele für Störungen mit nicht einwilligungsfähigen Partnern sind
- Pädophilie,
- Nekrophilie oder
- Somnophilie (schlafende Partner).

Sexuelle Abweichungen können auch hinsichtlich der **Beziehungsform** zwischen den Partnern eingeteilt werden. Dazu zählen z. B.

- die Telefonskatophilie (sexuelle Erregung im Zusammenhang mit obszönen Telefonanrufen bei arglosen, nicht einverstandenen Personen),
- der Sadismus,
- der Exhibitionismus oder
- die Vomerophilie (Erbrechen zum Zwecke sexueller Erregung)
- und andere Störungen,

bei denen das Leiden oder die Demütigung als sexuell erregend erlebt werden.

In der **ICD-10** werden nur

- der Fetischismus,
- der fetischistische Transvestitismus,
- der Exhibitionismus,
- der Voyeurismus,
- die Pädophilie und
- der Sadomasochismus

ausdrücklich als Diagnosemöglichkeiten genannt. Alle anderen Störungen und auch die Kombination verschiedener Symptome fallen unter eine gesonderte Kategorie, die als «nicht näher bezeichnete Störung» geführt wird. In diese Restkategorie lassen sich auch die paraphilie-verwandten Störungen bzw. die «nicht paraphile sexuelle Süchtigkeit» einordnen (s. **Frage 27**).

Im **DSM-IV-TR** wird der Frotteurismus neben den o.g. Störungsbildern als eigene Diagnose genannt und nicht, wie in der ICD-10, den «sonstigen Sexualpräferenzstörungen» zugerechnet.

26. Psychiatrische Diagnostik: Wie werden Sexualpräferenzstörungen in den beiden Diagnosesystemen ICD-10 und DSM-IV-TR definiert?

Eine zusammenfassende Definition der Paraphilien gibt es in der internationalen Krankheitsklassifikation **ICD-10**, die von der Weltgesundheitsorganisation WHO herausgegeben wurde, und die für die Diagnostik heute zwingend vorgeschrieben ist, *nicht*. Es gibt aber extra herausgegebene Forschungskriterien, in denen genauer definiert ist, was als Sexualpräferenzstörung zu verstehen ist.

Unter dem Oberbegriff «Störung der sexuellen Präferenz» werden als *erstes* Kriterium

- wiederholt auftretende intensive sexuelle Impulse und Phantasien genannt, die sich auf ungewöhnliche Gegenstände und Aktivitäten beziehen.

Als *zweites* Kriterium gilt

- ein Handeln entsprechend dieser Impulse und Phantasien sowie eine Beeinträchtigung durch sie.

Als *drittes* Kriterium wird

- ein Bestehen dieser Präferenz seit mindestens 6 Monaten gefordert.

Eine weitere Bedingung ist das Vorhandensein eines Leidens oder einer Beeinträchtigung in sozialen, beruflichen oder anderen wichtigen Funktionsbereichen.

Im amerikanischen Diagnosesystem **DSM-IV-TR** gibt es hingegen eine gemeinsame Definition für alle sexuellen Präferenzstörungen.

V. Diagnostik und Klassifikation

Unter Paraphilien werden

- wiederkehrende, intensive sexuell erregende Phantasien, sexuell dranghafte Bedürfnisse oder Verhaltensweisen verstanden, die sich im Allgemeinen auf
  - nicht menschliche Objekte,
  - das Leiden oder die Demütigung von sich selbst oder eines Partners, oder auf
  - Kinder oder andere nicht einwilligende oder nicht einwilligungsfähige Personen beziehen
- und über einen Zeitraum von mindestens 6 Monaten aufgetreten sein müssen.

Weiterhin wird spezifiziert, dass es einige Menschen gibt, für die paraphile Phantasien und Reize für die sexuelle Erregung unumgänglich sind, so dass sie *stets* in die sexuellen Aktivitäten einbezogen werden. In anderen Fällen dagegen treten die paraphilen Neigungen nur *episodisch* auf, z. B. in Phasen stärkerer Belastung, während zu anderen Zeiten die Betroffenen ohne paraphile Phantasien oder Stimuli auskommen und sexuell funktionsfähig sind.

Ganz wesentlich ist auch, dass bei

- Voyeurismus,
- Exhibitionismus,
- Frotteurismus,
- Pädophilie und
- sexuellem Sadismus

die Diagnose einer sexuellen Störung auch dann gestellt wird, wenn der Betroffene das dranghafte Bedürfnis mit einer nicht einverstandenen Person *ausgelebt* hat und nicht nur, wenn die Störung zu deutlichem Leiden oder zu zwischenmenschlichen Schwierigkeiten führten.

Bei den übrigen Paraphilien wird die Diagnose einer Störung nur gestellt, wenn das Verhalten, die paraphilen dranghaften Bedürfnisse oder Phantasien zu deutlichem Leiden oder Beeinträchtigungen in sozialen, beruflichen oder anderen wichtigen Funktionsbereichen führen.

Beim einvernehmlich praktizierten sexuellen Sadismus wird also keine Störung diagnostiziert, ebenso wenig wie bei anderen Paraphilien, die keinen Leidensdruck hervorrufen, sofern sie keine Eigen- oder Fremdgefährdung und keine Delinquenz beinhalten.

27. Leitsymptome: Gibt es typische Anzeichen, an denen sich abweichende Sexualentwicklungen frühzeitig erkennen lassen?

Sexuelle Abweichungen können einen fortschreitenden Verlauf nehmen. Solche charakteristischen Entwicklungsprozesse sind durch sehr typische Merkmale (Leitsymptome) gekennzeichnet, die auch für eine frühzeitige Diagnostik bedeutsam sind. Giese (1973) hat diese Anzeichen sehr anschaulich beschrieben. Ein wichtiges Charakteristikum ist, dass der Betroffene sozusagen seiner «**Sinnlichkeit verfällt**». Dieser Zustand drückt sich dadurch aus, dass der Betroffene zunehmend die Kontrolle über die sinnlichen Eindrücke verliert. Spezifische Reize, wie z. B. das Anfassen oder der Anblick von Leder, erhalten für ihn eine Art Signalcharakter, dem er nicht mehr widerstehen kann.

Ein weiteres Leitsymptom ist eine **zunehmende Frequenz** des ausgeübten Sexualverhaltens. Es wird trotz widriger Umstände wie Alter, Krankheit, Behinderung, Schwierigkeiten bei der Umsetzung der Wünsche und anderer Hindernisse praktiziert und kann dabei sogar erstaunliche Ausmaße annehmen. Parallel dazu lässt die sexuelle Befriedigung nach den Aktivitäten aber ganz allmählich nach und schließlich ist sie sogar ganz verschwunden. Am Ende dieses schleichenden Prozesses entspricht die Häufigkeit der sexuellen Betätigung nicht oder nicht mehr dem Verlangen, d. h., das Bedürfnis ist größer als die tatsächliche Befriedigung.

Ein anderes wichtiges Anzeichen stellt die **Periodizität** des Dranges nach der sexuell abweichenden Betätigung dar. Auch nimmt die Symptomatik innerhalb solcher Perioden zu. Die Betroffenen beginnen auch, unter ihrer inneren Unruhe zu leiden und fühlen sich getrieben.

Im weiteren Verlauf zeigt sich ein Trend zur **Promiskuität** und **Anonymität**. Die Partner werden ständig ausgewechselt, und die Orte dabei immer anonymer. Bahnhöfe, öffentliche Toiletten, Straßenstriche und ähnliche Umgebungen, aber auch das Internet, ziehen den Betroffenen unwiderstehlich an. Gespräche mit den unbekannten Partnern werden bei den Treffen nicht geführt. Es kommt stattdessen nur auf die Sex-Motorik an, vor allem dort, wo der Partner in einen Zustand der Bewusstlosigkeit versetzt wird. Dazu dienen nicht nur Alkohol und Drogen, sondern auch die Sado-Maso-Techniken wie Aufhängen, Niederschlagen oder Würgen. Manchmal stellt die Tötung das letzte Glied in dieser Reihe dar.

Aus dem Geschehen erfolgt ein weiteres Charakteristikum und das ist die Rolle, die die **Phantasietätigkeit** dabei spielt. Zwischen ihr und der devianten Praktik besteht nämlich eine direkte Beziehung. Je abnormer die Praktik ist, je intensiver muss die Beteiligung der Phantasie dabei werden. Dies erklärt sich daraus, dass die Kluft zwischen den paraphilen Wünschen und Praktiken und der Realität immer größer wird, da es für die Betroffenen zunehmend schwieriger wird, ihre immer ausgefalleneren Neigungen und Bedürfnisse in die Realität umzusetzen. Unter diesem Druck versagt sehr leicht dann auch die sexuelle Potenz. Die Phantasie erlangt dann die Bedeutung einer Krücke. Darüber hinaus bereitet sie auch den Ablauf der sexuellen Handlung vor. Die stets größer werdende Diskrepanz zwischen Phantasie und Realität trägt auch zu jener **Ruhelosigkeit** und **sozialen Kontakthemmung** bei, die die Betroffenen selber «*Sexualnot*» nennen, unter der sie leiden und die sie schließlich zu den immer ausgedehnteren Phantasietätigkeiten antreiben. Dabei werden die Verhaltensweisen immer starrer und die Praktiken erhalten zunehmend den Charakter des Ausschließlichen, so dass normale Partnerschaften und sexuelle Aktivitäten immer unmöglicher werden. In dem Zurückdrängen der «normalen» Sexualziele und im «An-die-Stelle-setzen der eigenen Ziele» sah auch schon S. Freud das entscheidende Kriterium der Perversion.

Mit dem **Ausbau der Praktik und der Phantasien** geht meist auch ein Ausbau des Raffinements in der Bewerkstelligung des abnormen Sexualverhaltens einher. Damit verbunden sind oft auch delinquente Handlungen bis hin zu schwersten Sexualstraftaten. Mit zunehmendem Fortschreiten wird das abweichende Sexualverhalten zu einem inneren Zwang, so dass der Deviante es selbst kaum noch in der eigenen Hand behält. Schließlich bewirken das **Starr-Automatische**, die **Progression** und die **innere Zwanghaftigkeit,** dass das deviante Sexualverhalten gar nicht mehr abgestellt werden kann, d.h. dass es irgendwann nicht mehr veränderbar ist. Es füllt stattdessen die ganze Persönlichkeit und ihren Erlebnisraum aus und der Deviante ist ihm vollkommen erlegen. Er erlebt seine abnormen Neigungen als **«sexuelle Süchtigkeit».** Sie gilt als ein weiteres Charakteristikum sexuell abweichender Entwicklungen. Der suchtartige Charakter entsteht meist an dem Wendepunkt des destruktiven Entwicklungsverlaufs, an dem der Betroffene keine sexuelle Befriedigung durch sein Verhalten mehr erfährt, sein Bedürfnis aber enorm groß und bedrängend ist. Die Sucht ist somit eine Reaktion auf den Zustand des sexuellen Unbefriedigtseins, der das paraphile Verhalten begleitet.

Giese beschreibt neben dieser progredienten, sich verschlimmernden Entwicklung, aber auch den Typ des «Genüßlerischen» unter den Devianten. Er stelle so etwas wie eine Mischform aus den genannten Verläufen dar, denn einerseits neige er, so Giese, ebenfalls zum Nicht-Wahrhaben-Wollen und Verleugnen seines Verhaltens, andererseits zeigt er sich hilflos und krankheitseinsichtig. Sein Motiv ist Neugierde, die zum Antrieb der sexuellen Begierde wird. Gleichzeitig wird das praktizierte abweichende Sexualverhalten mit Rationalisierungen verschleiert, verharmlost und gerechtfertigt.

Allen «Typen» der Deviationen sei aber die dranghafte Unruhe gemeinsam. Sie findet sich bei den «Genießern» genauso wie bei den «Verleugnenden» und den «Hilflosen». Die Betroffenen sind angespannt, reizbar und geladen. Alle wirken sie letztlich gequält und arm an Freiheit und innerer Kontrolle über sich selbst.

28. Klassifikation und Prognose: Welche Rolle spielen Schwere, Verlauf und Häufigkeit einer sexuell abweichenden Symptomatik für die Prognose?

Für die Behandlung und Beurteilung der Prognose ist es notwendig, Sexualpräferenzstörungen auch hinsichtlich der Schwere und Häufigkeit ihrer Symptome sowie ihres Verlaufs und des Stellenwertes, den sie für den Betroffenen innerhalb seiner Persönlichkeitsstruktur haben, zu klassifizieren. Dabei kommt es neben der Fremdbeurteilung auch auf die Selbstangaben der Betroffenen an, die allerdings absichtlich oder unbewusst gefälscht sein können. Hinsichtlich der **Intensität** und **Häufigkeit** der Symptomatik ist es von Bedeutung, ob sie nur einmalig oder sporadisch, z. B. in einer bestimmten Konfliktsituation oder in einer kritischen Lebensphase auftritt. Hierher gehören beispielsweise die sexuellen Übergriffe Jugendlicher im Rahmen einer Pubertätskrise. Weiterhin spielt eine Rolle, ob die Symptomatik ein wiederkehrendes Verhaltensmuster darstellt, das bei einer inneren Belastung oder in einer Krisensituation ausbrechen kann, ansonsten aber die sexuellen Wünsche nicht bestimmt. Am ungünstigsten ist die Prognose, wenn die Symptome das Leben dominieren. In diesen Fällen bedarf es keiner Krisen und nicht einmal eines situativen Auslösers mehr, um sie zum Ausdruck zu bringen.

Bezogen auf den **Verlauf** der Symptomatik im biographischen Längsschnitt ist es von Bedeutung, ob die Schwere der Symptomatik ab der Pubertät zunimmt und dann ab dem frühen Erwachsenenalter stabil bleibt, oder ob sie noch bis zum Ende des 4. Lebensjahrzehnts weiter voranschreitet, was z. B. bei extremem Sadomasochismus häufig der Fall sein kann. Eine Rolle spielt auch, ob mehrere Sexualpräferenzstörungen vorliegen und wie häufig sie wechseln (Crossing) (s. Frage 46 und Tab. 1, S. 310).

Auch der **Stellenwert**, den das abweichende Sexualverhalten innerhalb der Persönlichkeitsstruktur des Betroffenen hat, ist für die Beurteilung einer Prognose von Gewicht. So kann die Symptomatik abgegrenzt sein und im Kontrast zur übrigen sozialen Persönlichkeit des Betroffenen stehen, wie es beispielsweise auf typische Exhibitionisten zutrifft. In solchen Fällen ist das deviante Verhalten meist durch eine feste Ritualisierung gekennzeichnet. Da es somit berechenbarer wird, fällt auch die Prognose günstiger aus.

Erstreckt sich dagegen die Symptomatik diffus über weite Bereiche der Persönlichkeit, wird die Prognose problematischer, vor allem dann, wenn das deviante Verhalten mit einer geringen Fähigkeit zur Impulskontrolle verbunden ist. Unkontrollierte Impulse können in solchen Fällen in sexualisierter Form durchbrechen, wie es z. B. bei sexuellen Aggressionsdelikten von dissozialen Tätern häufiger geschieht. Wird die gesamte Persönlichkeit des Betroffenen von der Symptomatik wie von einer Klammer umfasst und wird ein Leben ohne das deviante Verhalten nicht mehr vorstellbar, stellt sich die Prognose äußerst ungünstig für ihn dar.

Ein ähnliches Kriterium für die Beurteilung von Prognose und Therapiefähigkeit ist die Frage, welchen **Anteil** die paraphile Neigung an der gesamten Bedürfnisstruktur des Betroffenen hat. Je größer er ist, desto schlechter sind die Aussichten für eine Wandlungsfähigkeit des Betroffenen.

Ein wesentlicher Gesichtspunkt zur Beurteilung der Prognose ist auch, ob die Symptomatik **«ich-nah»** oder eher **«ich-fremd»** erlebt wird. Gemeint ist damit, ob die Symptomatik als Teil der Persönlichkeit erlebt wird und in das eigene Selbstbild integriert ist, oder ob sie mit der eigenen Persönlichkeit nicht in Einklang gebracht werden kann. Im letzten Fall werden die Symptome von dem Devianten selbst als negativ bewertet und als fremd und eigentlich nicht zu ihm passend erlebt. Entsprechend hat er die Motivation, sie «loszuwerden», so dass die Chance auf eine Behandelbarkeit besser für ihn ist.

Weitere Einteilungskriterien betreffen spezifische Aspekte der Persönlichkeitsstruktur des Devianten. Dabei ist von Bedeutung,

- ob eine Störung der Reifung zu einer **männlichen Identität** vorliegt, oder
- ob Probleme im Umgang mit **Aggressionen** bestehen, aber auch,
- ob der Betroffene eine gestörte Einschätzung seines Selbstbildes hat, d.h. eine **narzisstische Persönlichkeit** aufweist, oder
- ob die Fähigkeit zur **Führung einer Partnerschaft** vorhanden ist.

Die diagnostische Erfassung der genannten Einteilungskriterien ist allerdings nicht immer einfach, da das Selbstbild der Betroffenen und die Fremdwahrnehmung oft erheblich auseinander klaffen. Vor allem bei Befragungen im gerichtlich-psychiatrischen Bereich ist stark mit absichtlichen Falschangaben zu rechnen. Ein erfahrener Experte weiß allerdings damit richtig umzugehen.

Schorsch (1985) hat die o.g. Beschreibungsmerkmale hinsichtlich ihrer Intensität und des Verlaufs in vier Schweregrade eingeteilt (s. **Frage 29**).

29. Diagnostik: An welchen Merkmalen lässt sich erkennen, dass eine Perversion schon Suchtcharakter hat?

Sexualpräferenzstörungen lassen sich auch hinsichtlich ihres Schweregrades und ihres Verlaufs klassifizieren. Dies ist für die Beurteilung der Behandlungsfähigkeit und der Prognose z. B. von Sexualdelinquenten von entscheidender Bedeutung. Eine solche Einteilung nach der Intensität und dem Verlauf einer Sexualpräferenzstörung wurde u.a. von Schorsch (1985) vorgenommen. Er unterscheidet vier Schweregrade, wobei die 3. Intensitätsstufe seiner Klassifikation etwa einer als fixiert geltenden Sexualpräferenzstörung entspricht.

Beim Schweregrad der Stufe 1

- taucht ein abweichender Impuls einmalig oder sporadisch auf und er ist an einen aktuellen Konflikt oder an eine besondere Lebenskrise gebunden.

Bei Stufe 2

- wird eine deviante Reaktion zum immer wiederkehrenden Konfliktlösungsmuster, ohne jedoch die sexuelle Orientierung zu bestimmen.

Bei Stufe 3

- entwickelt sich eine stabile, sexuell abweichende Orientierung und die Sexualität kann ohne den devianten Inhalt entweder gar nicht oder nicht intensiv gelebt werden.

Bei Stufe 4

- geht die fixierte (festgefahrene) sexuell abweichende Orientierung in eine progrediente (fortschreitende) Entwicklung über.

V. Diagnostik und Klassifikation

Um eine als **fixiert klassifizierte Sexualpräferenzstörung**, die der 3. Intensitätsstufe nach Schorsch entspricht, zu diagnostizieren, sollten nach Schorsch (1985) folgende Kriterien erfüllt sein:

- Erstens, es tritt ein stereotypes, ritualisiertes Verhalten auf. Damit ist gemeint, dass dieselbe sexuelle Verhaltensweise immer wieder durchgespielt wird und dass nur dadurch sexuelle Befriedigung möglich ist.
- Zweitens, der Partner wird als Objekt gesehen. Seine Bedürfnisse werden als zweitrangig betrachtet und werden nur akzeptiert, wenn sie den Erwartungen des Devianten entsprechen. Der Partner darf nicht er selber sein, sondern es wird von ihm erwartet, dass er die ihm vorgegebene Rolle spielt.
- Drittens, die körperliche und seelische Befriedigung kann nur unter den ganz speziellen Bedingungen erreicht werden, die für die Abweichung typisch sind, nicht aber beim gewöhnlichen Geschlechtsverkehr, der als Ersatz empfunden wird.

Im Laufe der Zeit kann sich dann ein fortschreitender (progredienter) Verlauf mit typisch dranghaft-süchtigem Erleben entwickeln, das von Giese (1973) (s. **Frage 27**) anschaulich beschrieben wurde.

Es ist vor allem durch eine dranghafte innere Unruhe gekennzeichnet, die von den Betroffenen selber als «Sexualnot» erlebt und beschrieben wird.

30. Psychoanalytische Diagnostik: Wie werden Perversionen aus tiefenpsychologischem Verständnis definiert?

Anders als die Klassifikation nach den beiden Diagnosesystemen ICD-10 und DSM-IV-TR, in denen die Diagnostik aufgrund rein beschreibender Kategorien vorgenommen wird und deshalb von jedem Arzt oder Psychotherapeuten in gleicher Weise objektiv erstellt werden kann, werden Diagnosen aus tiefenpsychologischer Sicht nach inhaltlichen, d. h. nach ätiologischen und psychodynamischen Gesichtspunkten subjektiv gestellt.

Im psychoanalytischen Verständnis spielt die innere, meist unbewusste Bedeutung eines Symptoms eine entscheidende Rolle für das Verständnis, die Diagnose und die Behandlung einer Störung. Die Therapie ist für den Patienten auch kein passives Geschehen, sondern sie setzt ein Mitarbeiten und die Bereitschaft zu einem intensiven Prozess der Selbsterkenntnis voraus. Dabei ist die Art der Mitteilung, die der Betroffene über sein inneres Erleben an seinen Therapeuten macht, von größter Bedeutung und stellt ein ganz entscheidendes Kriterium der subjektiven psychoanalytischen Diagnostik dar. Mit anderen Worten: die spezifische Kommunikation zwischen Patient und Therapeut in der Behandlungssituation ist gleichzeitig auch ein Diagnoseinstrument. Da der Prozess der Diagnoseerstellung das längere Kennen des Patienten in einem therapeutischen Umfeld voraussetzt und da hierfür noch weitere psychodynamischen Hypothesen notwendig sind (s. u.), ist eine psychodynamische Diagnoseerstellung nur im Rahmen einer Psychoanalyse oder tiefenpsychologisch fundieren Psychotherapie möglich und sinnvoll.

Innerhalb des psychoanalytischen Lehrgebäudes gibt es sehr verschiedene Ausrichtungen und Schulen, die auf unterschiedlichen Konzepten beruhen. Deshalb sind auch die Erklärungsansätze und Definitionen der Störungsbilder sehr vielfältig und hängen davon ab, auf welchen Theorien sie basieren. Gemeinsam ist allen Ansätzen jedoch, dass sie davon ausgehen, dass dem Symptom unbewusste Motive des Patienten zugrunde liegen. Diese werden unterschiedlich definiert:

- Stoller (1991) z. B. versteht Perversionen als eine *erotische Form der Feindseligkeit*. Für ihn stellen sie eine Phantasie dar, die ausagiert, d. h. ausgelebt werden muss und die gelegentlich auch als Tagtraum erlebt wird. Bei der Pornographie, die aktiv dargestellt oder passiv konsumiert werden kann, gilt diese Polarität besonders. Die Perversion wird von Stoller so verstanden, dass sie ein traumatisches Kindheitserlebnis, z. B. eine Beschämung oder Demütigung, in einen Triumph als Erwachsener umkehrt, wobei zur Steigerung der Erregung ein Risiko (Angstlust) benötigt wird.
- Reiche (1996) z. B. fordert *fünf Kriterien,* die für eine umschreibende Diagnostik einer sexuellen Perversion erfüllt sein müssen. Diese sind
  – erstens die Benutzung eines **Fetischs** bzw. ein fetischistischer Umgang mit Teilen des Partners (z. B. seinem Kot, wie es bei der Exkrementophilie der Fall ist),
  – zweitens die **Externalisierung** («Entäußerung») **einer inneren Objektbeziehung**, d. h. z. B. die im Erwachsenenalter vorgenommene triumphal-erotische Umgestaltung eines in der Kindheit mit wichtigen Bezugspersonen erlebten traumatischen Erlebnisses,
  – drittens das Element der **sexuellen Erregung** und Entladung selbst,
  – viertens eine Komponente der **süchtigen Unaufschiebbarkeit** und
  – fünftens das **Phänomen der russischen Puppe.** Damit ist gemeint, dass sich nach der Auflösung eines perversen Symptoms durch eine psychotherapeutische Behandlung, bei einem Patienten oft ein neues Symptom entwickelt, gerade so, als ob es im ersten Symptom versteckt bzw. «verpuppt» gewesen wäre und nun zutage tritt. So lässt sich beispielsweise nach der Beseitigung eines Transvestitismus die Entwicklung von masochistischen Phantasien des Geschlagenwerdens beobachten. Aus dem Vorhandensein des Phänomens der russischen Puppe wurde die Schlussfolgerung gezogen, dass Sexualpräferenzstörungen u. U. eine fragile (labile) Persönlichkeit stabilisieren können und dass es beim Wegfall der Befriedigung verschaffenden perversen Symptome zur Dekompensation, d. h. zum Zusammenbruch der Persönlichkeit kommen muss, sofern nicht neue Sexualpräferenzstörungen entwickelt werden.

V. Diagnostik und Klassifikation

- Von allen neueren psychoanalytischen Theorien gemeinsam werden Sexualpräferenzstörungen dahingehend definiert, dass bestimmte sexuelle Handlungen erst dann als pervers bezeichnet werden, wenn sie mit einem ganz bestimmten inneren Erleben einhergehen, das nur der Betroffene selbst durch Selbsterkenntnis (Introspektion) erfährt. Als entscheidend für die Diagnose einer Perversion gilt daher nahezu übereinstimmend, dass die Symptomatik auf eine «Umkehrung von Niederlage in Triumph» zurückgeführt werden kann.
- Perversionen werden unter ähnlichen diagnostischen Leitlinien gesehen. Diese beinhalten das Vorhandensein folgender Konstellationen beim Patienten:
  - es liegt eine Beziehungsstörung vor,
  - es besteht eine suchtartige Unaufschiebbarkeit,
  - der Patient hat eine fragile (labile)Persönlichkeit,
  - psychodynamisch liegt eine Fetischisierung (pars pro toto-Symptomatik) zugrunde, d.h., ein Teil (der Fetisch) wird für das Ganze (die Vielfalt sexueller Stimulierungsmöglichkeiten) genommen (s. Frage 48),
  - in der Perversion wird die Umkehrung einer traumatisch erlebten Kindheitskonstellation inszeniert.

Von den fünf genannten Kriterien sind die beiden Aspekte der Fetischisierung und der Umkehrung einer traumatisch erlebten Kindheitskonstellation spezifisch psychodynamischer Natur.

Das Diagnosekriterium der fragilen Persönlichkeit hängt mit den bei Perversionen nachweislich oft beobachteten Impulskontrollstörungen zusammen, bei denen die Tendenz, Partnerinteressen berücksichtigen zu können, deutlich eingeschränkt ist. Auf der Basis einer emotional instabilen Persönlichkeitsstruktur sind auch die Kriterien der Beziehungsstörung und der suchtartigen Unaufschiebbarkeit zu verstehen.

31. Differenzialdiagnostik: Was versteht man unter «nicht-paraphiler sexueller Süchtigkeit» und was sind «paraphilie-verwandte Störungen»?

Unter «nicht paraphiler sexueller Süchtigkeit» (abgekürzt: «NPSA» für «Non-Paraphile Sexual Addiction») werden vorwiegend autoerotische sexuelle Aktivitäten verstanden, die im eigentlichen Sinne keine sexuellen Präferenzstörungen sind, die aber einen derart ausufernden Charakter einnehmen können, dass sie in der Lage sind, die Lebensbereiche der Betroffenen in weiten Teilen extrem zu stören oder zu behindern. Da sie mit den Sexualpräferenzstörungen die Suchtmerkmale gemeinsam haben, werden sie auch als «paraphilie-verwandte Störungen» (abgekürzt: «PRD» für «Paraphilia Related Disorders») bezeichnet.

Zu den paraphilie-verwandten Störungen bzw. zur nicht-paraphilen sexuellen Süchtigkeit zählen z. B.

- die zwanghafte Masturbation,
- die ausgeprägte Abhängigkeit von Pornographie oder Telefonsex und
- die ausgedehnte hetero- oder homosexuelle Promiskuität.

Diese Aktivitäten können zum Teil solche zwanghaften Ausmaße annehmen und von den Betroffenen in so extremer Weise ausgeübt werden, dass kaum noch Zeit für etwas anderes übrig bleibt. Auch wird das gesamte soziale und berufliche Wirken durch sie eingeschränkt und auch die Partnerschaften sind negativ betroffen. Nicht selten kommt es aufgrund der ausgeprägten zeitaufwändigen Betätigungen und dadurch, dass andere Interessen schließlich nicht mehr wahrgenommen werden können, zu sozialem Rückzug und damit verbunden zu Trennungen und Kündigungen.

Wegen des resultierenden Leidensdrucks, der bei den Betroffenen stark vorhanden ist, wird die paraphilie-verwandte sexuelle

Süchtigkeit entsprechend auch als Störung definiert und im internationalen Diagnoseschlüssel ICD-10 unter den Restkategorien «sonstige» bzw. «nicht näher bezeichnete Störungen der Sexualpräferenz» geführt.

Paraphilie-verwandte Störungen treten sehr oft kombiniert mit sexuell abweichenden Neigungen auf. Bei etwa 80% der eigentlichen Sexualpräferenzstörungen lassen sie sich finden. In diesen Fällen haben die Betroffenen eine ungünstige Prognose, denn die NPSA tragen zusätzlich dazu bei, dass soziale, berufliche und beziehungsmäßige Beeinträchtigungen auftreten.

Insgesamt zeigen paraphilie-verwandte Störungen eine Verwandtschaft zur «Progredienz» nach Schorsch (1985) bzw. zu den Leitsymptomen der «Perversionsdiagnostik» nach Giese (s. Fragen 27 und 28).

Von einigen Wissenschaftlern werden paraphilie-verwandte Störungen aufgrund der Suchtmerkmale und der Zwanghaftigkeit des Verhaltens in die Nähe anderer psychiatrischer Erkrankungen gerückt. Besonders zu den affektiven Störungen (Manie, Depressionen, schizoaffektive Störungen) sowie zu den Zwangserkrankungen und den Störungen der Impulskontrolle wird ein enger Zusammenhang gesehen.

32. Diagnoseprozess: Welche Kriterien sind für die Diagnostik und Therapie wichtig?

Um eine Diagnose sorgfältig erstellen zu können, ist es wichtig, zunächst festzustellen, ob ein Symptom einer sexuellen Präferenzstörung nur einmalig oder ob es wiederholt aufgetreten ist. Das Auftreten mehrerer Symptome innerhalb von mindestens 6 Monaten hat für die Diagnostik den gleichen Stellenwert wie das gehäufte Auftreten einer einzelnen Präferenzstörungssymptomatik. Traten mehrere Symptome innerhalb des fraglichen Zeitraums auf, handelt es sich um eine sog. multiple Sexualpräferenzstörung. Trifft das «Sechs-Monats-Kriterium» nicht zu, kann das paraphile Symptom möglicherweise im Rahmen einer anderen, z. B. einer Borderline-Persönlichkeit oder einer Impulskontrollstörung, verstanden werden.

Für die Schwere der Störung ist zu prüfen, ob zusätzlich eine Form der paraphilie-verwandten Störung (s. Frage 30) vorliegt. Ist dies der Fall, wird sie extra diagnostiziert. Ansonsten können für die Beurteilung die von Schorsch (1985) beschriebenen **Progredienzkriterien** herangezogen werden, die im Übrigen auch auf die paraphilie-verwandten Störungen zutreffen. Dazu zählen

- das periodische, dranghaft gesteigerte sexuelle Verlangen mit innerer Unruhe,
- die starke sexuelle Phantasiebesetzung,
- die Progression im Längsschnitt,
- die kürzeren Abstände zwischen den entsprechenden Phasen,
- die signalhaften Auslöser der sexuellen Handlungen,
- die starke autoerotische Fixierung mit hoher Masturbationsfrequenz und
- der Wunsch nach Behandlung.

Liegt eine Progredienz (Fortschreiten) oder eine Paraphilie *kombiniert* mit einer paraphilie-verwandten Störung *und* Sadismus vor, deutet dies auf eine schwere Störung hin.

V. Diagnostik und Klassifikation

Weitere diagnostische und therapiebedeutsame Kriterien sind auch
- die Beziehungsfähigkeit, d.h. die Fähigkeit, Partnerinteressen berücksichtigen zu können. Bei einer leichten Sexualpräferenzstörung sind die Betroffenen in der Lage, die Interessen der Sexualpartnerin zu beachten;
- die soziale Kompetenz und
- die begleitende Persönlichkeitsstörung, wobei eine Borderline- und eine antisoziale Persönlichkeitsstörung eine sehr ungünstige Prognose haben.

Erschwerend wirken sich auch hinzukommende Begleiterkrankungen (Komorbiditäten) aus.

VI. Ursachen und Erklärungsmodelle

VI. Ursachen und Erklärungsmodele

33. Entstehung: Aus welchen Gründen wird jemand eigentlich paraphil?

Warum gerade der einzelne Betroffene paraphil geworden ist, kann nur individuell aus seiner speziellen Biographie und seiner spezifischen psychischen Entwicklung abgeleitet werden. Ganz allgemein lässt sich jedoch sagen, dass die Entstehung (Genese) von Sexualpräferenzstörungen nicht auf eine einzelne bestimmte Ursache, die auch noch für alle Paraphilien gilt, zurückgeführt werden kann, sondern es lässt sich vielmehr meist ein ganzes Ursachenbündel nachweisen, in dem verschiedene Faktoren in unterschiedlicher Gewichtung eine Rolle spielen. Die Gründe, aus denen eine Paraphilie entsteht, sind also genauso vielschichtig (multifaktoriell) wie auch die Ursachen anderer Störungen der Sexualität.

Entstehungsbedingungen werden – je nach dem Zeitpunkt ihres Auftretens – als «*distal*» (weiter entfernt) oder «*proximal*» (näher liegend) bezeichnet. Die Frühsozialisation zählt z. B. vom gegenwärtigen Standpunkt aus betrachtet zu den «distalen» und die aktuelle Lebenssituation im Sinne eines Auslösers zu den «proximalen» Ursachen.

Zu den bisher bekannten Faktoren, die allgemein bei der Entstehung von Sexualpräferenzstörungen beteiligt sind, zählen

- **biologische, medizinische** und **konstitutionelle** Faktoren (wie z. B. die Hormonregulation oder der Zustand neurochemischer Substanzen, der Einfluss bestimmter Medikamente, Auffälligkeiten des Stoffwechsels und des Gehirns, u. a),
- ungünstige **Sozialisationsbedingungen** in der *Kindheit* (wie z. B. frühkindliche entstandene Bindungsstörungen durch fehlende Zuwendung und Verlässlichkeit) und *Jugend* (wie z. B. Kompetenzdefizite aufgrund fehlender elterlicher Modelle, «Brokenhome-Situationen» unter Umständen mit körperlichen Gewalt-

erlebnissen und sexuellen Missbrauchserfahrungen, geringe eigene Selbstwertschätzung, Misserfolge in Schule und Beruf, u. a.),
- die **aktuelle Lebenssituation** als Auslösesituation. Dabei wird das paraphile Verhalten quasi als «Trost» für Frustrationen und Krisen eingesetzt (wie z. B. Partnerschaftsprobleme, Verlust von Arbeitsplatz, die Geburt eines Kindes, Selbstwertkrisen, psychische Probleme [vor allem depressive Verstimmungen und Angst] sowie Alkohol- und Drogenmissbrauch [als Bewältigungsversuch der Krisen], soziale Ausgrenzung [z. B. aufgrund gezeigter Respektlosigkeit gegenüber anderen], Isolation und Einsamkeit, Abwehr von Gefühlen),
- **persönlichkeitsbedingte Faktoren**. Sie spielen allerdings weniger im ursächlichen Sinn eine Rolle, sondern vielmehr als Bindeglied zu anderen bestehenden psychischen Störungen oder auch zu akuten seelischen Verfassungen.

Zusammenfassend lassen sich die Ursachen sexueller Präferenzstörungen hauptsächlich auf

- *biologische und konstitutionelle Wurzeln*,
- auf die *Sozialisationserfahrungen* vor allem in der frühen Kindheit, aber auch in der Jugend, und auf
- *aktuelle Probleme und Krisen*, die in der gegenwärtigen Lebenssituation bestehen,

zurückführen.

34. Charakterstruktur: Fallen paraphile Männer durch besondere Persönlichkeitsmerkmale auf?

In der Tat fällt bei paraphilen Männern auf, dass bestimmte Persönlichkeitseigenschaften, die gerade für das Führen einer *sexuellen* Partnerschaft von Bedeutung sind, nur schwach ausgeprägt sind oder sogar ganz fehlen.

So **mangelt** es Paraphilen meist

- an einem **gesunden Selbstwertgefühl**. Es ist für die Begegnung mit einem erwachsenen, gleichrangigen Partner notwendig, um einen Kontakt auf gleichgestimmter Stufe herstellen zu können.

Oft **fehlt** auch die

- Fähigkeit, **wahrnehmen zu können, welche Bedürfnisse die Partnerin hat** und wie weit sie sexuell mitgehen kann.

Ferner ist bei paraphilen Männern

- die **Fähigkeit, mit Frustrationen umgehen und Aggressionen steuern zu können,** erheblich **beeinträchtigt**. Das Ausmaß der Störung hat bei dissexuellen Handlungen einen Einfluss auf die Schwere der Symptomatik und auf die Prognose.

Wesentlich sind auch die Fragen,

- welchen Stellenwert eine paraphile Symptomatik innerhalb der Persönlichkeitsstruktur des Betroffenen hat, und
- in welchem Ausmaß die Sexualpräferenzstörung in die Persönlichkeit integriert worden ist.

Beispielsweise kann die paraphile Symptomatik durch feste Ritualisierung gekennzeichnet und begrenzt sein, so dass sie möglicherweise im Kontrast zur übrigen Persönlichkeit steht, wie es z. B. bei typischen Exhibitionisten der Fall ist.

Die paraphile Symptomatik kann sich aber auch auf weite Teile der Persönlichkeit erstrecken. Im Zusammenhang mit einer geringen Ich-Stärke und einer damit verbundenen Störung der Impulskontrolle kann sie dann zu sexuellen Aggressionsdurchbrüchen führen, wie es bei dissozialen Tätern geschieht.

Im schlimmsten Fall umfasst die Symptomatik die gesamte Persönlichkeit, so dass ein Leben ohne sie für den Betroffenen gar nicht mehr vorstellbar ist.

Was die Integration der paraphilen Symptomatik in die Persönlichkeit betrifft, kann das Ausmaß sehr unterschiedlich sein. Fachlich ausgedrückt, können die störenden Symptome unterschiedlich «ich-nah» empfunden werden. Die Ich-Nähe einer Symptomatik bedeutet, dass die paraphilen Neigungen positiv ins Selbstkonzept integriert worden sind und nicht als fremd und störend erlebt werden. Bei einer ich-fremden Symptomatik dagegen sind die paraphilen Wünsche nicht mit dem Selbstbild in Einklang zu bringen. Das Symptom wird negativ bewertet und als etwas Fremdes und nicht zur Persönlichkeit Gehöriges erlebt.

Die Ich-Nähe bzw. die Art der psychischen Integration der Sexualpräferenzstörung in die Persönlichkeit ist in vier unterschiedlichen Stufen beschrieben worden (Schorsch, 1980). Eine solche Untergliederung ist z. B. für die Prognose einer paraphilen Entwicklung und für die psychotherapeutische Behandlungsindikation von Bedeutung, denn je ich-fremder eine Paraphilie ist, d.h. je mehr sie als etwas Fremdes, nicht zur eigenen Person Passendes und als etwas Störendes empfunden wird, desto größer ist die Gefahr einer «süchtig-perversen» Entwicklung, wie Giese (1973) sie beschrieben hat (s. Frage 27) und je schwieriger ist es, einen therapeutischen Zugang zu bekommen.

Eine Bejahung und damit eine **ich-nahe Integration** sexueller Präferenzstörungen kommt häufig bei harmlosen, z. B. bei fetischistischen Neigungen, vor, die in der Gesellschaft durchaus toleriert werden. Oft kämpfen die Betroffenen auch öffentlich für die Akzeptanz ihrer Vorlieben.

Bei einem **partiellen (teilweisen) Zulassen und Kanalisieren** der Paraphilie wird die abweichende sexuelle Neigung zwar akzeptiert und ebenfalls als ich-nah empfunden, aber sie wird nur in einem umgrenzten Rahmen, wie z. B. in einer bestimmten Subkultur, etwa einem sadomasochistischen Zirkel, zugelassen. Manchmal wird sie auch dahingehend kanalisiert, dass sie auf Masturbationsphantasien oder Begleitphantasien beim Geschlechtsverkehr begrenzt bleibt. Charakteristisch ist hier also die *Zweiteilung der Sexualität* in einen begrenzt akzeptierten und gelebten paraphilen Teil, der

VI. Ursachen und Erklärungsmodelle

nach Außen verheimlicht wird, und in einen Teil äußerlich unauffälliger Heterosexualität. In einigen Fällen kann die Zweigleisigkeit jedoch nicht immer aufrechterhalten werden. Es kommt in solchen Fällen dann zu einem progredienten (fortschreitenden) Verlauf oder zur Bildung von Potenzstörungen als Folge dieser Spaltung.

Wird eine Paraphilie als **ich-fremd** erlebt und **abgelehnt,** kann es geschehen, dass die abweichenden Triebwünsche so starke Ängste oder Schamgefühle hervorrufen, dass sie als fremd und nicht zur Person gehörig erlebt werden. In diesen Fällen führt die paraphile Neigung zu derart starken inneren Spannungen, dass therapeutische Hilfe gesucht wird. Von Menschen dieser Gruppierungsstufe wird sie entsprechend auch am häufigsten in Anspruch genommen.

Bei einer **Verleugnung** (Stufe 4) kann die Paraphilie vollständig aus dem bewussten Erleben ausgelöscht und in nicht-sexuelle Aktivitäten eingebaut sein, so dass dem Betroffenen die sexuelle Motivation seines Verhaltens gar nicht bewusst zugänglich ist. Ein Beispiel dafür ist der Erziehungssadismus.

Zusammenfassend lässt sich über die Persönlichkeit paraphiler Männer sagen,

- dass sie in der Regel eine *gestörte männliche Identität* sowie
- eine *narzisstische Persönlichkeitsstörung*, d.h. Probleme mit ihrem Selbstwertgefühl, aufweisen. Auch haben sie
- Probleme im Umgang mit *Aggressionen*. Sie neigen zu Impulsdurchbrüchen und sie können aufgrund ihrer
- *Ich-Defizite* (-Schwäche) auch
- *keine stabilen Partnerbeziehungen* eingehen oder aufrechterhalten.

35. Dissexuelle Täter: Lassen sich Persönlichkeitsunterschiede zwischen paraphilen und nicht-paraphilen Sexualdelinquenten feststellen?

Sexualdelinquente sind Menschen, die das Gesetz übertreten und Sexualdelikte begangen haben. Als *Sexualstraftäter* hingegen werden Menschen bezeichnet, die wegen Verstoßes des jeweils gültigen Sexualstrafrechtes auch *verurteilt* worden sind.

Nicht alle Sexualdelinquente oder Sexualstraftäter sind jedoch auch paraphil, so dass bei Tätergruppen danach unterschieden werden muss, ob eine Sexualpräferenzstörung vorhanden ist oder nicht. Dies ist deshalb von Bedeutung, weil wissenschaftlich durchgeführte Vergleiche (Prentky und Knight 1991; Freund et al. 1997) zwischen paraphilen und nicht-paraphilen Sexualstraftätern gezeigt haben, dass bei **nicht-paraphilen Tätern**

- ein deutlich höheres Ausmaß an *Aggressivität und Gewalt* vorhanden ist. Auch
- weisen diese Tätergruppen häufiger *Persönlichkeitsstörungen* auf.

Ein weiteres Merkmal ist, dass

- ihren Taten die *ritualisierte Zwanghaftigkeit fehlt*, die für die Handlungen paraphiler Sexualdelinquenten typisch ist.

Nicht-paraphile Täter oder Vergewaltiger haben auch andere Ziele:

- Sie benutzen Sexualität, um Gewalt und Macht als solches auszuüben.

Kennzeichnend für **typische paraphile Sexualstraftäter** ist dagegen, dass

- sie «nur» so viel Gewalt einsetzen, wie erforderlich ist, um das Opfer zum Mitmachen zu zwingen.

VI. Ursachen und Erklärungsmodelle

Für die Entwicklung sexueller Delinquenz spielen Paraphilien eine eher geringe Rolle. Sind jedoch eine Paraphilie *und* eine antisoziale Persönlichkeitsstörung vorhanden, gilt diese Kombination allen bisherigen Erkenntnissen zufolge als Hauptrisikofaktor für die *Wiederholung* von Sexualdelikten.

Die **Persönlichkeitsstrukturen** von Sexualdelinquenten bzw. Sexualstraftätern sind außerordentlich heterogen und weisen keine einheitlichen Merkmale auf. Während manche Täter als psychisch relativ unauffällig bezeichnet werden können, sind bei anderen schwere Störungen von Identität, Bindungsfähigkeit, Aggressionskontrolle und Konfliktfähigkeit vorzufinden. Auch haben etliche Täter selbst Missbrauchs- und Gewalterfahrungen in der Kindheit erlebt und belastende Erlebnisse in der Familie durchgemacht. Dies wird durch eine neuere wissenschaftliche Studie bestätigt, die empirisch nicht nur der Frage nachging, welche Besonderheiten Sexualdelinquenten hinsichtlich ihrer Persönlichkeit aufweisen, sondern auch, ob es sogar Unterscheidungskriterien gibt (Ahlmeyer et al., 2003).

Tatsächlich stellten sich Auffälligkeiten heraus. Die Ergebnisse bestätigten nämlich, dass es zwei unterschiedliche Gruppen von Sexualdelinquenten zu geben scheint:

Die eine Gruppe der Sexualdelinquenten weist in deutlich erhöhtem Maß

- selbstunsichere, ängstlich-vermeidende, aber auch depressive Persönlichkeitsstörungen auf.

Möglicherweise wird durch diese Persönlichkeitsmerkmale der höhere Anteil sozialer Ängste, sozialer Phobien und affektiver Störungen (Depressionen) erklärbar, der bei Sexualdelinquenten zu finden ist, da diese Eigenschaften besonders mit Sozialangst und neurotischer Depressivität verbunden sind. Besonders häufig lassen sich diese Merkmalskombinationen bei pädosexuellen Tätern, also bei Kindesmissbrauchstätern, finden. Oft fallen Männer, die dieser Tätergruppe angehören, auch durch Zurückgezogenheit und Isolation auf. Ihre Lebensgeschichte ist häufig durch eine starke Vereinsamung geprägt, wobei die o.g. Persönlichkeitsstörungen zu den Sozialängsten und sozialen Phobien noch hinzutreten. Gerade bei pädosexuellen Tätern wurden neben den o.g. Persönlichkeitsmerkmalen auch gehäuft dependente Persönlichkeitsstörungen festgestellt. Menschen mit diesen Charaktereigenschaften fallen durch ein abhängiges, überangepasstes, stilles, unauffälliges Verhalten auf. Das Vorhandensein von Dependenz ist sogar so entscheidend, dass es als Unterscheidungsmerkmal zwischen

Kindesmissbrauchstätern und Vergewaltigern herangezogen werden kann. Dies entspricht den immer wieder in der Praxis gemachten Beobachtungen, dass es sich bei Missbrauchstätern meist um unauffällige, zurückhaltende und eher überangepasste Menschen handelt.

Bei der anderen Gruppe der Sexualdelinquenten steht eine
- enthemmende Störung der Impulskontrolle im Vordergrund.

Männer dieser Tätergruppe weisen in höherem Maße dissoziale bzw. antisoziale Persönlichkeitsstörungen auf. Täter mit dieser Persönlichkeitsstruktur kommen sowohl in der Gruppe der Vergewaltiger als auch, allerdings seltener, in der der Kindesmissbrauchstäter vor.

Für die Gruppe dieser impulsenthemmten Sexualstraftäter gab es immer wieder Versuche, sie *klassifizieren* zu können. Eine wissenschaftliche Persönlichkeitstypologie aggressiver Sexualstraftäter, die auch eine Prognose über die Rückfallgefährdung ermöglicht, wurde von Beier (1995) vorgenommen (s. **Frage 36**).

36. Sexualgewalttäter: Welche Typen von aggressiven Sexualstraftätern gibt es?

Sexualstraftäter sind Menschen, die das jeweils gültige Sexualstrafrecht eines Landes verletzt haben und deshalb *verurteilt* wurden. Zur Erleichterung der Diagnostik sowie der Entscheidung über Prognose und Therapie, wurden in der Vergangenheit verschiedene Typologien aggressiver Sexualstraftäter erstellt (Wille, 1968; Schorsch, 1971; Wille und Kröhn 1990). Beier (1995) konnte zu den von ihm ausgemachten fünf aggressiven Sexualstraftätertypen auch Prognosedaten vorlegen. Er konnte folgende Tätergruppen typologisieren:

- **Sexuell unerfahrene Jugendliche** kommen meist aus intakten, unauffälligen familiären Verhältnissen und zeigen erst im Rahmen der Pubertätsentwicklung Auffälligkeiten. Die Verarbeitung der neuen Körpererfahrung zur Zeit des Heranwachsens bereitet ihnen Schwierigkeiten, so dass sie nicht selten zu schüchternen Einzelgängern werden. Bei ihrem dissexuellen Verhalten handelt es sich eher um eine Episode, so dass diese Täter in der Regel nicht erneut auffallen.
- Bei **dissozialen Tätern** handelt es sich um früh sozial randständige Delinquente mit niedrigem Bildungsniveau und unstetem beruflichen Werdegang. Sie haben sehr viele, aber wenig dauerhafte Intimbeziehungen. Ihre Dissexualität ist Teil ihres dissozialen Verhaltens, das auch durch Eigentums- und/oder andere nicht-sexuelle Aggressionsdelikte, die zum Teil auch unter Alkoholeinfluss begangen werden, zum Ausdruck kommt. Bei dieser Tätergruppe liegt ein besonders hohes Rückfallrisiko vor. Bei etwa 75 % der Fälle kommt es zu erneuten sexuellen Übergriffen.
- Die **«symbolisch agierenden» Täter** sind sozial gut integriert und zeigen keine groben sozialen Auffälligkeiten in der frühkindlichen und pubertären Entwicklung. Allerdings sind ihre vorhandenen Partnerschaftserfahrungen emotional sehr ambivalent besetzt.

VI. Ursachen und Erklärungsmodelle

Sie verkennen, dass sie an den von ihnen als sehr unbefriedigend erlebten Beziehungen eigene Anteile haben und zeigen gegenüber der aktuellen oder ehemaligen Partnerin eine starke Feindseligkeit. Ihre Tat kann häufig als symbolisch gemeinter sexueller Ausdruck von Aggressionen gegenüber *der* Frau schlechthin verstanden werden. Wenn keine paraphilen Anteile und keine sexuellen Funktionsstörungen vorliegen, besteht bei diesen Tätern meist eine gute Therapiefähigkeit und eine günstige Prognose. Sie werden in der Regel nicht erneut rückfällig.

- Bei **intelligenzgeminderten Tätern** liegt aufgrund ihrer geistigen Behinderung eine eingeschränkte psychosoziale Kompetenz vor. Deshalb trauen sie sich auch keine Erwachsenen als Sexualpartner zu, sondern greifen z. B. auf andere geistig Behinderte oder Kinder zurück. Obwohl die Rückfallgefährdung im Einzelfall nicht hoch zu sein braucht, verläuft die soziale Entwicklung solcher Täter in der Regel nicht sehr günstig.

- Die **sadistischen Täter** stellen eine sehr kleine Gruppe dar, die mit den vier vorgenannten tätertypologischen Beschreibungen nicht zu vergleichen ist. Es handelt sich bei ihnen um psychisch und psychosexuell abnorme Gewalttäter mit sadistischen Zügen. Nach außen zeigen diese Täter meist unauffällige Persönlichkeitszüge. Sie fallen deshalb selbst im familiären Umfeld oft lange Zeit nicht auf. Ihre Serientaten sind durch eine zunehmende Gefährlichkeit gekennzeichnet. Dies hängt damit zusammen, dass die sexuelle Befriedigung, die sie während ihrer Gewalttaten erleben, zunehmend nachlässt und deshalb durch immer größere, zum Teil auch ritualisierte Gewalt, kompensiert (ausgeglichen) werden muss. Allerdings verläuft bei nur wenigen Tätern die Symptomatik so progredient (fortschreitend), dass auch der Tod des Opfers in Kauf genommen wird. Als höchste *Alarmzeichen*, die es frühzeitig zu erkennen gilt, sind frühzeitige Besonderheiten der aggressiven Sexualdelikte zu verstehen. Insbesondere zählen dazu z. B. Beißen, Brennen, Stechen, Schneiden, quälende Probierschnitte, angedrohte Amputationen und ähnliche Merkmale.

Selbstverständlich lassen sich nicht alle Sexualdelinquente solchen Typologien zuordnen, zumal die Persönlichkeiten von Sexualstraftätern außerordentlich heterogen (uneinheitlich) sind. Während manche Täter als psychisch relativ unauffällig bezeichnet werden können, liegen bei anderen schwere Störungen von Identität, Bindungsfähigkeit, Aggressionskontrolle und Konfliktfähigkeit vor. Etliche Täter haben selbst Missbrauchs- und Gewalterfahrungen in der Kindheit gemacht und belastende Erlebnisse in der Familie gehabt (s. **Frage 35**).

37. Organische Ursachen: Wurden biologische oder medizinische Gründe für abweichendes Sexualverhalten gefunden?

Organische Ursachen für Sexualpräferenzstörungen herausfinden zu wollen, bedeutet, Ergebnisse aus der Neurophysiologie und Pharmakologie, aber auch aus der Biologie und Chemie, so zusammenzufügen, dass ein biochemisches Gesamtkonzept entsteht, das die komplexen Zusammenhänge zwischen Sexualhormonen, Neurotransmittern (Botenstoffen) und sexuell abweichendem Verhalten schlüssig erklären kann. Dies ist bei Weitem noch nicht gelungen. Bisher liegen aus den verschiedenen medizinischen Teilbereichen lediglich Einzelbefunde vor, und selbst diese können nicht beweiskräftig als sexualpräferenzstörungsverursachend angesehen werden.

Sexuelle Bedürfnisse setzen – davon geht man jedenfalls bisher aus – einen zumindest normalen **Sexualhormonspiegel** voraus. Dies trifft im Prinzip auch für ein paraphiles Verlangen zu. Dennoch wurde in einigen Fällen paraphiles Verhalten und eine sexuelle Impulsivität auch bei *erniedrigtem* Testosteronspiegel beobachtet. Durchgängige auffallende Hormonbefunde wurden bei Paraphilen bisher nicht gefunden.

Wie man inzwischen weiß, beeinflussen Androgene (männliche Hormone) jedoch nicht nur die sexuellen Aktivitäten, sondern auch die Phantasiebildung. Untersuchungen zeigten beispielsweise, dass sexuelle Phantasien nicht mehr als so bedrängend erlebt wurden, wenn bei den Betroffenen eine Reduktion des Testosterons vorgenommen wurde.

Unabhängig von der Testosteronwirkung können sexuelle Phantasien manchmal Merkmale von Zwangsideen und Zwangshandlungen annehmen, so dass Sexualpräferenzstörungen von einigen Wissenschaftlern inzwischen eher dem Spektrum der Zwangserkrankungen und nicht dem Bereich der sexuellen Störungen, zu-

VI. Ursachen und Erklärungsmodelle

gerechnet werden, u.a. wegen der oben genannten Beobachtung, dass einige Paraphilien auch bei einem verminderten Testosteronspiegel vorkommen. Auch wird diese Annahme dadurch unterstützt, dass sowohl bei Zwangsstörungen als auch bei paraphiler Symptomatik zumindest bei einigen Betroffenen in pharmakologischen Behandlungsstudien die Effektivität von antidepressiv wirkenden serotonergen Medikamenten (sog. Serotonin-Wiederaufnahme-Hemmer, SSRI) nachgewiesen werden konnte, was auch der Komorbidität (Begleiterkrankungen) von Sexualpräferenzstörungen mit Depressivität, Sucht und Angststörungen entspricht. Nach derzeitigem wissenschaftlichem Stand herrscht eine gewisse Bereitschaft in dem Punkt, zumindest einige Untergruppen von Präferenzstörungen den Zwangsstörungen zuzurechnen.

Die Bedeutung der verschiedenen **Neurotransmitter** (Serotonin, Dopamin, s.o.) auf das sexuelle Verhalten und Erleben ist bis heute noch nicht völlig geklärt. Grundsätzlich geht man zwar davon aus, dass sich Serotonin bremsend und Dopamin steigernd auf die Sexualität auswirken, jedoch wurde von Parkinson-Erkrankten im Zusammenhang mit einer den Dopaminspiegel erhöhenden Therapie auch von einer Verminderung sexueller Wünsche berichtet. Auch soll es bei diesen Patienten zu paraphiler Symptomatik gekommen sein (Berger et al., 2003).

Bei einigen Sexualstraftätern sollen gelegentlich **EEG-Auffälligkeiten** im linken Temporallappen beobachtet worden sein, jedoch ist die pathologische Bedeutung noch nicht geklärt. Stichhaltiger ist dagegen der Befund, dass bei einer allgemeinen Beeinträchtigung des Gehirns Impulsivität und die Tendenz zum Sadismus zunimmt (Aigner et al., 2000; Briken et al., 2005, Simpson et al., 1999).

Neuropsychologische Untersuchungen weisen auf unspezifische Beeinträchtigungen der Gehirntätigkeit hin, die sekundär z. B. pädophile Tendenzen begünstigen können (Ponseti et al., 2001). Nähere Ergebnisse und auch weitere biologische bzw. medizinische Besonderheiten, sind bisher noch nicht gefunden worden.

38. Psychische Ursachen: Kann paraphiles Verhalten erlernt (konditioniert) worden sein?

Sexualpräferenzstörungen können innerseelische Konflikte zugrunde liegen, die dem Betroffenen gar nicht bewusst zu sein brauchen (s. **Frage 39**). Paraphiles Verhalten kann aber auch konditioniert, d. h. erlernt worden sein. Sog. lerntheoretische Konzepte erklären sexuelle Präferenzstörungen zum einen

- mit der **klassischen Konditionierung**, d. h. z. B. mit der Koppelung eines (hier: abweichenden) Reizes (z. B. einem Wäschestück) mit einer sexuellen Erregung,

zum anderen

- durch **operante Konditionierung**. Diese besagt, dass ein Verhalten durch positive Bekräftigung verstärkt, also gelernt, und durch Bestrafung unterdrückt wird. Ein Löschen des Verhaltens kann durch Nichtbeachtung bewirkt werden. Ein paraphiles Verhalten kann dem Konzept des operanten Konditionierens zufolge z. B. dadurch entstanden sein, dass bei einer bestimmten sexuellen Erregtheit immer wieder der gleiche spezielle Weg zur entspannenden Lusterfahrung (Orgasmus) gesucht wird, der dann als Belohnung erlebt wird, so dass diese bestimmte Methode, z. B. die Sauerstoffreduktion (Hypoxyphilie), beibehalten wird.

Durch eine

- **differenzielle Verstärkung**, die z. B. darin bestehen kann, dass der Kontakt zu einer realen Partnerin frustrierend und die abweichende Eigenstimulierung belohnend erlebt wurde,

und durch

- **soziales Lernen (Modelllernen)**, z. B. durch Interneteinflüsse,

kann sich das deviante Verhalten dann weiter verfestigen.

Die Modelle der klassischen und operanten Konditionierung allein sind nicht überzeugend für die Erklärung paraphilen Verhaltens. Vor allem sind sie es deshalb nicht, weil danach wesentlich mehr Menschen Paraphilien aufweisen müssten, denn sexuelle Erregung kann mit allen möglichen Reizen (z. B. «im Auto») zusammenfallen. Es müssten zumindest wohl weitere Faktoren hinzukommen. Diese könnten bei den Betroffenen vorhandene

- *kognitive Einflüsse* sein, wie z. B. Einstellungen, Erwartungen und Haltungen, aber auch
- *emotionale Faktoren*, wie z. B. die Motivation, oder
- *konstitutionelle* und evtl. *biologische* Faktoren, wie Zeiten erhöhter Hormonspiegel (z. B. in der Pubertät).

Auch haben die Anhänger der Lerntheorie (sog. Behavioristen) über das Vorhandensein einer möglichen inneren Bereitschaft spekuliert, von bestimmten phylogenetisch vorbereiteten Klassen von Reizen sexuell stimuliert zu werden.

Eine solche Theorie, die sog. *Preparedness-Hypothese,* wurde z. B. auch zur Erklärung der Schlangenphobien herangezogen, die weitverbreitet sind, obwohl sie in unserer Region kaum klassisch konditioniert worden sein können, denn die wenigsten Schlangenphobiker wurden tatsächlich jemals von einer Schlange gebissen. Dagegen gibt es z. B. keine Phobien vor elektrischem Strom, obwohl wahrscheinlich wesentlich mehr Menschen einen Stromschlag erlitten haben als von einer Schlange gebissen worden sind.

Prinzipiell zählen zu solchen *evolutionär vorbestimmten Reizen,* für die Menschen eine gewisse Bereitschaft mitbringen, sexuell darauf zu reagieren,

- Teile eines Körpers,
- leblose Erweiterungen eines Körpers (z. B. ein Kleidungsstück),
- spezifische taktile (Berührungs-), gustatorische (Geschmacks-) oder olfaktorische (Geruchs-) Qualitäten einer Stimulation, wie z. B. die Beschaffenheit eines Materials (z. B. Samt).

Aus der **kognitiven Lerntheorie** stammende Konzepte legen hingegen den Schwerpunkt auf Denk- und Wahrnehmungsprozesse sowie auf Einstellungen. Nach diesen Theorien werden die Ursachen der Paraphilien u. a. in einer Art Selbsttäuschung gesehen. Sie bewirkt, dass durch eine kognitive Verzerrung der längerfristige Nachteil gegenüber der sofortigen Befriedigung ausgeblendet wird. An dieser Stelle setzt dann auch – als kognitive Methode der

Verhaltensänderung – das sog. Umstrukturierungslernen ein. Es besteht darin, dass mit den Betroffenen im Rahmen einer Psychotherapie gezielt eingeübt wird, Entscheidungen *für* einen langfristigen und *gegen* einen kurzfristigen Erfolg zu treffen.

39. Tiefenpsychologische Ursachen: Spielen unbewusste innerseelische Motive für die Entstehung eine Rolle?

Theorien über die Psychodynamik des Unbewussten zu entwickeln, ist Inhalt und Aufgabe der Psychoanalyse (Tiefenpsychologie). Sie wurde von S. Freud begründet, der auch die ersten, damals als sensationell und revolutionär empfundenen «Drei Abhandlungen zur Sexualtheorie» (1905) geschrieben hat. Von Freud stammt auch der Ausdruck «Perversion». Die Bezeichnung wird heute in der Fachwelt jedoch nur noch im psychoanalytischen Kontext verwendet.

Inzwischen wurden Freuds psychodynamische Theorien von anderen Autoren erweitert und ergänzt. Zum Teil wurden sogar völlig neue tiefenpsychologisch fundierte Konzepte und Ansätze aufgestellt.

Da psychoanalytische Theorien sehr komplex sind und die Terminologie für Laien leicht missverständlich ist, werden hier einige Grundzüge dargestellt, die für das allgemeine Verständnis innerseelischer Ursachen von Perversionen hilfreich sein können.

Die *gemeinsame Grundlage* aller psychodynamischer Theorien zur *Entstehung* von Perversionen ist die Annahme,

- dass Paraphilien unbewusste Ängste, die von der Erwachsenensexualität und der Frau ausgehen, zugrunde liegen, und
- dass diese durch die perverse Symptomatik abgewehrt werden.

Bei Perversionen, bei der die Partnerwahl abweichend ist, wie z. B. bei der Pädophilie (Kind) oder der Sodomie (Tier), aber z. B. auch beim Frotteurismus, wird besonders deutlich, dass

- Perversionen auch Ersatz- und Ausweichhandlungen darstellen können.

Solchen sog. *psychodynamischen Konzepten* liegt die Triebtheorie zugrunde, die von Freud entwickelt wurde und die die drei Instanzen «Es», «Ich» und «Über-Ich» (Gewissen) unterscheidet. Das «Es» steht für den Triebbereich, der aufgrund des Drucks von Seiten des «Über-Ichs» (eine Art Gegenspieler zum «Es») abgewehrt oder kontrolliert bzw. «in Schach gehalten» werden muss. Die zuständige Instanz, die dafür verantwortlich ist, dies zu tun, ist das «Ich». Diese Art Schaltzentrale kann allerdings sehr fragil, schwach und brüchig sein, d.h., es können sog. «Ich-Defizite» vorliegen. In diesen Fällen ist das «Ich» seiner Koordinationsaufgabe nicht ausreichend gewachsen, so dass sehr viel Angst hereinbrechen kann, die nicht mehr mit den üblichen Verdrängungsmechanismen abgewehrt werden kann. Es entwickelt sich stattdessen als eine sog. «neurotische Kompromisslösung» die Symptomatik, z. B. eine Perversion. Andere Gründe für die Bildung einer solchen «unteroptimalen Lösung», d.h. einer Störung, können sein, dass der Druck aus dem «Es» zu groß ist und/oder das «Über-Ich» zu wenig ausgebildet ist, so dass deshalb, vor allem in Verbindung mit einem schwachen «Ich», die Triebwünsche unzensiert durchgelassen werden.

Neuere tiefenpsychologisch fundierte Theorien setzen beim Zustand dieses «Ichs» bzw. des «Selbst» an, und gründen ihre Ansätze zum Verständnis der Entstehung psychischer Störungen und Erkrankungen auf der sog. «Ich»- bzw. «*Selbstpsychologie*».

Wenn Störungen in sehr frühen Jahren, d.h. in den ersten Lebenswochen- und Monaten eines Kindes entstehen, spricht man von *Frühstörungen*». Dazu zählen u.a.

■ narzisstische Störungen und Borderline-Erkrankungen.

Narzisstisch bedeutet,

■ dass das Selbstwertgefühl gestört ist.

Dies wird als sehr bedrohlich erlebt, zumal das «Ich» aufgrund der Schwäche nur wenig Spannung aushalten kann und das Erleben von einem Gefühl großer innerer Leere geprägt ist, die von den späteren Devianten unbewusst durch das perverse Symptom ausgefüllt wird. Auf dieser Vorstellung, nämlich

■ von dem perversen Symptom als Plombe,

basieren die neueren tiefenpsychologischen Erklärungskonzepte.

Ihnen ist gemeinsam, dass sie alle in der sexuellen Symptomatik eine Art «schöpferischer» Abwehrleistung in dem Sinne sehen, dass die Perversion für den Aufbau, den Zusammenhalt, die soziale Anpassung und das Selbsterleben des Betroffenen eine wichtige

Funktion hat. Dies hat zur Folge, dass die Devianten auf ihre Symptomatik gar nicht verzichten können, weil es sonst zu einer Dekompensation, also zu einem Zusammenbruch ihres «Ichs» kommen würde. Entsprechend entsteht nach Beseitigung einer Perversion auch das *Phänomen der «russischen Puppe»*. Damit ist gemeint, dass in jeder sichtbaren (manifesten) Perversion eine unsichtbare (latente) Perversion enthalten ist, so wie in jeder russischen Puppe eine andere versteckt ist. Nach Beseitigung eines perversen Symptoms entwickelt sich also gleich ein neues, so, als ob es im ersten versteckt gewesen wäre. Morgenthaler (1974 hat als erster dieses Phänomen beschrieben und daraus geschlossen,

- dass viele Perversionen eine fragile («zerbrechliche», «ichschwache») Persönlichkeit so stabilisieren, dass es bei Wegfall des gewohnten Befriedigungsmechanismus entweder zum Zusammenbruch oder eben zur Entwicklung einer neuen Perversion kommen muss.
- Damit bekommt die Perversion sozusagen die Funktion einer «narzisstischen» bzw. «perversen Plombe» (s. **Frage 42**).

Auch im Konzept von Stoller (1979) spielt der narzisstische Aspekt insofern eine Rolle, als für Stoller

- die Perversion die Umkehrung einer in der Kindheit erlebten Niederlage darstellt, die in einen Triumph im Erwachsenenalter umgewandelt wird.

Demnach stellt der perverse Akt also eine Reinszenierung (Wiederholung) des Traumas dar, das durch eine in der Kindheit passiv erlebte Kränkung durch die Mutter zum Zeitpunkt der Männlichkeitsentwicklung (z. B. eine Beschämung oder Frustration u.a.) entstanden ist, doch diesmal mit einem triumphierenden Ausgang. Als Beispiel kann man sich den Triumph eines Exhibitionisten über die sich erschreckende Frau im Park vorstellen. Stoller definiert in diesem Sinne

- die Perversion als eine erotische Form der Feindseligkeit,

d. h. als eine Phantasie, die gewöhnlich ausagiert werden muss, manchmal auch als Tagtraum oder in der Pornographie. Zur Steigerung der Erregung wird noch ein Risiko, eine «Angstlust» benötigt.

Ein ganz bestimmtes inneres unbewusstes Erleben, nämlich die «Umkehrung von Niederlage in Triumph» (s. o.) während einer bestimmten sexuell perversen Handlung, ist für das psychoanalytische Verständnis von Perversionen derart wichtig, dass es sogar für die psychoanalytische Definition einer Perversion unabdingbar ist (s. **Frage 30**). Daneben sind aus psychoanalytischer Sicht noch weitere Kriterien erforderlich, um eine bestimmte sexuelle Symptomatik als Perversion *definieren* zu können. Reiche (2001) hat fünf solcher Kriterien angegeben, die in **Frage 30** dargestellt und hier noch einmal zusammengefasst werden. Zu ihnen zählen

- das Benutzen eines Fetischs bzw. einen fetischistischen Umgang mit Teilen des Partners (z. B. seinen Exkremente). Der Fetischbegriff wird dabei in einer sehr weiten Form verstanden und kann sich auf fast jede Entfremdung in einem Liebesakt beziehen.
- Die perverse Szene, in die die zentrale innere Objektbeziehung (z. B. zur Mutter) externalisiert wird. Dabei handelt es sich bei den meisten ritualisierten perversen Szenen um die oben beschriebene Umwandlung einer in der Kindheit erlittenen Niederlage in einen Triumph durch die Ausübung der perversen sexuellen Aktivität.
- Das Element der sexuellen Erregung und Entladung (Orgasmus) selbst,
- die Komponente der süchtigen Unaufschiebbarkeit und
- das Phänomen der «russischen Puppe», d.h. der «Perversion in der Perversion» (s.o.).

Anhand dieser Kriterien wird auch deutlich, dass es wahrscheinlich keine «echten» sexuellen Perversionen bei Frauen gibt, denn weder aus der Praxis noch aus der Literatur sind Fälle bekannt, in denen eine Frau alle fünf Kriterien erfüllt hätte.

40. Sigmund Freuds Triebtheorie: Was ist mit «polymorph-pervers» gemeint?

Sigmund Freud (1856–1939) ist der Begründer der Psychoanalyse, einer Lehre über das Unbewusste, das von ihm als einer der ersten Forscher «entdeckt» wurde und über dessen «Funktionieren» er im Laufe seines Schaffens verschiedene Theorien entwickelt hat. Gleichzeitig stellte die Psychoanalyse für Freud auch eine Psychotherapiemethode dar, mit deren Hilfe er das Unbewusste nicht nur erforschen, sondern durch die Bewusstmachung seines Wirkens auch psychische Erkrankungen heilen konnte. Bis heute gründen sich auf seiner Theorie zahlreiche auf ihr beruhende psychotherapeutische Verfahren, die als «tiefenpsychologisch fundiert» bezeichnet werden. Daneben gilt die auf seiner Lehre beruhende «klassische Psychoanalyse» noch immer als ein in Deutschland auch von den Krankenkassen anerkanntes Heilverfahren.

Als besonders revolutionär und skandalös galt zu jener Zeit seine in den «Drei Abhandlungen zur Sexualtheorie» (1905) veröffentlichen Annahme, dass bereits Neugeborene und Kleinkinder verschiedene Formen spielerisch – lustvoller Befriedigungen kennen und sog. *Partialtriebe* haben, die später im Laufe der weiteren psychosexuellen Entwicklung in den reifen Sexualtrieb einmünden. Diese Entdeckung bezeichnete er als die «polymorph-perverse» Anlage der Kleinkinder. Freuds damaliger Theorie, seinem sog. ersten topischen Modell zufolge, treten die Partialtriebe nacheinander in Erscheinung und sind an bestimmte erogene Zonen (Mund, After, Penis) gebunden, durch die sie zunächst einzeln Befriedigung suchen. So hat beim Neugeborenen zunächst der orale Partialtrieb die Vorherrschaft. In dieser Phase wird besonders das Saugen und Beißen als lustvoll empfunden. In der sich anschließenden Phase des 2.–3. Lebensjahres herrscht der anale Partialtrieb vor. Er äußert sich darin, dass u.a. alles, was mit den Ausscheidungsfunktionen zu tun hat, lustvoll erlebt wird, aber auch die Einstellung zum Hergeben oder Zurückhalten sowie zu Macht und Dominanz werden in dieser sog. analen Phase geprägt. In der nächsten Phase, die

VI. Ursachen und Erklärungsmodelle

sich in etwa bis zum 4.–5. Lebensjahr erstreckt, wird der Genitalbereich mit dem Verlangen nach Schauen, Berühren, Zeigen usw. vom Kleinkind entdeckt. Nach dieser Phase, in der der genitale Partialtrieb die Vormachtstellung hat, werden die drei Partialtriebe dem genitalen Trieb untergeordnet und zum Sexualtrieb organisiert, d.h.,

- die Partialtriebe werden in die erwachsene, genitale Sexualität integriert und so gewandelt, dass später eine reife Sexualität gelebt werden kann.
- Das Fortbestehen eines nicht integrierten und transformierten Partialtriebes, eines sog. «Es-Abkömmlings», verstand Freud damals als Perversion.

Das Charakteristische der Perversionen im ursprünglichen Sinne bestand nach Freuds damaliger Auffassung also darin, dass Partialtriebäußerungen fortbestänen, ohne dass sie das psychophysische Gleichgewicht bedrohen würden. Bei Verdrängen der «triebhaft-sexuellen Impulse» ins Unbewusste, so Freud damals, entsteht eine Neurose. Deshalb bezeichnete Freud in seiner ursprünglichen Fassung die Neurose auch als «das Negativ der Perversion» im Sinne der Abwehr der Perversion.

Später überarbeitete er sein damaliges Modell und ergänzte es um ein zweites topisches Modell mit der Unterscheidung der drei Instanzen «Es», «Ich» und «Über-Ich». In seiner neuen Theorie führte Freud neurotische Störungen auf Fixierungen einzelner Partialtriebe im Kindesalter zurückgeführt. Perverse Regungen, wie sadomasochistische oder fetischistische Neigungen, lassen sich nach diesem Modell z. B. mit Fixierungen der analen Partialtriebe, oder exhibitionistische und voyeuristische Impulse mit Fixierungen der genitalen Partialtriebe erklären (s. Frage 41).

41. Triebtheoretisches Erklärungsmodell: Liegt Perversionen eine Kastrationsangst zugrunde und was versteht man eigentlich darunter?

Sigmund Freud ist der Begründer der Psychoanalyse und der erste Forscher, der konkrete Theorien über das Geschehen im Unbewussten entwickelt hat. Im Laufe seiner Schaffenszeit hat er seine Modelle über die Topografie des Unbewussten und über die Entstehung von Perversionen (s. Frage 40) verschiedentlich überarbeitet und ergänzt.

Im Rahmen seines zweiten topischen Modells des Unbewussten unterschied Freud die drei Instanzen «Es», «Ich» und Über-Ich». Das Über-Ich stellt dabei die Gewissensinstanz dar, die sich durch Kastrationsängste im Rahmen der Verarbeitung der Vater-Mutter-Kind-Dreiecksbeziehung in der sog. ödipalen Phase, etwa im 4. Lebensjahr entwickelt. Der Bereich des «Es» umfasst in Freuds Modell den Triebbereich, und das «Ich» hat eine Art Koordinierungsfunktion über beide Bereiche.

Die **Kastrationsangst** wird in der sog. phallischen Phase (3.–4. Lebensjahr) akut, in der sich der Junge mit seinen aktiven Regungen (Schauen, Sich-Zeigen) der Mutter gerne als aktiver potenzieller Liebhaber phantasiert. In dieser Phase nimmt der Junge aber auch verstärkt die Geschlechtsunterschiede, d. h. die Penislosigkeit der Mutter als Frau wahr, so dass er unbewusst die Vorstellung entwickelt, dass der Penis der Mutter abgeschnitten worden wäre. Er entwickelt daraufhin die Vorstellung, dass phallische Aktivitäten, die aus der Rivalität mit dem Vater um die Mutter herrühren können, eine Kastration zur Folge haben. Der Junge bekommt nun Angst, auch kastriert werden zu können.

In der «normalen» männlichen Entwicklung überwindet («verarbeitet») der Junge diese Kastrationsangst dadurch,

■ dass er sich mit dem Vater identifiziert und so das Rivalitätsverhältnis mit ihm um die Mutter auflöst, aus der triebaufschiebenden Gewissheit heraus, später – wie der Vater – eine Frau zu haben.

Bei der Perversion dagegen kann der Junge die Realitätswahrnehmung, dass Frauen keinen Penis haben, nicht ertragen, weil diese zu sehr Angst um das eigene Genitale auslöst. Er schreckt deshalb zurück, gibt die phallische Aktivität, d.h. die Konkurrenz mit dem Vater auf und kehrt auf die frühere anale Entwicklungsstufe zurück, in der die Lust nicht im Zusammenhang mit dem Genitale, sondern mit den Ausscheidungsfunktionen im Vordergrund steht. In der analen Phase werden aber auch Eigenschaften wie Macht, Herrschaft, Unterwerfung, Trotz, Lust am Beschmutzen usw. angelegt. Der Grund dafür wird in der Beziehung von Mutter und Kind deutlich, wenn es um das Verhalten um den «Topf» geht. Zum ersten Mal hat das Kind in dieser (analen) Situation Macht über die Mutter: es kann sie beherrschen, ihr etwas «schenken» oder «verweigern», oder es kann zu einem anderen, als dem von der Mutter erwarteten Zeitpunkt, etwas «machen» und damit Ärger hervorrufen, usw. Möglicherweise wird dem Kind aber auch von der Mutter der Wille gebrochen und es beginnt, sich zu unterwerfen.

Der später perverse Mann entwickelt aufgrund seines unbewussten Ausweichens vor der ödipalen Dreieckssituation (Vater, Mutter, Kind), in der sich ein Kind aktiv in die Konkurrenz begeben und sich darin zu behaupten lernen muss, keine reife, genitale Sexualität, sondern eine Sexualität aus analen und phallischen Elementen. Dabei bedient er (bzw. sein «Ich») sich der Abwehrmechanismen der Verleugnung und der Spaltung. Verleugnet wird die Penislosigkeit, und gespalten wird die Realitätswahrnehmung, und zwar in den realitätsangepassten Teil, der sehr wohl um die Geschlechtsunterschiede weiß, und den anderen Teil, der die Wahrnehmung nicht wahrhaben will.

Die oben beschriebene Auflösung des Kastrationskomplexes gelingt in einer normalen Entwicklung jedoch nur, wenn der Junge mit einer gewissen Selbstsicherheit in die ödipale Phase eintreten kann.

Für eine spätere perverse Entwicklung ist jedoch nach neueren psychoanalytischen Auffassungen charakteristisch, dass die ödipale Kastrationsangst zusätzlich unbewusste, frühkindliche Ängste vor Vernichtung und Selbstverlust aktualisiert (auslöst). Auf der Basis dieser narzisstischen Defizite entwickelt sich dann ein labiles männliches Selbstwertgefühl, verbunden mit einem angstvollen Verhältnis zu Frauen und einem schwachen «Über-Ich» (Gewissen). Diese Ängste werden dann in sexueller Form abgewehrt, aber es entsteht eine innere Notwendigkeit, sich der phallisch-sexuellen Unversehrtheit ständig neu zu vergewissern. Dies geschieht durch die Ausbildung perverser Symptome auf eine Weise, die die Bedrohung durch das erwachsene weibliche Genitale umgeht. Deutlich wird dies z. B. beim Voyeurismus, bei dem sich der Betroffene auf das Zuschauen beschränkt und sich unbewusst vergewissert, dass sexuelle Aktivitäten nicht zum Verlust des Penis führen.

42. Gestörtes Selbstwertgefühl: Was bedeutet eine «perverse Plombe»?

Neuere tiefenpsychologisch fundierte Theorien beschäftigen sich nicht primär mit dem triebdynamischen Geschehen eines Menschen, d.h. mit der Psychodynamik zwischen «Es», «Ich» und «Über-Ich», sondern mit dem Zustand des «Selbst» bzw. des «Ichs» (Frage 39). Störungen, die in den ersten Wochen, Monaten oder in der frühen Kindheit entstanden sind, können nachhaltig das Selbstwerterleben erschüttern und zu sog. *narzisstischen Persönlichkeitsstörungen* führen.

Menschen mit einer solchen Selbstwertproblematik leiden u.a. unter einer großen inneren Leere, die nur sehr schwer auszuhalten ist, vor allem, weil erschwerend hinzukommt, dass die Betroffenen auch nur wenig innere Spannung aushalten können. Durch die Entwicklung einer perversen Symptomatik kann unbewusst diese Leere ausgefüllt und Depressivität vermieden werden. Damit bekommt die Perversion die Funktion einer «narzisstischen Plombe». Dadurch, dass sie die Lücke des brüchigen, unvollständigen Selbst füllt, stellt sie eine Art Reparaturmechanismus dar. Durch die «perverse Plombe» können innere Konflikte ausagiert oder ausphantasiert werden, ohne dass der Zusammenhalt des restlichen Selbst und dessen Funktionen in der Realität gefährdet wird. Sie sorgt für die Stabilität des «Ichs», so dass auf sie gar nicht mehr verzichtet werden kann, ohne dass die Gefahr eines Zusammenbruches besteht. Wie eine echte Plombe ist sie aber doch aus einem anderen «Material» und bleibt somit der Gesamtpersönlichkeit mehr oder weniger fremd.

Das Konzept der **«perversen Plombe»** mit ihrer stabilisierenden Funktion für das «Ich» bei sexualpräferenzgestörten Menschen wurde von Morgenthaler (1974) beschrieben.
Während normalerweise das Selbst und die Geschlechtsidentität durch sexuelle Erregung und Befriedigung gestärkt und die Autonomie gefördert wird, werden bei Menschen mit Strukturdefiziten des Selbstsystems und einer daraus resultierenden brüchigen

Identität, die mit dieser Störung verbundenen Ängste durch eine verstärkte Sexualisierung abgewehrt.

Sexualisierung als Abwehrmechanismus findet sich tatsächlich häufig bei sog. Frühstörungen. Zu ihnen zählen narzisstische und Borderline-Persönlichkeitsstörungen. Bei Sexualdelinquenten sind sie nachweisbar besonders oft zu finden (s. **Frage 43**).

43. Sexualdelinquenten: Welche ihrer Verhaltensweisen deuten auf ein gestörtes Selbstwert- und Männlichkeitsgefühl hin?

Eine Analyse der perversen Symptomatik bei Sexualdelinquenten auf ihren Bedeutungs- und Ausdrucksgehalt hin (Schorsch et al., 1985) konnte tatsächlich bestätigen, dass dissexuelle Täter eine fragile männliche Identität und ein narzisstisches Erleben aufweisen. Aus dieser Persönlichkeits- und Geschlechtsidentitätsstörung resultieren entsprechend Aggressionen und Partnerschaftskonflikte, denn Frustrationen, die narzisstisch gestörte Menschen aufgrund ihrer schnell enttäuschten Erwartungen besonders häufig erleben, ziehen unmittelbar Aggressionen nach sich, wie die aus der Psychologie bekannte Frustrations-Aggressions-Theorie nachweisen konnte.

In der o. g. Untersuchung konnten sieben, für Sexualdelinquente typische, Verhaltensmerkmale ausfindig gemacht werden, die auf ein gestörtes Selbstwert- und Männlichkeitsgefühl hinweisen. Dazu gehören

- die **Demonstration von Männlichkeit**. Sie zeigt sich vor dem Hintergrund einer gestörten männlichen Identität am auffallendsten beim Exhibitionismus, bei dem die Darstellung von Männlichkeit und Potenz besonders deutlich inszeniert wird;
- das **Ausweichen vor genitaler Sexualität**. Es ist bei Sexualdelinquenten zu beobachten, die ebenfalls eine ausgeprägte Männlichkeitsproblematik aufweisen, die aber – im Gegensatz zu dem o. g. Verhalten – vor der als aggressiv und zerstörerisch erlebten genitalen Sexualität zurückschrecken und in eine warme, prägenitale Harmonie zurückfallen (regredieren), wie es z. B. bei manchen Formen der Pädophilie der Fall ist;
- **Wut und Hass**. Wenn diese Affekte im Vordergrund stehen, sind sie in der Regel auf Ohnmachtsgefühle und Frustrationen zurück-

VI. Ursachen und Erklärungsmodelle

zuführen, die aus früher erlebter Entwertung resultieren. Später entwickelt sich daraus dann meist eine Selbstwertproblematik.
- Perverses Verhalten kann auch als **oppositioneller Ausbruch** besonders bei Männern verstanden werden, die sich in überkontrollierten, abhängigen Partnerbeziehungen befinden und bei denen die Wut über die Kontrolle und die kontrollierende Partnerin durch episodisch vorgenommene paraphile Handlungen ein Ventil findet, das von der Beziehung abgespalten ist und von daher diese nicht gefährdet. Ein solches Verhalten findet sich aber auch bei Paraphilen, die ein sehr rigides Leben führen und die ihr sexuell deviantes Verhalten als Opposition und extremen Kontrast zu ihrem sonstigen Alltag einsetzen.
- Durch Omnipotenz, d.h. durch ein **Allmachtserleben,** können vorhandene Gefühle der Nichtigkeit und Wertlosigkeit sexuell kompensiert werden. Dies wird besonders bei aggressiven Sexualdelinquenten deutlich.
- Eine perverse Symptomatik kann auch zum **Auffüllen einer inneren Leere** dienen (s. Frage 42) und Gefühle der Einsamkeit und Depressivität überdecken, aber auch Trost bei Frustrationen spenden und dadurch eine Möglichkeit schaffen, die eigene Lebendigkeit zu spüren.
- Eine paraphile Symptomatik kann auch eine **identifikatorische Wunscherfüllung** darstellen, wie es z. B. in der Pädophilie besonders deutlich wird. Dabei werden eigene Selbstanteile, wie Schwäche und Bedürftigkeit, in das Kind projiziert und daraus Wünsche nach Zärtlichkeit und Geborgenheit abgeleitet, die dann vom Pädophilen «erfüllt» werden.

44. Sexueller Übergriff: Was spielt sich seelisch bei einem paraphilen Täter vor einem Sexualdelikt ab?

Sexualdelinquenten Übergriffen geht oft eine bestimmte, sich allmählich anbahnende Entwicklung voraus, die sich vor allem bei Tätern mit gefahrvollen Paraphilien immer wieder beobachten lässt. Dieses Muster besteht aus einer Trias (Dreiheit) von drei typischen Merkmalen. Dazu zählen

- ausgeprägte sexuelle **Tagträumereien,** die im weiteren Verlauf von
- zunehmender **Masturbation** mit immer abweichenderen sexuellen Phantasien begleitet werden und schließlich zur
- sozialen **Isolation** führen.

Diese Verhaltensaspekte bedingen schließlich einen Prozess, in dem die Täter allmählich jeglichen Sinn für eine normale Sexualität verlieren. Zu einer solchen Entwicklung gehört auch, dass sich die meisten späteren paraphilen Sexualgewalttäter als Ausgleich für das Einsamkeitserleben zumindest zeitweilig auch anderen paraphilen Handlungen zuwenden («Crossing») (s. **Tab.1**, S. 310; **Frage 46**).

Neben unmittelbaren Auslösern, die einer Tat vorausgehen, wie z. B.

- eine erlebte Kränkung,
- der Verlust des Arbeitsplatzes,
- Partnerschaftsprobleme oder andere
- Lebens- und Selbstwertkrisen,

liegen einer gefährlich paraphilen Entwicklung auch proximale (näher liegende) und distale (weiter entfernt liegende) Ursachen (s. **Frage 33**) zugrunde.

Distale Faktoren sind bereits in der **Kindheit** und **Jugend** angelegt. Typisch für spätere paraphile Sexualdelinquenten sind vor allem

VI. Ursachen und Erklärungsmodelle

- **Bindungsdefizite** und
- **Kompetenzmängel,** die durch
  - *fehlende elterliche Modelle* zum Erlernen eines angemessenen Sozialverhaltens durch
  - «*Broken-Home-Situationen*» mit
  - unter Umständen *erlebter körperlicher Gewalt* und
  - *sexuellem Missbrauch* bedingt sind, sowie eine
- **geringe Selbstwertschätzung** und
- **Misserfolge in Schule und Beruf.**

Die meisten späteren Täter wachsen in einer Umgebung häuslicher Gewalt auf und werden als Kind selbst Opfer von psychischem und sexuellem Missbrauch. Auch werden sie häufig geschlagen, so dass sie kaum tragfähige Bindungen zu anderen Menschen aufbauen können. Hinzu kommt, dass viele Väter und Mütter selbst über wenig soziale Kompetenzen verfügen und ein sozial verarmtes, zurückgezogenes Leben führen. Die meisten Väter gelten als aggressiv, häufig betrunken und wenig gesetzeskonform. Die Beobachtung eines solchen elterlichen Modellverhaltens führt zusammen mit den negativen Kindheitserfahrungen und der fehlenden Erziehung dazu, dass die Kinder später selbst Gewalt gegenüber anderen einsetzen und eine geringe Selbstwertschätzung entwickeln. Letztere ist mitverantwortlich dafür, dass die Kinder und Jugendlichen auch keinen Sinn darin sehen, sich anderen gegenüber respektvoll zu verhalten. Dies hat zur Folge, dass sie zunehmend sozial ausgegrenzt werden. Tagträumereien und eine vermehrte Phantasietätigkeit treten dann an die Stelle sozialer Beziehungen und Gemeinschaften. Allmählich stellt sich auch eine Angst vor realen sozialen und sexuellen Begegnungen ein, die wiederum eine zunehmende Phantasietätigkeit über sexuelle Kontakte bewirkt, bis es schließlich tatsächlich zu sexuellen Übergriffen kommt, die den vorher phantasierten Vorstellungen von Sexualität entsprechen.

Am **Beispiel von pädophilen Missbrauchstätern** wird dieser Prozess besonders deutlich, wobei sich bei ihnen die Bindungsstörungen in der Kindheit unterschiedlich bemerkbar machen.

Auf der einen Seite gibt es dependente (unsichere, abhängige) Kindesmissbraucher, die ein überstarkes Bedürfnis nach Nähe und Zuwendung, gleichzeitig jedoch auch Zweifel haben, ob ihnen das durch gleichaltrige Partner gewährt wird.

Andererseits gibt es auch schizoid-strukturierte Missbrauchstäter, die Ängste vor engen zwischenmenschlichen Beziehungen haben und die intime Kontakte mit Gleichaltrigen meiden, um keine Zurückweisung erfahren zu müssen. Beide Gruppen sind von daher disponiert, auf Kinder als Partner auszuweichen und sie zu missbrauchen.

In der **späteren Jugend** und im **frühen Erwachsenenalter** können proximale Faktoren wie

- depressive Verstimmungen und Angst mit
- Alkohol- und/oder Drogenkonsum als Bewältigungsversuch sowie
- evtl. bestimmte Persönlichkeitsfaktoren hinzu kommen.

Gemeinsam ist späteren Sexualtätern auch, dass sie eine innere Hemmung bzw. Abwehr gegenüber unangenehmen emotionalen Prozessen haben, d.h., dass sie sich unangenehmen Gefühlen nicht stellen, sondern ihnen ausweichen. Als Folge können Depressionen und Angst auftreten, die in der weiteren Entwicklung möglicherweise mit Alkohol- und Drogenkonsum bekämpft werden.

In der **Übergangszeit zur Jugend** können auch langwirkende und schwer beeinflussbare *falsche Einstellungen und Grundhaltungen* gebildet werden, die im weiteren Erleben das Verhalten bestimmen. Solche falschen Überzeugungen können

- Rechtfertigungen und nachträgliche Rationalisierungen, d.h. rechtfertigende Erklärungen, ihrer sexuellen Übergriffe sein.

Typisch sind solche Behauptungen wie «das Opfer hat mich provoziert» oder «das Kind erlebt bei den sexuellen Berührungen selber Lust», u.a. Damit einher gehen auch Ansichten wie «wer die Macht besitzt, kann tun was er will» oder «der Stärkere darf sich eben durchsetzen».

Eine weitere *falsche Kognition* (Vorstellung, Gedanke) hinsichtlich der Sexualtät ist, davon überzeugt zu sein,

- selbst keine Kontrolle über die eigene Sexualität zu besitzen und zu glauben,
- den vielen sexuellen Reizen in den Medien und anderswo unkontrolliert ausgeliefert zu sein.

Eine andere Haltung von Sexualstraftätern ist,

- dass sie alles ausblenden, was auf langfristig negative Folgen ihres Verhaltens schließen könnte.

VI. Ursachen und Erklärungsmodelle

Treten *zeitnahe Auslöser*, wie

- psychische Belastungen oder
- Frustrationen

hinzu, kommt es durch das Zusammenspiel aller genannter *distaler und proximaler Faktoren* zu einem immer weiteren Zunehmen der sexuellen Phantasien als Kompensationsversuche der inneren Spannungen und u. U. auch zu einem Ausweiten auf Gewaltphantasien.

Im *fortschreitenden Prozess* werden die sexuellen Übergriffe dann konkret in der Phantasie immer wieder durchgespielt. Schließlich braucht der Täter nur noch sein Opfer zu finden, und es geschieht der sexuelle Übergriff.

VII. Symptomatik und Verlauf

45. Partnereinbindungen: In welchen Beziehungsformen werden sexuelle Präferenzstörungen gelebt und wie partnerschädigend sind die einzelnen Störungsbilder?

Sexuelle Präferenzstörungen können in ganz unterschiedlichen Partnereinbindungen gelebt werden. In einigen Beziehungen gelingt es, dass sich die Partner in Bezug auf die vorhandenen Paraphilien einigermaßen arrangieren. In anderen Fällen, in denen die paraphilen Männer keine bereitwillige Partnerin zur Umsetzung ihrer Neigungen haben, werden meist die Dienste von Prostituierten in Anspruch genommen oder die Betroffenen leben ihre Phantasien im Rahmen anderer Möglichkeiten aus. Im schlimmsten Fall werden die paraphilen Phantasien mit einem nicht einwilligenden oder nicht einwilligungsfähigen Partner umgesetzt, wobei der Schaden für den Leidtragenden in Kauf genommen wird. Gerade bei nicht harmlosen Sexualpräferenzstörungen, wie beispielsweise dem gefahrvollen sexuellen Sadismus oder der Pädophilie, ist die nicht geringe Gefahr gegeben, dass es zu einem sexuellen Übergriff kommt.

Manchmal können Paraphilien nicht nur Fremd-, sondern auch Selbstverletzungen nach sich ziehen, wie es am Beispiel des Masochismus deutlich wird.

Wenn der Partner es ablehnt, sich an den ungewöhnlichen sexuellen Praktiken zu beteiligen oder wenn andere Menschen solche Verhaltensweisen als abstoßend und verwerflich empfinden, sind soziale Belastungen und Beeinträchtigungen der Beziehungen eine häufige Folge, die den Betroffenen in der Regel mehr zu schaffen macht als ihre Störung selbst.

Die Tatsache, dass die meisten Betroffenen nicht unter ihrer Symptomatik, sondern unter den Folgen, die ihre Neigung mit sich bringt, leiden, entspricht der Beobachtung, dass nur die wenig-

VII. Symptomatik und Verlauf

sten Männer mit sexuellen Präferenzstörungen starke Schuld- oder Schamgefühle aufweisen. An manchen nagen jedoch Zweifel, ob sie von ihren Partnerinnen akzeptiert werden würden, wenn diese von ihren Vorlieben wüssten. In der Regel suchen die meisten Paraphilen erst dann Hilfe auf, wenn ihr Verhalten sie auf irgendeine Weise mit der Gesellschaft oder dem Beruf oder mit der Partnerin und der Familie in Konflikt gebracht hat.

Über extreme *Schuld- und Schamgefühle*, klagen nur sehr wenige Paraphile. Häufig handelt es sich bei solchen Betroffenen um religiös veranlagte Menschen, die ihre Neigungen selbst für nicht akzeptabel und für unmoralisch halten.

Einige Betroffenen geraten in Schwierigkeiten, weil das deviante Verhalten zur *Hauptaktivität ihres Lebens* geworden ist. Beispiele sind nicht nur das Sammeln von fetischistisch besetzten Objekten, das leicht zu sozialen und finanziellen Problemen führen kann, sondern auch paraphile Männer, die eine *berufliche Tätigkeit* ergreifen, durch die sie ständig mit dem bevorzugten Reiz in Verbindung sein können. Hierzu zählen z.b.

- der Verkauf von Schuhen beim Schuhfetischismus oder
- die Betreuung von Kindern bei Pädophilen,
- die Kameraüberwachung in Umkleidekabinen beim Voyeurismus oder
- das Fotografieren des bevorzugten Reizes bei Berufsfotografen.

Als nicht ganz unproblematisch gelten solche Tätigkeiten deshalb, weil es dabei schnell zu Grenzüberschreitungen kommen kann, da die Betroffenen sich nicht immer so gut unter Kontrolle haben, wie sie es selbst gerne von sich glauben wollen.

Sexualpräferenzstörungen können sich in verschiedenen Erscheinungsweisen zeigen, die mit einem unterschiedlich stark ausgeprägten Grad der *Partnerschädigung* einhergehen. Sie werden deshalb je nach der Art der Partnerbezogenheit in sog. **«Hands-on»- und «Hands-off»-Delikte** eingeteilt.

- Beim **Voyeurismus** («*Hands-off*»-Delikt) ist die Partnerverletzung am geringsten, da der Partner «nur» beobachtet wird.
- Beim **gefährlichen Sadismus** («*Hands-on*»-Delikt*)*, bei dem die gewaltsame Verletzung bis hin zur Tötung des anderen in Kauf genommen wird, ist sie am größten.

Dazwischen liegt das

- «*Hands-off*»-Delikt **Exhibitionismus**, bei dem das Genitale vor einer arglosen Frau zur Schau gestellt wird.

VII. Symptomatik und Verlauf

- Der **Frotteurismus**, bei dem sich der Täter unerlaubt am Opfer reibt, stellt zwar ein «*Hands-on*»-*Delikt* dar, es ist aber eine Sexualdelinquenz mit relativ geringer Partnerschädigung.
- Um ein sehr stark partnerschädigendes «*Hands-on*»-*Delikt*, durch das das gesamte Leben der Opfer beeinträchtigt wird, handelt es sich bei jeder Form des **sexuellen Kindesmissbrauchs**, also bei der Pädophilie und dem Inzest mit Kindern.
- Der **Sadismus** beinhaltet zwar eine Partnerverletzung, ist aber dann kein «*Hands-on*»-*Delikt*, wenn er einvernehmlich ausgeübt wird. Dies gilt auch für die Eigenschädigung beim **Masochismus**.
- **Fetischismus** und **Transvestitismus** sind dagegen harmlose Erscheinungsweisen, die keine Sexualdelinquenz beinhalten.

46. Crossing und Begleiterkrankungen: Können Paraphile mehr als nur eine Neigung haben und gehen Sexualabweichungen noch mit anderen Erkrankungen einher?

Menschen mit sexuellen Abweichungen können nacheinander oder gleichzeitig mehrere Sexualpräferenzstörungen haben. Ein solches gleichzeitiges Auftreten oder das Nacheinander-Vorkommen von verschiedenen Paraphilien wird «**Crossing**» genannt. Wissenschaftliche Studien an Sexualstraftätern ergaben, dass etwa ein Drittel derjenigen, die durch Sexualdelikte *mit* Körperkontakt, wie z. B. Vergewaltigung oder Pädophilie, auffällig geworden waren, zeitgleich oder früher auch eine oder mehrere Paraphilien aus dem Bereich der Sexualdelinquenz *ohne* Körperkontakt, wie z. B. Voyeurismus oder Exhibitionismus, aufwiesen. Ein solches Crossing geschieht jedoch nicht nur zwischen unterschiedlichen Sexualpräferenzstörungen, sondern auch zwischen Handlungen mit *Familienmitgliedern* und mit *fremden* Personen sowie mit *weiblichen* und *männlichen* Opfern. Crossing und auch die durchschnittliche Häufigkeit, mit der die einzelnen Betroffenen von Paraphilie zu Paraphilie wechseln, gelten sogar als Risikomarker, die für die Beurteilung der Prognose oder auch für Frühinterventionen im Rahmen präventiver Maßnahmen in Betracht gezogen werden können (s. **Frage 100**; auch **Tab.1**, S. 310).

Sexuelle Abweichungen treten auch nicht selten im Zusammenhang mit anderen *psychischen Erkrankungen,*

- vor allem mit **affektiven Störungen**, wie Depressionen und Missstimmungen, auf.
- **Suchterkrankungen** kommen ebenfalls relativ häufig vor. Besonders unter Kindesmissbrauchstätern und Vergewaltigern wurde verschiedenen Studien zufolge ein höherer Anteil an Alkoholmissbrauch festgestellt. Auch wurden

VII. Symptomatik und Verlauf

- Angststörungen und soziale Phobien (Ängste) gehäuft bei paraphilen Menschen diagnostiziert.
- Desgleichen gehen **Störungen der Impulskontrolle**, besonders zwanghaftes Stehlen und Glücksspielen, sowie übermäßiges Essen und aggressive Handlungen gleichzeitig mit Paraphilen einher.

Ferner ergaben Untersuchungen,

- dass bei Kindern und Jugendlichen mit **ADHS** (Aufmerksamkeitsdefizit-Hyperaktivitäts-Syndrom) in ihrer späteren Entwicklung gehäuft Paraphilien bzw. Sexualstraftaten vorkommen. Ein Viertel der Männer mit Sexualpräferenzstörungen weisen ein ADHS-Syndrom auf (Kafka und Hennen, 2002).

Wie etliche Studien belegen, gehen Paraphilien auch mit

- verschiedenen **Persönlichkeitsstörungen** einher. Sie sind vor allem bei Sexualdelinquenten, die mit dem Gericht zu tun haben, sehr oft (über 80%) anzutreffen. Am häufigsten sind dissoziale, impulsive, narzisstische und Borderline – Störungen bei Sexualstraftätern zu finden. Allgemein, d.h. auch bei den nicht gerichtlich auffällig gewordenen Paraphilen, kommen besonders gehäuft schizoide, schizotypische, zwanghafte und vermeidende Persönlichkeitsstörungen vor (s. Frage 34–36). Diese Charakterstrukturen sind in Verbindung mit sozialen Ängsten auch eine Ursache dafür, dass nicht Frauen, sondern schwächere Personen, wie z. B. Kinder, Alte oder Tote, aber auch Tiere oder Gegenstände als Ersatzobjekte gesucht werden.

Eine besondere *körperliche Auffälligkeit*

- wurde vor allem bei gewalttätigen Sexualstraftätern gefunden. Gegenüber weniger gewalttätigen Sexualdelinquenten kommen bei ihnen signifikant häufiger unspezifische **Gehirnabnormitäten** vor. Allerdings ist die Bedeutung noch nicht geklärt.

Auch besteht eine Komorbidität (Begleiterkrankung) zu

- **Schizophrenie, Minderbegabung** und zu beispielsweise durch verschiedene körperliche Erkrankungen (auch Multiple Sklerose) und Gehirnverletzungen bedingten **psychoorganischen Beeinträchtigungen**.

Schizophrene Psychosen und eine leichte oder schwere Intelligenzminderung erhöhen das Risiko für ein *Sexualdelikt* hingegen *nicht*.

VII. Symptomatik und Verlauf

Allerdings haben abweichende sexuelle Verhaltensweisen, die manchmal bei

- hirnorganischen Schäden,
- bei geistiger Behinderung, oder auch
- bei Schizophrenie und
- in manischen Episoden

auftreten, nicht unbedingt immer etwas mit einer eigentlichen Paraphilie zu tun. Ein ungewöhnliches sexuelles Verhalten, das im Rahmen einer anderen Erkrankung oder Störung gezeigt wird, kann sogar ausdrücklich eine *Ausschlussdiagnose* zur Paraphilie darstellen.

Als eines der **differenzialdiagnostischen Unterscheidungskriterien** gilt u.a., dass ein im Rahmen einer anderen Krankheit gezeigtes abweichendes Sexualverhalten

- meist nur vereinzelt und auch
- erst im späteren Alter auftritt und auch
- sonst nicht die typischen Merkmale einer Sexualpräferenzstörung (s. **Fragen 24** und **26**) aufweist.

47. Verlauf: Verschwinden sexuelle Abweichungen irgendwann von selbst?

Paraphile Phantasien und Verhaltensweisen beginnen in der Regel schon in der Kindheit oder Pubertät. Zu einer klaren Ausformung kommt es dann meist aber erst zur Zeit des Heranwachsens oder im frühen Erwachsenenalter. Danach wird die Ausgestaltung der paraphilen Phantasien lebenslang fortgesetzt.

Doch zunächst nehmen die paraphilen Phantasien oder dranghaften Bedürfnisse im frühen Erwachsenenalter zu und bleiben in den meisten Fällen ab diesem Zeitpunkt stabil.

Sexualpräferenzstörungen verlaufen also

- meist chronisch und
- bleiben das ganze Leben lang bestehen.

Mit dem Älterwerden nehmen bei einigen Erwachsenen jedoch sowohl die abweichenden sexuellen Phantasien als auch die Handlungen ab. In anderen Fällen, vor allem als Reaktion auf psychosoziale Belastungen oder in Abhängigkeit zu anderen psychischen Störungen oder auch mit wachsender Möglichkeit, die paraphilen Wünsche ausleben zu können, kann die Paraphilie

- noch etwa bis zum Ende des 4. Lebensjahrzehntes einen fortschreitenden Verlauf nehmen.
- Mit weiter zunehmendem Alter nimmt die Symptomatik an Intensität eher ab und
- verschwindet manchmal auf der Verhaltensebene sogar zum Teil ganz.

Obwohl die Phantasien und Bedürfnisse bei den meisten Betroffenen praktisch immer vorhanden sind, gibt es bei vielen Betroffenen auch Phasen, in denen sich die Häufigkeit der Phantasien und die Intensität der dranghaften Bedürfnisse deutlich unterscheiden. Die Schwankungen im Erleben der Intensität der Störung sind von verschiedenen Faktoren und Einflüssen abhängig. Während in belastungsfreien Zeiten eher Phasen auftreten, in denen die Phantasien seltener sind und die dranghaften Bedürfnisse deutlich zurückgehen, kommen in angespannten Zeiten dagegen gehäufter Perioden vor, in denen die innere Unruhe von den Betroffenen stärker wahrgenommen und bedrängender erlebt wird.

Einige Sexualpräferenzstörungen

- nehmen einen fortschreitenden Verlauf. In solchen Fällen wird das abweichende Sexualverhalten zunehmend zu einem inneren Zwang und der Betroffene verliert immer mehr die Kontrolle darüber, bis er es schließlich gar nicht mehr abstellen kann.
- Wenn es am Ende die gesamte Persönlichkeit und das innere Erleben vollkommen beherrscht, sind die Kriterien einer «sexuellen Süchtigkeit», wie Giese (1973) sie beschrieben hat (s. **Frage 27**), erfüllt. Sie stellt sich an dem Punkt ein, an dem der Paraphile keine sexuelle Befriedigung mehr aus seinem Verhalten erfährt, gleichzeitig aber sein Bedürfnis sehr groß und bedrängend ist.

Die Frage, ob die Symptomatik ab dem frühen Erwachsenenalter stabil bleibt oder ob sie noch bis zum Ende des 4. Lebensjahrzehntes weiter voranschreitet, wie es z. B. bei dem extremen Sadomasochismus häufig der Fall sein kann, ist für die Beurteilung der Prognose und der Schwere der Störung von wesentlicher Bedeutung (s. **Frage 28**).

Fetischismus
48. Fetische: Wie wird ein Gegenstand zum sexuellen Fetisch?

Der Begriff «Fetisch» stammt aus dem portugiesischen Wort *feitiço* und bedeutet «Zauber». Portugiesische Seefahrer im 15. Jahrhundert gebrauchten diesen Ausdruck für die geschnitzten Tier- und Menschenfiguren aus Holz und Stein, die die Eingeborenen aus Westafrika als Kultgegenstände verehrten, da sie glaubten, dass sich mit ihnen ein göttlicher Zauber verbindet. Im 18. Jahrhundert verbreitete sich der französische Begriff *fétiche* für Gegenstände, denen eine magische Bedeutung und Wirkung zugeschrieben wird. Mitte des 19. Jahrhunderts wurde die Bezeichnung in die Psychologie eingeführt und für ein bestimmtes sexuell motiviertes Verhalten verwendet.

Unter sexuellen Fetischen werden also besonders stimulierend erlebte Gegenstände, vor allem Kleidung oder einzelne Kleidungsstücke (z. B. Seidenstrümpfe, Unterwäsche) oder Körperteile (z. B. Füße, Haarlocke) von Partnern verstanden, ohne die eine sexuelle Befriedigung nicht erreicht wird. Oft ist der Fetisch auch mit bestimmten Körpermerkmalen (z. B. Gerüche) oder anderen sinnlichen Qualitäten der weiblichen Haut oder des Genitales verbunden, so dass die daran erinnernden Materialien (z. B. Samt, Leder, Gummi) zu Fetischen werden können. In anderen Fällen bekommen verhüllende oder verschließende Gegenstände (z. B. Masken, Keuschheitsgürtel), aber auch bestimmte Funktionen (z. B. heiße, schwere, kalte Objekte) Fetischcharakter.

Schließlich kann der Fetisch völlig losgelöst von einer Partnersexualität sein und selbst zum Partnerersatz werden, wie es das Beispiel zeigt, wenn in einen Schuh oder in ein Stück Unterwäsche masturbiert wird. Manchmal wird, wie beim sexuellen Narzissmus, auch der Partner durch das Spiegelbild des eigenen Körpers ersetzt (Autofetischismus). In Übergangsformen zum Sadomasochismus können die Fetische auch Symbole von Unterwerfung und Abhängigkeit (z. B. Fesseln und Peitschen) sein. Manche Formen des Fetischismus zeigen auch eine Nähe zum Voyeurismus oder zum Exhibitionismus.

Was als Fetisch erlebt und benutzt wird, ist durch die sexuellen Vorlieben und Erfahrungen des Einzelnen mitbedingt und zum Teil von der jeweiligen Mode geprägt, die sich natürlich im Laufe des Lebens ändern kann. Aktuelle Formen sind Körperschmuck (Tattoos, Piercings) sowie einige Varianten, wie die Vorlieben für Frauen in nasser Kleidung (wet-look), wobei es darum geht, die Nässe in den eigenen Kleidern hochsteigen zu spüren oder zuzuschauen, wie das bei anderen geschieht.

Prinzipiell kann jedes fetischistische Objekt auch mit gegenteiligen Empfindungen besetzt sein (Antifetischismus) oder zum Ziel zerstörerischer Handlungen werden (Saliromanie).

Zwar haben gewisse Gegenstände und Körperteile eine sexuelle Anziehungskraft auch für «normale» Menschen, aber beim Fetischisten ist die Präferenz unwiderstehlich, unfreiwillig und oft in einem derart erheblichen Maße ausgeprägt, dass der Fetisch zum dominierenden Lebensmittelpunkt des Betroffenen werden kann. Neben einer Anhäufung der begehrten Gegenstände ist bei Fetischisten auch die Tendenz zur Anonymisierung und Isolierung typisch. Dies ist durch die sog. «*pars pro toto-Bildungs*»-Hypothese erklärbar, die wörtlich besagt, dass ein Teil (das Abbild, der Fetisch) für das Ganze genommen wird. Das Ganze bedeutet in diesem Fall die Vielfalt sexueller Stimulierungsmöglichkeiten bzw. ein ganzheitliches sexuelles Erleben. Auf den Fetischisten übertragen heißt das, dass anfangs der Partner durch ein Abbild von ihm, den Fetisch, repräsentiert wird. Später verblasst der Partner hinter dem Bild und schließlich verschwindet er ganz, so dass nur noch das Abbild (der Fetisch) als Partner übrig bleibt. Die Folge für den Fetischisten ist, dass er nicht auf eine Vielfalt von sexuellen Stimulierungsmöglichkeiten oder auf ein ganzheitliches sexuelles Erleben zurückgreifen kann, sondern dass seine Möglichkeiten auf nur wenige Reize beschränkt sind. So entsteht ein sich wiederholendes oder ausschließliches Muster zur Erlangung der sexuellen Erregung, das etwas Schematisches, Zwanghaftes und Unpersönliches hat, unter dem die Betroffenen teilweise auch leiden. Dies entspricht den ganz entscheidenden **Kriterien des Fetischismus,** zu denen gehört, dass für den Betroffenen

- der Fetisch die wichtigste Quelle sexueller Erregung darstellt und dass

VII. Symptomatik und Verlauf – Fetischismus

- er für eine sexuelle Befriedigung unerlässlich ist.

Fetischistische *Phantasien* werden hingegen nur dann als Störung angesehen, wenn sie in Rituale ausarten und so zwingend werden, dass sie den Geschlechtsverkehr beeinträchtigen und für den Betroffenen zur Qual werden.

Nach der klassischen Konditionierungstheorie kann jeder Gegenstand zum Fetisch werden, wenn seine Gegenwart oft genug mit Lust bzw. mit dem Erleben eines Orgasmus gekoppelt wurde. Nach einer Weile löst dann allein der Fetisch die sexuelle Erregung aus. Da Beobachtungen zeigen, dass die auf diese Weise konditionierten fetischistischen Reaktionen nicht lange anhalten, wurde wissenschaftlicherseits vermutet, dass es evolutionsbiologische «Prägungen» für bestimmte Reize gibt (sog. *Preparedness-Hypothese*). Für die Annahme solcher Dispositionen könnte die Tatsache sprechen, dass Fetischismus auch bei Primaten vorkommt.

Gestützt wird die Annahme, dass die Eigenart bestimmter Gegenstände selbst Qualitäten einschließen, die Menschen bereit machen, sexuell darauf zu reagieren, durch die wissenschaftlichen Studien von Bancroft (1985), der immer wieder drei solcher prinzipieller Eigenschaften von sexuellen Reizen fand, die einen Fetisch ausmachen: Es muss sich

- erstens um einen Teil eines Körpers handeln,
- zweitens um die leblose Erweiterung eines Körpers (z. B. ein Kleidungsstück) und
- drittens um die besondere Qualität einer spezifischen taktilen Stimulation (durch die Beschaffenheit oder Eigenart eines Materials wie z. B. Samt).

Andere Autoren haben hinzugefügt, dass in vielen Fällen auch

- sensorische, wie gustatorische (Geschmacks-) oder olfaktorische (Geruchs-), Qualitäten dazugehören müssen.

Aber auch für solche u. U. evolutionär vorbestimmte Auslöser sexueller Erregung gilt, dass die konkrete Wahl und Qualität eines Fetischs durch sich ständig ändernde kulturelle Einflüsse geprägt wird. Während früher z. B. Kleidungsstücke aus Samt und Seide bevorzugt wurden, stehen heute eher Gummi, Leder und Plastik im Vordergrund.

49. Fetischisten: Was machen sie eigentlich alles mit den begehrten Objekten?

Beim Fetischismus handelt es sich um eine Form des abweichenden Sexualverhaltens, bei der zur Erreichung sexueller Erregung oder Befriedigung überwiegend oder ausschließlich bestimmte Gegenstände oder Körperteile notwendig sind, die mit dem Weiblichen im weitesten Sinne zu tun haben. Dazu gehören

- sowohl weibliche Wäschestücke oder an das weibliche Geschlecht erinnernde Objekte (Pelze, Haare usw.)
- als auch mit Ausscheidungen verbundene Merkmale (Gerüche, Windeln) und Gegenstände (Leder, Gummi usw.).

Neben Körperteilen und unbelebten Objekten können aber auch

- bestimmte Funktionen (heiß, kalt usw.) und Eigenschaften des Partners oder
- die Art der Begegnung (Sadomasochismus, Autofetischismus) Fetischcharakter haben(s. Frage 48).

Am häufigsten benutzen Fetischisten weibliche Unterwäschestücke (Slips, BHs), Seidenstrümpfe, hochhackige Schuhe, Stiefel oder andere Kleidungsstücke, Perlenketten und Toilettenartikel. Manche Fetischisten finden es erregend, diese Gegenstände heimlich zu berühren, zu betrachten oder zu beriechen, oder sie küssen das Objekt auch einfach nur. Andere masturbieren, während sie den Fetisch dabei festhalten oder an ihm riechen und etliche bitten die Partnerin, den Fetisch bei den sexuellen Kontakten anzuziehen. Einige Fetischisten sind über die sexuellen Aktivitäten hinaus fast ausschließlich daran interessiert, sich eine Sammlung der begehrten Objekte anzulegen. Manche begehen dabei auch kleinere Diebstähle, um so viele Gegenstände wie möglich zu besitzen. Dabei können Fetischisten auch schon beim Wegnehmen der begehrten Kleidungsstücke zu einer sexuellen Befriedigung gelangen.

VII. Symptomatik und Verlauf – Fetischismus

Einige Betroffene machen auch Teile des weiblichen Körpers, wie Füße, Fußknöchel, Gesäß, Haare, Hände, Fingernägel, Ohren oder Brüste zum Fetisch oder auch Körperausscheidungen wie Kot oder Urin. Dabei kann es auch Verschiebungen auf Gerüche oder Windeln geben, die mit den Ausscheidungen assoziiert sind. Oft ist der Fetisch auch mit sinnlichen Qualitäten der weiblichen Haut oder des Genitales verbunden, wie bei Seide, Pelzen, Samt, Leder, Gummi usw., oder mit Eigenschaften der Partnerin, wie z. B. ihre Unerfahrenheit, manchmal auch mit bestimmten Tätigkeiten der Partnerin, wie z. B. den Haushalt machen.

Der Fetisch kann in ganz unterschiedlichem Grad in die partnerschaftliche Sexualität integriert werden. Bei einer fetischistischen Besetzung von Körperteilen, wie z. B. der Brust oder des Fußes, kann dies so geschickt geschehen, dass der Partnerin der Fetischcharakter kaum auffällt. Ebenso gilt dies für am Körper getragene Fetische, wie z. B. Kleidung aus bestimmtem Material oder Reizwäsche. Dabei kann der Geschlechtsverkehr, je nach Ausprägung der Neigung, entweder in dieser Form bevorzugt werden oder auch nur so möglich sein. Wenn der Fetisch nicht verfügbar ist, kommt es bei dem betroffenen Mann meist zu Erektionsstörungen.

Schließlich kann der Fetisch ganz losgelöst von der partnerschaftlichen Sexualität sein und selbst zum Partnerersatz werden, wie in Fällen, in denen in einen Schuh oder in ein Stück Unterwäsche masturbiert wird oder in denen, wie beim Autofetischismus bzw. beim sexuellen Narzissmus, der Partner durch das Spiegelbild des eigenen Körpers ersetzt wird.

Bei der Ausgestaltung seiner Neigung kann der Fetischist äußerst kreativ sein. Um sich möglichst viel Kontakt zu dem bevorzugten Objekt zu sichern, kann er sie deshalb sogar zum Beruf machen und z. B. Schuh- oder Wäscheverkäufer oder auch Fotograf werden.

Grundsätzlich sind die Vielfalt von Gegenständen oder Materialien, die zum Fetisch erhoben werden können sowie die Formen des Umgangs mit ihnen, unbegrenzt (s. **Frage 48**).

Gemeinsam ist allen Varianten, dass in der Regel

■ das Fehlen des Fetischs bei dem Betroffenen starke Unlust- und Unruhezuständen hervorruft und dass im sexuellen Erleben der Fetisch typischerweise den Partner ersetzt.

50. Krankheitsklassifikation: Wann handelt es sich bei fetischistischen Neigungen um eine Störung und wie ist in der Regel der Verlauf?

Ein Kleidungsstück oder ein intimer Gegenstand kann selbstverständlich in jeder Liebesbeziehung zum Inbegriff des geliebten Menschen oder zum «Stellvertreter» für ihn in seiner Abwesenheit sein. In diesen Fällen handelt es sich natürlich nicht um fetischistische Objekte. Auch handelt es sich nicht um einen Fetischismus, wenn sich die fetischistischen Gegenstände auf Geräte beschränken, die zum Zwecke der genitalen Stimulation extra hergestellt werden, wie z. B. Vibratoren.

Ebenfalls handelt es sich *nicht* um eine therapiebedürftige Störung, wenn fetischistische Phantasien, Bedürfnisse oder Verhaltensweisen nur sporadisch auftreten.

Nach den Kriterien der Internationalen Krankheitsklassifikation (ICD-10) muss vielmehr, um einen Fetischismus als Störung diagnostizieren und gegebenenfalls einen Behandlungsanspruch daraus ableiten zu können, der Fetisch

- die wichtigste Quelle sexueller Erregung darstellen oder
- er muss für die sexuelle Befriedigung unerlässlich sein.

Darüber hinaus ist

- ein Zeitraum von 6 Monaten erforderlich, in denen die fetischistischen Phantasien, dranghaften Bedürfnisse oder Verhaltensweisen wiederholt aufgetreten sein müssen.

Fetischistische Phantasien werden nur dann als Störung betrachtet,

- wenn sie in Rituale ausmünden und
- so zwingend und inakzeptabel werden,

- dass sie den Geschlechtsverkehr beeinträchtigen und
- für den Betroffenen zur Qual werden.

Im amerikanischen Diagnosesystem DSM-IV-TR wird darüber hinaus für eine Diagnosestellung gefordert, dass die intensiv sexuell erregenden Phantasien, dranghaften Bedürfnisse oder fetischistischen Verhaltensweisen, die den Gebrauch von *unbelebten* Objekten beinhalten, ein erhebliches Leiden oder Beeinträchtigungen in sozialen, beruflichen oder anderen wichtigen Funktionsbereichen verursachen.

Die Formulierung, dass es sich bei den Fetischen um «unbelebte Objekte» handeln muss, ist allerdings wissenschaftlich umstritten, da damit die wichtige fetischistische Neigung zu Körperteilen ausgeschlossen bleibt. Auch sind einige Experten der Auffassung, dass noch andere Formen paraphiler Neigungen dem Fetischismus zugerechnet werden müssten. Dazu sollen ihrer Meinung nach die sexuelle Erregung durch andere lebende Ersatzobjekte wie Tiere (Zoophilie) und Pflanzen (Dendrophilie), aber auch durch nichtlebende Ersatzobjekte, wie Tote (Nekrophilie) oder Statuen (Statuophilie) sowie die durch spezielle Attribute des Partners, wie Prothesen oder Gipsverbände ausgelöste sexuelle Erregung, gehören.

Eine spezielle Gruppe der Fetischismen bildet in diesem Zusammenhang auch die Einverleibung von Körpergeweben (Kannibalismus), Ausscheidungen (Koprophagie) und Fremdkörper in den Darm.

Nach allgemeinem Verständnis zählt der Fetischismus zu den harmlosen Paraphilien. Die Betroffenen werden gerichtlich kaum auffällig, allenfalls, wenn sie gelegentlich Diebstähle weiblicher Kleidungsstücke begangen haben.

Auch suchen sie nur selten therapeutische Hilfe auf. Anlässe sind in solchen Fällen meist finanzielle Schwierigkeiten durch die Beschaffung ihrer Fetische oder Grenzverletzungen im Beruf sowie Probleme mit der Partnerin.

Der Fetischismus **beginnt** gewöhnlich im frühen Erwachsenenalter.

- Seine besondere Bedeutung hat der Fetisch aber meist schon in der frühen Kindheit erlangt, dadurch, dass er mit einem Menschen in Verbindung gebracht wurde, zu der der Fetischist als Kind eine vertraute Beziehung gehabt hatte.

Hat sich der Fetischismus zu einer paraphilen Störung entwickelt,

- neigt er zu einem **chronischen** Verlauf.
- Auch bleibt die einmal festgelegte Fetischisierung meist stabil.

Allerdings *wandelt* sich die Funktion nicht selten im Verlaufe des Lebens. Zunächst wird der Fetisch meist in partnerschaftliche sexuelle Aktivitäten einbezogen, dann bevorzugt bei der Masturbation verwendet, bei der jeweils ein Orgasmus erreicht wird. In späteren Phasen sinkt nicht selten der Befriedigungswert des Fetischs und es können Orgasmusstörungen auftreten. Im weiteren Verlauf wird die Beschäftigung mit dem Fetisch dann intensiviert, wobei es fortschreitend zu sexuell-suchtähnlichen Verhaltens- und Erlebnisweisen kommen kann, die kennzeichnend für eine verfestigte Paraphilie sind (s. **Frage 29**).

51. Fetischismus: Kommt er häufig vor und wie entsteht er überhaupt?

Fetischistische Neigungen finden sich fast ausschließlich bei Männern. Wie häufig sie vorkommen ist wissenschaftlich kaum bekannt. Die wachsende Fetisch-Industrie und die Vielzahl von Adressen im Internet, in denen Bildvorlagen für ganz spezielle Vorlieben angeboten werden, lassen jedoch auf eine hohe Dunkelziffer schließen. In einer wissenschaftlichen Studie (Beier et al. 2005) (s. Frage 21) gaben knapp 30 % der Männer und 14 % ihrer befragten Partnerinnen an, fetischistische Phantasien gehabt zu haben. 26 % der Männer und 13 % der Partnerinnen hatten sie als Begleitphantasien bei der Selbstbefriedigung eingesetzt und rund 24 % der Männer und 12 % der Partnerinnen hatten sich bereits fetischistisch verhalten.

Hinsichtlich der **Entstehung** des Fetischismus gibt es sehr unterschiedliche Theorien, die auf ganz verschiedenen Konzepten basieren.

- Dem *lerntheoretischen* Ansatz liegt die Annahme zugrunde, dass jedes Verhalten, und damit auch eine Störung, durch bestimmte positive oder negative Verstärker gelernt wird.
- Das *psychoanalytische* Erklärungsmodell geht von der Annahme aus, dass unbewusste psychodynamische Prozesse und Konflikte für ein Symptom verantwortlich sind, wobei die genauen Vorstellungen von der Art der inneren Vorgänge auch innerhalb der psychoanalytischen Schulen unterschiedlich sind.

Während die **Lerntheorie** hinsichtlich des Fetischismus vermutet,

- dass er klassisch konditioniert worden ist, indem eine sexuelle Erregung wiederholt mit dem später fetischistisch besetzten Objekt gekoppelt wurde,

gehen die meisten **psychoanalytischen** Vorstellungen von einem
- nicht bewältigten Konflikt in der Ablösephase des kleinen Kindes von der Mutter als zentraler Bezugsperson aus.

Dieser Ablösekonflikt als Ursache des Fetischismus besteht aus tiefenpsychologischer Sicht aus einer unbewussten Trennungsangst verbunden mit der unbewussten Sehnsucht nach Rückkehr in die Einheit mit der Mutter. Die Verwendung des Fetischs dient im Rahmen dieses komplizierten Ablöseprozesses (s. u.) unbewusst der Abwehr dieses Wunsches, dadurch, dass der spätere Fetischist an sog. Übergangsobjekte fixiert bleibt.

Als *Übergangsobjekte* werden Gegenstände bezeichnet, die ein Ersatz für elterliche Funktionen darstellen und mit denen ein Kind üblicherweise die schwierige Phase der Ablösung von der Mutter im etwa 2.–3. Lebensjahr überbrückt. Einige Fetische erinnern auch deutlich an solche Übergangsobjekte und lassen den Zusammenhang bzw. den Stellenwert zu Gegenständen aus der Kindheit, wie z. B. die Schmusedecke, erkennen. Andere Fetische repräsentieren Körperteile und sind damit eine Art Sammelstelle aller mütterlicher Teilobjekte (z. B. Brust), die das Kind im Laufe seiner psychosexuellen Entwicklung verloren hat.

Nach der triebtheoretischen Lehre von S. Freud und seinem *Kastrationsangstabwehrkonzept* (s. **Frage 41**) entsteht das Ablöseproblem am Ende der analen Phase beim Eintritt in die phallische Phase durch die notwendig werdende Verarbeitung der ödipalen Konfliktsituation, in der der Junge die Identifizierung mit der Mutter aufgeben muss, um sie als Partnerin akzeptieren zu können. Dabei wird die alte Angst, sich von der Mutter lösen zu müssen, aktualisiert. Diese Angst wird vom Fetischisten regressiv abgewehrt, indem er die Einheit mit der Mutter durch Wiederbelebung oraler Beziehungsformen wieder herzustellen versucht. Damit werden z. B. Berührungen und Geruch wieder wichtig und es kommt zur Erotisierung introjizierter mütterlicher Teilobjekte, wie z. B. Brustgeruch usw. Würde der Junge nach Freuds Kastrationsangstabwehrkonzept in der phallischen Phase die Ablösung von der Mutter wieder rückgängig machen wollen, würde dies die Gefahr der Verschmelzung mit der Mutter als penislosem Wesen bedeuten, was die Kastrationsangst aktualisieren würde. Diese Kastrationsangst wird nun damit abgewehrt, dass der Junge die in der phallischen Phase gemachte Feststellung, dass die Mutter keinen Penis hat, verleugnet und zu der Vorstellung der analen Phase von der phallischen Mutter zurückkehrt. Die beiden an sich unvereinbaren unbewussten Bestrebungen, einerseits mit der Mutter verschmelzen, andererseits den Penis behalten zu wollen, bewirken einen ständigen Konflikt, der im Symptom des Fetischismus einen Kompromiss findet. Der Fetisch verkörpert einerseits das mütterliche Teilobjekt und verschafft so dem Fetischisten eine partielle Einheit mit der Mutter, andererseits steht er in einem direkten oder indirekten Zusammenhang mit dem mütterlichen Phallus dadurch, dass er ihn entweder direkt verkörpert, wie es z. B. beim Schuh-, Stiefel- oder Strumpffetischismus deutlich wird, oder ihn indirekt symbolisiert, wie beim Unterwäschefetischismus, bei dem der Fetisch dort ist, «wohinter sich der mütterliche Phallus verbirgt».

Transvestitismus
52. Fetischistischer Transvestitismus: Sind alle Männer, die gerne Frauenkleider tragen, pervers?

Der fetischistische Transvestitismus ist eng mit dem Fetischismus verwandt. Gebräuchlich sind auch die Bezeichnungen Transvestismus, Transvestitismus oder transvestitischer Fetischismus. Die Begriffsverbindung von Fetischismus und Transvestitismus liegt nahe, dass es zwischen beiden Paraphilieformen fließende Übergänge gibt. Tatsächlich kann der Transvestitismus in gewisser Weise auch als generalisierter gegengeschlechtlicher Kleiderfetischismus aufgefasst werden. Allerdings erhält die Frauenkleidung für den Transvestiten ihre erregende Wirkung in erster Linie als Symbol der Weiblichkeit und nicht als Fetisch mit bestimmten Eigenschaften des Objektes.

In dem Ausdruck Transvestitismus sind die lateinischen Worte *trans* (über) und *vestis* (Kleidung) enthalten. Mit der wörtlichen Übersetzung «Verkleidung» (engl. cross-dressing) ist die Symptomatik dieser eher zu den harmlosen Paraphilien zählenden Störung zum Teil schon charakterisiert. Es handelt sich um die Neigung von Männern,

- zum Zwecke der sexuellen Erregung für das andere Geschlecht typische Kleidung zu tragen.

Vom Fetischismus unterscheidet sich der Transvestitismus dadurch, dass die weibliche Kleidung und Aufmachung nicht nur *getragen* wird, sondern auch den Anschein erwecken soll, dass es sich um eine Person des anderen Geschlechts handelt. Deshalb wird von den meisten Transvestiten nicht nur *ein* weibliches Attribut benutzt, sondern sie statten sich in der Regel mit einer vollständigen Aufmachung inklusive Perücke, Schmuck, Kosmetika usw. aus. Einige Transvestiten beschränken sich jedoch auf einzelne Kleidungsstücke und tragen z. B. nur heimlich weibliche Unterwäsche (sog. Partialtransvestitismus).

Früher wurde jede Art der Verkleidung, die nicht der eigenen Geschlechtsrolle entsprach, als Transvestitismus bezeichnet und in Deutschland bis in das erste Viertel des 20. Jahrhunderts zum Teil wegen der fälschlicherweise vermuteten Verwandtschaft zur Homosexualität ausdrücklich als «grober Unfug» verboten. Heute hingegen ist das bloße Tragen typischer Kleidungsstücke des anderen Geschlechts weder verboten noch gilt es als sexuelle Abweichung.

Um eine **sexuelle Präferenzstörung** handelt es sich beim fetischistischen Transvestitismus lediglich dann,

- wenn das Anlegen und Tragen der gegengeschlechtlichen Kleidung die *Voraussetzung* zum sexuellen Erleben und zum Orgasmus ist und
- wenn die transvestitischen Verhaltensweisen, Bedürfnisse und Phantasien in einem Zeitraum von 6 Monaten wiederholt aufgetreten sind.

Nach dem eingetretenen Orgasmus und dem Nachlassen der sexuellen Erregung haben die Transvestiten den starken Wunsch, die weibliche Kleidung wieder abzulegen. Die Verkleidung bedeutet also für den Betroffenen eine intensive sexuelle Stimulation. Aufgrund dieses Kriteriums ist der Transvestitismus als Sexualpräferenzstörung auch nur bei Männern bekannt. Cross-Dressing kommt zwar auch bei einigen Frauen vor, es scheint dort aber wohl nur äußerst selten eine Voraussetzung für sexuelle Erregung zu sein.

Nach den Kriterien des amerikanischen Diagnosesystems DSM-IV-TR müssen die Betroffenen außerdem

- unter ihrer Störung leiden oder
- Beeinträchtigungen in sozialen, beruflichen oder anderen wichtigen Funktionsbereichen aufweisen.

Wenn das Cross-Dressing *nicht* an eine sexuelle Erregung gekoppelt ist, sondern nur vorgenommen wird, um zeitweilig die Erfahrung der Zugehörigkeit zum anderen Geschlecht zu erleben, handelt es sich *nicht* um eine Paraphilie, sondern um eine Unterform der Geschlechtsidentitätsstörung, die fachlich als «Transvestitismus unter Beibehaltung beider Geschlechtsrollen» bezeichnet wird. Unter diese Kategorie würde auch das Cross-Dressing von Frauen fallen, sofern es nicht tatsächlich die Kriterien einer sexuellen Präferenzstörung erfüllt.

In der «Szene» werden männliche Transvestiten «Drag Queens» und weibliche Transvestiten «Drag Kings» genannt.

53. Transvestitismus: Sind Transvestiten schwule Fetischisten?

Obwohl Transvestiten den Anschein erwecken wollen, eine Frau zu sein und manchmal einen «tuntenhaften» Eindruck hervorrufen können, hat Transvestitismus nichts mit homosexuellem Verhalten zu tun und ist deshalb nicht mit Homosexualität zu verwechseln.

In den meisten Fällen entsteht die sexuelle Erregung der Transvestiten durch die durch das Tragen der Frauenkleidung herbeigeführte Vorstellung, weiblich zu sein. Einige Transvestiten phantasieren, während sie masturbieren und dabei die weibliche Kleidung tragen, das weibliche Objekt ihrer vorgestellten Handlung zu sein. Andere stellen sich auch vor den Spiegel und betrachten sich dabei selbst als weibliche Partnerin.

Aufgrund dieses Verhaltens wurde Transvestitismus früher auch als Autogynäphilie bezeichnet.

Insgesamt können die bei der Masturbation begleitenden Gedanken ein breites Spektrum annehmen und von der Phantasie reichen, sich selbst vollständig als Frau gekleidet zu sehen, ohne dass die Genitalien dabei eine Rolle spielen, bis hin zu dem meist erst später auftretenden oben genannten Wunsch, eine Frau mit weiblichen Sexualorganen auch zu *sein* (transsexueller Transvestitismus) (s. **Frage 54**).

Trotzdem fühlen sich Transvestiten grundsätzlich als Angehörige des eigenen Geschlechts. Sie sind in der Regel auch sexuell auf Frauen orientiert, also nicht homosexuell, wenngleich bei einigen Transvestiten gelegentlich auch homosexuelle Kontakte vorkommen können.

Die meisten Transvestiten sind verheiratet oder in festen heterosexuellen Beziehungen. Einigen gelingt es sogar, ihre Frauen in ihre paraphile Neigung einzubeziehen.

Die meisten Ehen verlaufen jedoch eher problematisch, weil viele Transvestiten häufig selbstbezogen, misstrauisch-aggressiv und auch nur begrenzt zu Intimitäten fähig sind, so dass es sehr häufig zu ehelichen Streitigkeiten kommt, die weit über das transvestitische Verhalten hinausgehen. Aus diesem Grunde haben Transvestiten auch eher weniger Sexualpartner.

54. Cross-Dressing: Tragen Transvestiten immer Frauenkleider?

In der Regel besitzt ein Transvestit eine ganze Kollektion weiblicher Kleidung, die er unterschiedlich benutzt.

Manche Männer verkleiden sich nur, wenn sie Transvestiten-Bars und einschlägige Clubs aufsuchen, andere tragen weibliche Unterwäsche oder Strümpfe unter ihren Männerkleidern, einige kleiden und schminken sich auch tagsüber vollständig als Frau. Ein kleiner Prozentsatz tritt öffentlich auch gerne in Shows und Nachtclubs in der Frauenrolle auf («Drag Queens»). Das Ausmaß, in dem diese Transvestiten dabei erfolgreich sind, hängt von ihren Manierismen, ihrem Körperbau und ihrem Geschick ab, die weibliche Aufmachung präsentieren zu können.

Viele Transvestiten tragen bis zum Erwachsenenalter die weibliche Kleidung allerdings nicht öffentlich, sondern nur privat, meist vor dem Spiegel, und im Geheimen, so dass selbst Angehörige und Freunde selten etwas davon erfahren.

Meist wird der Transvestitismus nicht regelmäßig, sondern nur phasenweise und z. B. in Belastungssituationen verstärkt, ausgeübt.

Viele Transvestiten leiden unter ihrer Neigung, die sie selbst nicht abstellen können. Die längsten von ihnen berichteten Perioden, in denen sie es durchgehalten haben, keine Frauenkleider anzuziehen, betragen nur wenige Monate oder höchstens ein Jahr. Einer wissenschaftlichen Studie (Brown 1995) zufolge hatte ein Drittel der Befragten schon zumindest *ein* Mal versucht, alle Frauenkleider wegzuwerfen, zu verkaufen oder zu verschenken, um damit endgültig aufzuhören. Den heimlichen Wunsch, dies zu tun, äußerten drei Viertel der transvestitischen Männer. Als Begründung für solche Wünsche werden Ablehnung durch andere, vor allem durch heterosexuelle Partner oder Unsicherheiten hinsichtlich eines möglichen psychischen Gestörtseins angegeben. Nur eine kleine Minderheit hat schon einmal den ernsten Wunsch gehabt, die weibliche Kleidung andauernd tragen zu wollen, ohne sich selbst dabei bereits als transsexuell zu bezeichnen.

55. Transsexueller Fetischismus: Werden aus Transvestiten später Transsexuelle oder gibt es gar keinen Unterschied?

Die meisten Transvestiten (synonym: transvestitischen Fetischisten) wehren sich heftig, wenn sie mit Transsexuellen verwechselt werden, denn prinzipiell handelt es sich um zwei getrennte Störungen, die auch unterschiedlich diagnostiziert werden.

Der **transsexuelle Transvestitismus** unterscheidet sich vom transvestitischen Fetischismus dadurch, dass sich

- Transsexuelle im falschen biologischen Körper fühlen und
- das Tragen der gegengeschlechtlichen Kleidung ihrer subjektiv erlebten Geschlechtsidentität entspricht, auch wenn diese dem biologischen Geschlecht entgegensteht.
- Das Tragen der weiblichen Kleidung bereitet Transsexuellen keine sexuelle Lust und Erregung und
- es ist auch nicht notwendig, um zum Orgasmus zu gelangen.

Auch besteht unmittelbar nach der erlebten sexuellen Befriedigung

- kein Verlangen, die weibliche Kleidung abzulegen.
- Vielmehr wird durch das Tragen der weiblichen Kleidung ein Gefühl der Normalität und damit der Entspannung erlebt.

Der **transvestitische Fetischist (Transvestit)** hingegen

- identifiziert sich *nicht* mit dem weiblichen Geschlecht,
- sondern er findet es nur erregend, *zeitweilig* in die Rolle einer Frau zu schlüpfen,
- ohne aber die eigene biologische Geschlechtsidentität in Frage zu stellen.
- Auch wird das eigene Geschlecht prinzipiell nicht abgelehnt.

VII. Symptomatik und Verlauf – Transvestitismus

Obwohl es sich beim Transvestitismus und der Transsexualität grundsätzlich um zwei verschiedene Störungen handelt, nämlich um eine **Geschlechtsidentitätsstörung** beim **Transsexualismus** und um eine **Sexualpräferenzstörung** beim **Transvestitismus**, gibt es zwischen beiden *fließende Übergänge*, denn

- bei einigen Transvestiten bildet sich später eine Transsexualität heraus.

Da sich bei diesen Betroffenen der Wunsch nach einer hormonellen und operativen Geschlechtsumwandlung bzw. Geschlechtsangleichung an das gefühlte Geschlecht oft erst im Laufe der Zeit entwickelt, kann eine **endgültige Unterscheidung**, ob eine *Transsexualität oder ein Transvestitismus vorliegt*, unter Umständen erst

- nach einem längeren Alltagstest unter psychotherapeutischer Begleitung getroffen werden.

Eine transsexuelle Entwicklung mit dem Wunsch nach einer Geschlechtsumwandlung kommt nicht sehr häufig vor (s. **Frage 56**).

56. Verlauf und Vorkommen: Ab welchen Lebensjahren entwickelt sich ein Transvestitismus, wie häufig kommt er vor und gibt es ihn auch in anderen Kulturen?

Die transvestitische Neigung beginnt
- meist in der Kindheit oder
- in der Zeit des frühen Erwachsenenalters (Adoleszenz).

Die *anfänglichen* Cross-Dressing-Erfahrungen können darin bestehen,
- dass das Verkleiden nur heimlich geschieht oder
- dass nur bestimmte weibliche Wäschestücke getragen werden, aber auch darin,
- dass sofort ein vollständiges Tragen der Kleidung des anderen Geschlechts vorgenommen wird.

Später kann sich das Verkleidungsverhalten
- verstärken und
- ein anfänglich partielles (teilweises) Tragen kann im Laufe der Zeit
- in ein vollständiges Tragen der weiblichen Kleidung übergehen.

Von fast allen Transvestiten wird berichtet, dass am Anfang der Entwicklung ihrer transvestitischen Neigungen ein ganz bestimmtes Kleidungsstück begann, eine erotische Wirkung auf sie auszuüben, und dass sie es dann gewohnheitsmäßig zunächst nur bei der Masturbation und dann später auch beim Geschlechtsverkehr zur Steigerung der sexuellen Lust benutzt hätten.

Wenn der Aspekt der sexuellen Erregung *nicht* hinzutritt, oder wenn es um eine andere Motivation geht, nämlich um die, die **Erfahrung der gegengeschlechtlichen Anteile**, die bei jedem Menschen auch vorhanden sind, **in sich selbst** zu machen, liegt *keine* Sexualpräferenzstörung vor, sondern es handelt sich – diagnostisch und fachlich nicht unumstritten – um eine *Unterform der Geschlechtsidentitätsstörungen* (s. **Frage 58**).

Bei vielen «echten» Transvestiten nimmt mit zunehmendem Alter, d.h. etwa bis zum 40. Lebensjahr,

- das sexuelle Verlangen allmählich ab und
- verliert sich später sogar in der Regel ganz,
- nachdem es meist schon zuvor episodisch oder durchgehend geringer geworden war.

Auch ändern sich vor allem bei älteren Transvestiten im Laufe der Zeit die *Gründe* für das Cross-Dressing.

In einer Studie gaben 86% der durchschnittlich 45 Jahre alten Männer an, dass sie mit zunehmendem Alter immer weniger aus sexuellen Motiven zum Tragen der weiblichen Kleidung stimuliert wurden. Stattdessen habe bei ihnen das bereits oben erwähnte Bedürfnis zugenommen, die in ihnen vorhandenen gegengeschlechtlichen Rollenanteile, d.h. die Frau im eigenen Selbst, wenigstens zeitweilig deutlich und offen durch das Tragen der gegengeschlechtlichen Kleidung zum Ausdruck bringen zu wollen.

Wenn ein solcher **Motivationswechsel** stattgefunden hat, handelt es sich nicht mehr um eine Sexualpräferenzstörung. Deshalb muss die Diagnose «fetischistischer Transvestitismus», falls erforderlich, in eine Unterkategorie der Geschlechtsidentitätsstörungen mit der Bezeichnung «Transvestitismus unter Beibehaltung beider Geschlechtsrollen» umgewandelt werden.

In einigen Fällen wird das Tragen der weiblichen Kleidung auch zur Angst- und Depressionsabwehr eingesetzt oder es trägt zu einer inneren Beruhigung bei.

Bei anderen Transvestiten kann, insbesondere in Belastungssituationen, ein Gefühl des Unbehagens im eigenen Geschlecht, eine sog. **Geschlechtsdysphorie**, mit oder ohne depressive Symptome, auftreten.

Bei einem kleinen Teil dieser Betroffenen wird die Geschlechtsdysphorie zu einem festen Bestandteil ihres Erlebens und geht mit dem Bedürfnis einher, sich ständig als Frau kleiden und entsprechend leben zu wollen, so dass der Wunsch nach einer Geschlechtsumwandlung entstehen kann. Ein solcher transsexueller Entwicklungsverlauf im Sinne einer Geschlechtsidentitätsstörung ist aber nicht sehr häufig.

Eine Störung der Identität hinsichtlich der Geschlechtlichkeit in dem Sinne, dass der Betroffene wirklich glaubt, weiblichen Geschlechts zu sein, kommt sowohl bei Transvestiten als auch bei Transsexuellen so gut wie gar nicht vor.

Über die **Häufigkeit** transvestitischen Verhaltens gibt es wegen der Vielzahl der Ausprägungen und Verläufe keine Schätzungen. In der «Berliner Männerstudie» (Beier et al. 2005) (s. Frage 18) gaben knapp 5 % der Männer an, Phantasien zu haben, Frauenkleider zu tragen. 5,6 % setzten diese Phantasien bei der Selbstbefriedigung ein und 2,7 % gaben an, dass sie sich auch schon transvestitisch betätigt haben.

Verkleidungsphänomene im nicht sexuell motivierten Sinne kommen auch in anderen **Kulturen** vor. Als jahreszeitlich begrenzte Feste mit Rollentausch gibt es sie im Karneval. Auch kommen sie als religiöse Rituale z. B. bei den Schamanen und Priestern bestimmter Völkergruppen vor. Das gemeinsame Motiv dabei scheint zu sein, mit der Verkleidung Eigenschaften anzunehmen, über die der Betreffende ursprünglich nicht verfügt. Da die Verkleidung in diesen Fällen jedoch nicht der sexuellen Befriedigung dient oder Voraussetzung für sie ist, stellen diese Verhaltensweisen keinen fetischistischen Transvestitismus im eigentlichen Sinne dar.

57. Leidensdruck: Leiden Transvestiten unter ihrer Störung und suchen sie deswegen Hilfe auf?

Mehr als die Hälfte der betroffenen Männer gaben in einer Studie (Docter, 1988) an, dass das gelegentliche Tragen der weiblichen Kleidung nur geringe oder gar keine negativen Konsequenzen für ihr Leben haben würde.

Die überwiegende Zahl der Transvestiten fühlen sich mit ihrer Neigung wohl und berichteten sogar in einer anderen Untersuchung (Brown, 1995), dass ihre transvestitischen Vorlieben und Neigungen die wichtigsten, bereicherndsten und befriedigendsten Aspekte ihres erwachsenen Lebens seien. Die meisten Transvestiten verspüren auch keinen Wunsch, ihr biologisches Geschlecht wechseln zu wollen.

Nur eine kleine Minderheit hegt den ernsten Wunsch, die gegengeschlechtliche Kleidung andauernd tragen zu wollen, in der Regel jedoch, ohne sich selbst bereits als transsexuell zu bezeichnen.

Die *meisten* Transvestiten geben aber auch an, dass

- es einige oder mehrere Jahre der inneren Unsicherheit gegeben hat, bis sie sich mit ihrer sexuellen Präferenz endgültig haben anfreunden können.

In manchen Fällen wird das Tragen der weiblichen Kleidung auch zur

- Abwehr von Angst und Depressionen eingesetzt oder
- es trägt zu einer inneren Beruhigung bei.

Bei anderen Transvestiten kann insbesondere in Belastungssituationen,

- ein Gefühl des Unbehagens im eigenen Geschlecht, eine sog. *Geschlechtsdysphorie*, die mit oder ohne Depressionen verbunden sein kann, auftreten.

VII. Symptomatik und Verlauf – Transvestitismus

In einigen Fällen verspüren Transvestiten jedoch
- ein *anhaltendes* Unbehagen über die eigene Geschlechtsrolle oder Geschlechtsidentität.

In solchen seltenen Fällen kann diese Missstimmung mit dem Bedürfnis einhergehen, sich ständig als Frau kleiden und entsprechend leben zu wollen, so dass sich
- der Wunsch nach einer hormonellen oder operativen Geschlechtsumwandlung entwickeln kann.

Eine Störung der Geschlechtsidentität in dem Sinne, dass der Betroffene wirklich glaubt, weiblichen Geschlechts zu sein, kommt bei Transvestiten allerdings so gut wie gar nicht vor.
Nur eine Minderheit von schätzungsweise 25 %, bittet um **psychotherapeutische Hilfe**. Seitdem es das Internet gibt, scheint aber auch diese Zahl deutlich zu sinken. Die Motive, sich in professionelle Behandlung zu begeben, sind in der Regel Schwierigkeiten im privaten oder beruflichen Umgang mit anderen Menschen.

Die Vorstellungsgründe, Hilfe aufzusuchen, wurden von Brown (1995) in eine Rangreihe mit abnehmender Häufigkeit gebracht:

- Beginn einer Behandlung auf Anraten der Partnerin oder der Kinder,
- Suche um Rat bei der Frage, ob und wie die eigenen Kinder über die sexuelle Präferenz des Vaters in Kenntnis gesetzt werden sollen,
- Probleme am Arbeitsplatz mit Kollegen und Probleme mit Freunden,
- drohende berufliche Risiken und Karriereprobleme z. B. als Berufssoldat,
- Unsicherheiten, Scham- und Schuldgefühle wegen eines möglichen psychischen Gestörtseins,
- Begleiterkrankungen wie Alkoholabhängigkeit oder Depressionen, die oft als Behandlungsproblematik vorgeschoben werden,
- beginnendes Unbehagen im eigenen Geschlecht sowie
- allgemeine Missstimmungen.

Psychische Probleme wie Einsamkeit und Depressivität oder Alkoholmissbrauch als Folgezustand kommen beim Transvestitismus im Gegensatz zu anderen Paraphilien allerdings nur relativ selten vor.
Ganz anders sieht es jedoch mit den Befindlichkeiten derjenigen Transvestiten aus, die zur Homosexualität und zur Transsexualität neigen (s. **Frage 56**).

58. Verkleidungsmotive: Ist auch ein Cross-Dressing zum Spaß oder zur Selbsterfahrung schon eine Sexualpräferenzstörung?

Aufgrund der Beobachtung, dass bei vielen Transvestiten die sexuelle Stimulation durch das Tragen der weiblichen Kleidung mit zunehmendem Alter nachlässt und stattdessen vermehrt der Wunsch entsteht, die in ihnen vorhandenen Rollenanteile des anderen Geschlechts, die ja jeder Mensch in sich trägt, wenigstens ab und zu einmal klar zum Ausdruck bringen zu wollen, kamen einige Forscher (Brierley, 1979; Docter,1988) auf die Idee, **Phasenmodelle in der Entwicklung des Transvestitismus** zu beschreiben und empirisch (durch Studien) zu überprüfen.

Tatsächlich konnte ein *Kontinuum* gefunden werden,

- das von einer frühen fetischistischen Episode
- bis hin zu einer späten Phase mit «Transvestiten-Rollen-Identität» reicht und

als Ganzes in eine

- frühe, eine mittlere und eine späte Entwicklungsphase

unterteilt werden kann.

Durch eine Untersuchung an einer Stichprobe von transvestitischen Männern (Docter, 1988) konnte ein **typischer Verlauf** belegt werden, der dadurch gekennzeichnet ist, dass *mit zunehmendem Alter*

- die Häufigkeit zunimmt, mit der sich die Betroffenen vollständig als Frau verkleiden,
- das Interesse ansteigt, ausgesprochen feminine Verhaltensweisen und Rolleneigenarten zu präsentieren und schließlich
- die – wenngleich stets zeitlich begrenzten – Episoden zunehmen, in denen sich die Betroffenen zeitweilig betont selbstbewusst und von sich selbst überzeugt als Frau erleben und zeigen möchten.

Diese Beobachtungen untermauern wissenschaftlich, dass bei vielen Transvestiten mit zunehmendem Alter das Bedürfnis an Bedeutung zu gewinnen scheint, immer wieder einmal für einige Zeit die Erfahrung der Zugehörigkeit zum anderen Geschlecht erleben zu wollen. Dieses Cross-Dressing-Verhalten stellt aber keine Sexualpräferenzstörung mehr dar, denn diese setzt voraus, dass das Tragen der weiblichen Kleidung notwendig ist, um eine *sexuelle Befriedigung* zu erlangen.

Wenn das Cross-Dressing nicht zur eigenen sexuellen Stimulierung und Erregung eingesetzt wird, sondern wegen des o. g. Identitätsaspektes, der «Frau im Mann» Ausdrucksmöglichkeiten verschaffen zu wollen oder wenn sich bei einer früher vorhandenen transvestitischen Sexualpräferenzstörung die Motivation in die o.g. Richtung geändert hat, handelt es sich nach den Kriterien des internationalen Diagnosesystems ICD-10 ausdrücklich nicht bzw. nicht mehr um einen «fetischistischen Transvestitismus», sondern um eine

- Unterform der Geschlechtsidentitätsstörungen mit der Bezeichnung **«Transvestitismus unter Beibehaltung beider Geschlechtsrollen»**.

Bei Männern, auf die diese Kategorie zutrifft, darf allerdings *nicht* der Wunsch nach langfristiger Geschlechtsumwandlung oder chirurgischer Korrektur bestehen.

Das Vorhandensein dieser Kategorie ist wegen ihrer Inkonsequenz umstritten, denn, um eine Störung diagnostizieren zu können, bedarf es nach den eigenen Kriterien des internationalen Diagnosesystems eines Leidens, das bei diesen Männern aber nicht gegeben ist.

Aus einem Cross-Dressing Verhalten, das nur unter diese Kategorie fällt, kann sich allerdings später noch ein Transvestitismus entwickeln.

59. Ursachen: Welche Erklärungen gibt es für die Entstehung des Transvestitismus?

Die Ursachen für den Transvestitismus sind letztlich nicht bekannt bzw. es lassen sich keine empirischen Befunde zur Absicherung der vorhandenen Theorien finden. Die meisten Erklärungsversuche sind außerdem nicht spezifisch auf den Transvestitismus zugeschnitten. Über die Motive eines Cross-Dressings gibt es lediglich verschiedene Vermutungen, die jedoch kein einheitliches Bild ergeben.

Gesichert erscheint jedoch, dass offene Homosexualität nur in den wenigsten Fällen eine Rolle spielt, denn bei den meisten Transvestiten besteht eine gelebte (manifeste) heterosexuelle Orientierung. Einige Psychoanalytiker vermuten dabei aber eine unbewusste, durch die Verkleidung abgewehrte Homosexualität (s.u.).

Da Transvestiten häufig in festen Paarbeziehungen mit einer Frau leben, wird davon ausgegangen, dass bei der Mehrheit der Transvestiten ein Wunsch nach Identifikation mit einer gegengeschlechtlichen Bezugsperson bestehen könnte. Diese Annahme lässt sich tiefenpsychologisch ableiten.

Aus **psychodynamischer Sicht** wird nämlich vermutet, dass dem Transvestitismus der unbewusste Wunsch nach Aufhebung der Trennung von der Mutter zugrunde liegt, denn durch das transvestitische Verhalten wird unbewusst die Wiedervereinigung mit ihr vorgenommen (s.u.). Dieser Prozess ist mit Freuds *Kastrationsangstabwehrkonzept* (s. **Frage 41**) erklärbar:

Der Ablösungsprozess des Kindes von der Mutter erfolgt normalerweise im 2.–3. Lebensjahr. In der ödipalen Phase (etwa 4. Lebensjahr) muss ein Junge die Identifizierung mit der Mutter aufgeben, um eine von ihr unabhängige männliche Identität zu entwickeln. Dadurch werden Ängste, sich von ihr lösen zu müssen, freigesetzt. Wenn der Junge diesen Ängsten nachgäbe und mit der Mutter wieder verschmelzen würde, würde die Kastrationsangst wieder hochkommen, d.h. aktualisiert werden, denn die Beibehaltung der Verschmelzung mit der Mutter bedeutet auch das Wahrnehmen ihrer Penislosigkeit, das Kastrationsangst hervorruft. Nach Freuds Kastrationsangstabwehrkonzept wehrt der spätere Transvestit seine Kastrationsangst zum einen durch Verleugnung der Penislosigkeit der Mutter ab. Auf diese Weise kann er mit der Mutter ohne Kastrationsangst verschmelzen, d.h. er kann seinen Penis dabei behalten, und zum anderen ermöglicht die weibliche Erscheinung zusammen mit dem Tragen des Phallus dem Transvestiten die Vereinigung des Gegensätzlichen im Moment der sexuellen Erregung.

Andere psychodynamische Hypothesen gehen von einem unbewussten *Homosexualitätsabwehrkonzept* aus. Sie vermuten, dass der Transvestit seine homosexuellen Wünsche verleugnet und unbewusst einen gleichgeschlechtlichen Partner sucht. Durch das Arrangement mit seiner Verkleidung nimmt er die weibliche Identität und scheinbar das weibliche Geschlecht an, so dass er *als Frau* einen Mann anziehend finden und dadurch seine unbewussten homosexuellen Impulse abwehren kann.

Lerntheoretische Annahmen gehen davon aus, dass der Transvestitismus als Ergebnis eines operanten Konditionierungsprozesses zu verstehen ist. Sie stützen sich u.a. auf einige Fallstudien, in denen beschrieben wurde, dass Transvestiten als Kinder für das Verkleiden von ihren Eltern oder anderen Erwachsenen positiv verstärkt wurden, indem sie als «niedlich» bezeichnet wurden. Auch wurde vermutet, dass ein wiederholtes Masturbieren in Frauenkleidern den Transvestitismus im Sinne einer klassischen Konditionierung bewirken könne. Im Unterschied zum psychoanalytischen Triebmodell erklären Konditionierungsprozesse jedoch die Intensität des sexuellen Dranges nicht befriedigend.

Deshalb wurden Konzepte entwickelt, die von einem **Zusammenspiel biologischer und psychischer Faktoren** ausgehen, die in besonderen, d.h. kritischen Zeitperioden wirksam und für die Entstehung der Geschlechtsidentität und der Partnerorientierung entscheidend seien. Unter diesen Gesichtspunkten entstand auch das Konzept der sog. «*Love-Maps*», einer Art «innerer Landkarten der Verliebtheit» (Money, 1986), die sich durch eine enge Verbindung zwischen inneren Triebkräften und äußerlichen Reizbedingungen in besonders sensiblen Entwicklungsperioden (z.B. erste Masturbationserfahrungen und dazugehöriger Kontext), «im Kopf» bilden würden. Die «Love-Maps», so die Theorie, würden durch eingeübtes Verhalten eine Eigendynamik entfalten und zur treibenden Kraft werden, wiederholt erfahrene sexuelle Befriedigungsmuster beizubehalten, die als beglückend erlebt worden sind. Allerdings bleibt auch hier fraglich, ob durch dieses Konzept Transvestitismus ausreichend erklärt werden kann.

Exhibitionismus
60. Exhibitionisten: Ist es gefährlich, ihnen zu begegnen?

Der Begriff Exhibitionismus ist aus dem lateinischen Wort *exhibere* abgeleitet und bedeutet wörtlich «zeigen», «darstellen». Entsprechend ist der Exhibitionismus die Fachbezeichnung für ein abweichendes Sexualverhalten, bei dem sexuelle Erregung und Befriedigung dadurch erreicht wird, dass die nackten Geschlechtsorgane gegenüber Fremden, arglosen Menschen, meist handelt es sich um Frauen oder Kinder, ohne Aufforderung zur Schau gestellt werden. Die *sexuelle Lust* besteht für den Exhibitionisten darin,

- dass sich die unfreiwillige, nichtsahnende und überraschte Person erschreckt.

Gewöhnlich stehen Exhibitionisten in einiger Distanz von ihren Opfern entfernt und machen manchmal auch durch Zurufe auf sich aufmerksam.

Nur *selten* kommt es vor, dass

- Exhibitionisten direkt Kontakt mit den Frauen aufnehmen oder weitere sexuelle Handlungen mit ihnen unternehmen.

Auch werden Exhibitionisten normalerweise

- nicht aggressiv oder gewalttätig.

Manchmal masturbieren sie, während sie ihr Genitale zeigen, oder sie phantasieren dabei, dass die Frau durch das Zurschaustellen sexuell erregt wird. Allerdings haben sie bei der Exhibition nicht immer eine Erektion. In anderen Fällen befriedigen sich Exhibitionisten auch erst zu Hause, während sie sich die Szene wieder in Erinnerung rufen. Nach der sexuellen Entspannung folgt meist schlagartig die Ernüchterung, verbunden mit den Gefühlen der

Scham, Reue und Erniedrigung sowie der Einsicht in das Absurde ihres Tuns. Häufig spielt die stimulierende und enthemmende Wirkung von Alkohol in der Tatsituation eine Rolle.

Exhibitionisten geht es in erster Linie *nicht* darum, Frauen direkt sexuell nahe zu kommen oder sie anzugreifen, sondern bei der Beziehungsinszenierung mit der Frau, vor der exhibitioniert wird, geht es vielmehr um die Demonstration von Macht, Überlegenheit und Triumph des sich eigentlich ohnmächtig und Frauen unterlegen fühlenden Exhibitionisten.

Gehen Frauen auf das scheinbare sexuelle Angebot ein, erschrecken die Exhibitionisten und treten die Flucht an, denn sie sind dann nicht mehr Herr der Situation und können sie nicht mehr kontrollieren, was für den exhibitionistischen Akt aber entscheidend ist. Reagieren die Frauen dagegen verschreckt, panisch oder mit Ekel, steigert dies die Erregung des Exhibitionisten, denn das Erschrecken der Frau wird als Beweis für die Macht des Phallus erlebt und als orgastischer Triumph gefeiert.

Obwohl Exhibitionismus zu den harmloseren dissexuellen Präferenzstörungen («Hands-off»-Delikt) zählt, handelt es sich, da Menschen unfreiwillig betroffen sind, um eine sexualdelinquente Sexualpräferenzstörung und damit um ein strafbares Vergehen, das in § 183 des deutschen StGB unter die «Straftaten gegen die sexuelle Selbstbestimmung» fällt und auf Antrag geahndet wird. Bei Nachweis einer Therapie kann eine Strafminderung oder Verfahrenseinstellung erfolgen. Andere, öffentlich vorgenommene, nicht exhibitionistische sexuelle Handlungen, die absichtlich oder wissentlich ein Ärgernis erregen, erfüllen den Straftatbestand des § 183a «Erregung öffentlichen Ärgernisses».

Die Auswirkung der Exhibition vor *Kindern*

- wird sehr oft überschätzt, denn sie ist meist geringer als allgemein angenommen wird.

Dennoch besteht in jedem Fall, also nicht nur auf Antrag, eine Strafbarkeit nach § 174 bzw. 176 StGB für Männer und Frauen, die sich vor Schutzbefohlenen und Kindern exhibitionistisch verhalten (sexueller Missbrauch).

61. Exhibitionistischer Akt: Was geht in einem Exhibitionisten vor, wenn er sein Geschlechtsorgan ungebeten Fremden präsentiert?

Dem Akt des Entblößens geht eine

- große innere psychische Spannung,
- eine sexuelle Aufgeladenheit mit
- Rastlosigkeit, Unruhe und Getriebensein voraus.

Im Moment des Wartens kann die Anspannung sogar so weit reichen, dass der Exhibitionist Kopfschmerzen und Zuckungen bekommt.

Von den Exhibitionisten selbst wird immer wieder die subjektiv erlebte Zwanghaftigkeit ihres Tuns beschrieben und dass sie, obwohl durch ihr Verhalten die soziale Existenz zum Teil massiv gefährdet ist, sie wegen der enormen Dranghaftigkeit nicht davon ablassen können.

Die innere Verfassung der Exhibitionisten vor der Tat wirkt durch die extreme Einengung der Aufmerksamkeit auf den Akt der Entblößung und aufgrund der Unfähigkeit zur Einfühlung in die Reaktion der Frauen, eigenartig realitätsfern. Unkorrigierbar durch die realen Umstände projiziert der Exhibitionist seine sexuell geladene Gestimmtheit in das weibliche Gegenüber hinein und es ist ihm in dem Moment nicht vorstellbar, dass die betreffende Frau völlig anders gestimmt ist und ihr im Moment nichts ferner liegt als die Sexualität. Zur Überprüfung der Gestimmtheit der Frau kann es aufgrund der sprachlichen Kommunikationslosigkeit der Entblößungssituation auch gar nicht kommen und so führt die Projektion der sexuellen Erregung in die Frau ins Leere. Eine tatsächliche Kommunikation wird vom Exhibitionisten auch gar nicht beabsichtigt, denn er glaubt, dass die Mächtigkeit des Phallus (erigierter Penis) über alle Schamgrenzen hinweg eine hinreichende Sprache auf nonverbaler Ebene darstellt, die auch verstanden wird. Der

Exhibitionist unterstellt also, dass das entblößte Genitale ernst genommen wird und dass die Frau neugierig und fasziniert hinschauen wird. Gerade eine solche Reaktion, nämlich das Fasziniert- oder Überwältigtsein durch die symbolische Macht des Phallus, bleibt im Allgemeinen jedoch aus. Vielmehr beinhaltet das Erschrecken der Frau, falls es gezeigt wird, mehr die Furcht vor einer realen Bedrohung, bzw. Aggression. Auch andere Reaktionen der Frauen, wie moralische Entrüstung, mitleidige Zuwendung, Lachen, herablassende und abschätzige Äußerungen oder auch nur neutrales Verhalten, gehen an der Absicht des Exhibitionisten vorbei, ohne dass er es begreift. Wenn es ihm jedoch bewusst wird, erlischt sein Spannungszustand schlagartig und lässt nur noch Beschämung zurück.

Gehen Frauen auf das scheinbare Angebot ein,

- erschrecken die Exhibitionisten und treten die Flucht an,

denn sie sind dann nicht mehr Herr der Situation und haben sie nicht mehr unter Kontrolle, was für den exhibitionistischen Akt aber entscheidend ist.

Neben dem Element der Kommunikationslosigkeit ist das der Überraschung für Exhibitionisten ein wichtiger Bestandteil, da sie mit ihrer tiefen Angst, als Mann abgelehnt und entwertet zu werden, die normale Annäherung überspringen und die Frau in die Defensive bringen können. Reagieren die Frauen mit Furcht, Panik oder Ekel, steigert dies die Erregung des Exhibitionisten, denn das Erschrecken der Frau wird als Beweis für die Macht des Phallus erlebt und als orgastischer Triumph gefeiert. Zu diesem Siegesgefühl gehört auch, dass manche Exhibitionisten bestimmte Orte immer wieder aufsuchen und sich dabei der Gefahr aussetzen, angezeigt und festgenommen zu werden, denn die Festnahme selbst wird vom Exhibitionisten als Beweis dafür erlebt, dass der Phallus ein gefährliches Erschrecken auslösen kann.

Die meisten Exhibitionisten empfinden ihren inneren Drang als persönlichkeitsfremd, d.h. als irgendwie nicht zu ihnen zugehörig. Mit der Erklärung von Gutachtern und Therapeuten, dass sie mit ihrem Agieren die Frauen schockieren wollen, können Exhibitionisten allerdings in der Regel wenig anfangen, denn ihre Motivation ist ihnen nicht bewusst.

62. Persönlichkeitsprofile: Was sind Exhibitionisten eigentlich für Menschen?

Bei den meisten Exhibitionisten handelt es sich um heterosexuelle Männer. Für einige ist der Exhibitionismus die einzige sexuelle Betätigung, während andere Exhibitionisten zur gleichen Zeit ein aktives eheliches Geschlechtsleben haben. Über die Hälfte der Exhibitionisten ist verheiratet, doch die sexuelle Beziehung zu ihren Frauen ist in der Regel wenig befriedigend. Bei ehelichen Konflikten, in Zeiten emotionaler Belastungen oder in Krisensituationen kann der innere Drang zur Exhibition verstärkt auftreten. Manchmal wird die paraphile Neigung auch erst in diesen Zeiten manifest (sichtbar). Dazwischen können lange Perioden ohne exhibitionistische Handlungen vorkommen.

Exhibitionisten, die in Partnerschaften leben, geben sich in der sexuellen Interaktion auffallend passiv. Viele zweifeln an ihrer Männlichkeit und manche Exhibitionisten scheinen stark an eine besitzergreifende Mutter gebunden zu sein.

Exhibitionisten haben im Allgemeinen

- Schwierigkeiten in zwischenmenschlichen Beziehungen und
- sind unreif in ihrem Verhalten gegenüber dem anderen Geschlecht.
- Zu Gewaltanwendungen kommt es bei Exhibitionisten nur sehr selten. Schätzungen zufolge werden nur zwischen 7–15 % der Exhibitionisten später Vergewaltiger. Bei dieser Gruppe wird eine Tendenz zur zunehmenden Aggression und Verletzung des Opfers meist schon nach wenigen exhibitionistischen Handlungen sichtbar, denn diese Exhibitionistengruppe gibt schon frühzeitig die Distanz auf und spricht die Frauen aggressiv an, geht ihnen auch nach oder berührt sie. Auch präsentiert sie sich vor Kindern, was ansonsten nur selten bei exhibitionistischen Präferenzstörungen vorkommt.

VII. Symptomatik und Verlauf – Exhibitionismus

Jüngere Exhibitionisten sind

- manchmal in ihrer sexuellen Entwicklung zurückgeblieben und
- weisen Selbstwertprobleme auf.

Bei diesen Männern ist der Exhibitionismus oft nur Ausdruck einer krisenhaften Lebensphase, so dass er nur eine gewisse Zeit durchgeführt wird.

Exhibitionisten *mittleren Alters* sind

- oft bemerkenswert unauffällig und
- sozial integriert.

Sie leben einen ereignisarmen, überschaubaren Alltag mit geringem individuellem Spielraum, so dass die Exhibition als befreiender Ausbruch aus dem geregelten Alltag und dem Eingeschnürtsein in starre Ordnungen verstanden werden kann.

Im *Intimleben mit ihren Partnerinnen* nehmen Exhibitionisten

- eher eine passive Haltung ein und
- erwarten von der Partnerin die Überwindung der Schamschranke, ganz im Kontrast zu ihrer exhibitionistischen Handlung außerhalb der Beziehung.

Unter den Exhibitionisten lassen sich zwei Profile unterscheiden:

- **Typische** Exhibitionisten stammen aus geordneten und sozial integrierten Familien ohne erkennbare soziale Auffälligkeiten. Als Kind sind sie eher angepasst, zurückgezogen und isoliert. Die soziale und berufliche Entwicklung verläuft unauffällig, und ihre mangelnde Durchsetzungsfähigkeit steht im Widerspruch zu ihrer exhibitionistischen Sexualität. Zur Sexualdelinquenz kommt es in der Regel im Alter von Mitte 20 Jahren. Ohne therapeutische Hilfe bleiben Exhibitionisten in der Regel bis zum Alter von Mitte 40 Jahren rückfällig.

Daneben gibt es allerdings auch

- **atypische** Exhibitionisten, die aus sozial ungünstigem Milieu kommen, früh eine Außenseiterposition, z. B. aufgrund auffallender Körpermängel einnehmen, und die häufig eine zusätzliche Dissozialität aufweisen. Nicht selten findet man in dieser Gruppe auch hirnorganisch bedingte Defizite durch posttraumatische Belastung oder durch Alkohol.

Die meisten Exhibitionisten sind Männer, ihre Opfer sind meist weiblich. Es gibt nur extrem wenige Frauen (unter 1 %), die zum

Exhibitionismus neigen, wobei deren Opfer in den meisten Fällen ebenfalls weiblich sind. In der gesamten Literatur sind nur zwei Fälle bekannt, in denen Frauen wegen einer Exhibition gegenüber Männern auffällig wurden.

Normalerweise liegen bei Exhibitionisten keine weiteren psychischen Störungen vor. Nur in wenigen Fällen lässt sich, wie oben erwähnt, eine geistige Behinderung finden

63. Verlauf und Häufigkeit: Wann beginnt der Exhibitionismus, wie häufig kommt er vor und gibt es ihn auch bei Frauen?

Der Exhibitionismus beginnt gewöhnlich vor dem 18. Lebensjahr. Er kann aber noch in einem späteren Alter auftreten. Der **Beginn** der Störung ist

- bimodal (zweigipfelig) verteilt und hat seine Höhepunkte jeweils um das 15. und um das 25. Lebensjahr.

Jenseits des 40. Lebensjahres wird der Anteil älterer Exhibitionisten zwischen 6% und 25% geschätzt (Murphey 1997). Dafür, dass die Paraphilie

- nach dem 40. Lebensjahr zurückgeht,

spricht auch die Tatsache, dass es in höheren Altersgruppen nur selten zu Festnahmen kommt. Exhibitionismus macht in den westlichen Gesellschaften jeweils ein Drittel aller zur Anzeige gebrachten Sexualdelikte aus.

Bezüglich des **Verlaufes** lassen sich zwei Formen unterscheiden:

- Bei den sog. *typischen* Verläufen besteht das exhibitionistische Verhalten zeitlich begrenzt entweder
  - während der Adoleszenz (frühes Erwachsenenalter) oder
  - im Rahmen akuter Krisen, wie z. B. Partnerschaftskonflikte oder sexuelle Funktionsstörungen bei Erwachsenen.
- Bei den sog. *atypischen* Verläufen besteht das Verhalten lebenslang.

Bei Jugendlichen ist ein scheinbar exhibitionistisches Verhalten häufig Ausdruck einer Reifungskrise und hat eher die Bedeutung einer entlastenden Ausweichhandlung in dem Sinne, dass sich die

Jugendlichen aufgrund von Selbstwertproblemen dem männlichen Rollenverhalten nicht gewachsen fühlen und sich hinter dem unpersönlichen Demonstrieren der phallischen Kraft verstecken.

Ein solches Verhalten stellt jedoch keinen Exhibitionismus dar, denn das Hauptmerkmal – das sexuelle Befriedigung verschaffende Erschrecken des Opfers – ist nicht gegeben. Hinzu kommt, dass die diagnostischen Kriterien einen Zeitraum von mindestens 6 Monaten erfordern, in dem die exhibitionistischen Phantasien, dranghaften Bedürfnisse oder Verhaltensweisen wiederkehrend aufgetreten sein müssen.

Je nach Art der gewählten Kontakte kann der Exhibitionismus Anklänge an Pädophilie (Exhibition vor Kindern), Masochismus (Erregung durch das eingegangene Risiko) oder Sadismus (Erregung durch die erzielte Wirkung) haben.

Über die **Häufigkeit** exhibitionistischen Verhaltens lassen sich kaum Aussagen treffen, da es als Sexualdelikt gegenüber Erwachsenen nur auf Antrag verfolgt wird. Die Kriminalstatistik verzeichnet fast ausschließlich Männer. Der Frauenanteil liegt unter 1%. In ihrer Berliner Männerstudie (s. Frage 18) fanden Beier et al. (2005), dass 3,5% der befragten Männer exhibitionistische Sexualphantasien angaben. 3,2% hatten diese Phantasien bei der Selbstbefriedigung und 2,1% der Männer berichteten, sich auch schon exhibitionistisch betätigt zu haben.

Knapp 2% ihrer Partnerinnen gaben exhibitionistische Phantasien an, die sie auch bei der Masturbation einsetzten, und knapp 1% der befragten Frauen berichteten, sich tatsächlich auch exhibitionistisch verhalten zu haben.

Sofern man jedoch, wie es in der Umgangssprache üblich ist, jedes sexuell motivierte Entblößen von Körperteilen als exhibitionistisches Verhalten bezeichnet, wird also Exhibitionismus im *weitesten* Sinne aufgefasst, ist er in dieser Form allerdings auch bei Frauen sehr verbreitet. Er gleicht dem Exhibitionismus im engeren, klinischen Sinne insofern, als ein unmittelbarer körperlicher Kontakt nicht in erster Linie beabsichtigt ist. Allerdings wird bei einem nicht-paraphilen exhibitionistischen Verhalten eine erregende Wirkung und nicht eine erschreckende, wie beim Exhibitionismus im engeren Sinne, erhofft.

Als eine Art **rituell exhibitionistisches Verhalten** ist das Zeigen des Penis oder des Gesäßes zu verstehen, das als Abwehrzauber gegen böse Geister aus verschiedenen Kulturen bekannt ist.

64. Crossing:
Wie erklärt sich das gemeinsame Auftreten von Exhibitionismus, Voyeurismus und Frotteurismus, das öfters zu beobachten ist?

Das gleichzeitige Auftreten oder das Nacheinander – Vorkommen von Paraphilien wird «Crossing» (s. auch Tab. 1, 310) genannt. Tatsächlich wird gelegentlich von einem gemeinsamen Vorkommen (Crossing) von Exhibitionismus und Voyeurismus berichtet. Allerdings überwiegt in der Regel eine der beiden Sexualpräferenzstörungen und die zweite tritt dann manchmal im Rahmen der Phantasien hinzu. Das typische Crossing dieser beiden Sexualabweichungen hat in letzter Zeit zu der Vermutung geführt, dass es sich sogar um ein gemeinsames Syndrom (mit den beiden «Gesichtern» Exhibitionismus und Voyeurismus) handeln könne.

Ein Vertreter des Konzeptes des engen Zusammenhangs nicht nur von Exhibitionismus und Voyeurismus, sondern auch von Exhibitionismus, Voyeurismus *und* Frotteurismus ist der amerikanische Forscher Freund (1990). Er sieht in diesen drei Paraphilieformen eine **«Störung des sexuellen Werbeverhaltens»** und führte für diese Störungsgruppe den Begriff «**Courtship Disorder**» ein, mit dem im angelsächsischen Raum und in der Ethologie das Werbungs- und Balzverhalten bei Tieren beschrieben wird.

In einer Entsprechung zum menschlichen Verhalten nimmt Freund an, dass sich auch das menschliche sexuelle Werbungsverhalten in Phasen einteilen lässt, von denen vier Stadien im Hinblick auf die Erklärung von Paraphilien eine besondere Bedeutung haben. Hierzu zählt die **Werbephase**

- der Sichtung des potenziellen Partners (Störung: Voyeurismus),
- die Phase der prätaktilen («vor der Berührung») Interaktion, d. h. die Phase des Schauens, Lächelns, Sich-in-Szene-Setzens vor dem ausgewählten Partner (Störung: Exhibitionismus),
- die Phase der taktilen (Berührung) Interaktion (Störung: Frotteurismus) und

- die Phase der genitalen Vereinigung (Störung: sexuelle Übergriffe wie z. B. bei der Pädophilie).

Bei einer Überbetonung oder Fehlentwicklung einzelner oder auch mehrerer Stadien des sexuellen Werbungsverhaltens können also nach Freund (1997) die oben in Klammern genannten Paraphilien entstehen.

Den oben beschriebenen störanfälligen Phasen im Werbungsverhalten wurden von Freund et al. (1997) später einige weitere Varianten angefügt, die bestimmte Besonderheiten in der Ausgestaltung der genannten Paraphilien ausmachen. So wird beim Exhibitionismus z. B. auch die Erotophonie (obszöne Telefonanrufe) als weitere typische Möglichkeit der Fehlerhaftigkeit eines sich in Szene setzenden Werbungsverhaltens genannt.

Da in Freunds Konzept der Courtship Disorder das gleichzeitige Auftreten oder das Hintereinander – Vorkommen der drei Paraphilien Exhibitionismus, Voyeurismus und Fotteurismus von zentraler Bedeutung sind, lag es nahe, auch einen wissenschaftlichen Beweis erbringen zu wollen.

In einer groß angelegten Untersuchung konnten er und seine Mitarbeiter in der Tat ein Nebeneinander-Vorkommen der drei genannten Paraphilien finden. Gleichzeitig konnte in dieser Studie eine progrediente (fortschreitende) Entwicklung der drei Paraphilien hin zu zunehmend aggressiveren Sexualdelikten erwartungsgemäß *nicht* bestätigt werden. Im Gegenteil kamen diese drei Sexualpräferenzstörungen im Zusammenhang mit sexuellen Übergriffen um so seltener vor, je gewalttätiger bzw. sadistischer die von den Forschern untersuchten Sexualhandlungen ausgefallen waren.

Schätzungen zufolge werden nur zwischen 7–15 % der Exhibitionisten später Vergewaltiger. Bei dieser Gruppe wird eine Tendenz zur zunehmenden Aggression und Verletzung des Opfers meist schon nach wenigen exhibitionistischen oder voyeuristischen Handlungen sichtbar, denn diese Exhibitionistengruppe gibt schon frühzeitig die Distanz auf und spricht die Frauen aggressiv an, geht ihnen auch nach oder berührt sie. Auch präsentiert sie sich vor Kindern, was ansonsten nur selten bei exhibitionistischen oder voyeuristischen Präferenzstörungen vorkommt.

Zusammengefasst geht das Courtship Disorder-Konzept von Freund et al. (1997) davon aus, dass Exhibitionisten aufgrund ihrer Unfähigkeit, persönliche Nähe und die notwendige Aufgabe von Schamgrenzen in der intimen sexuelle Begegnung miteinander zu verbinden, auf halbem Wege der Beziehungsanbahnung stehen geblieben sind und demzufolge nur zu raschen, anonymen und unverbindlichen sexuellen Kontakten interessiert sind, die sie durch falsches Werbungsverhalten, nämlich durch ihr Zurschaustellen des Genitales, herbeiführen wollen. Ihr sexuelles Werben geschieht sozusagen mit falschen Mitteln, am falschen Ort und zur falschen Zeit.

VII. Symptomatik und Verlauf – Exhibitionismus

65. Ursachen: Wie entsteht der Exhibitionismus eigentlich?

Über die Ursachen des Exhibitionismus ist wenig bekannt. Vor allem gibt es keine einheitlichen Erklärungsansätze, sondern es liegen nur unterschiedliche theoretische Modelle verschiedener Schulen vor.

Der **psychodynamischen Sichtweise** liegt z. B. das Konzept der Kastrationsangstabwehr (s. Frage 41) zugrunde. Danach wehrt der Exhibitionist seine Kastrationsängste ab, indem er aus der entsetzten Reaktion des Opfers ableitet, dass er einen erschreckenden Phallus besitzt und damit mächtiger ist als die penislose Frau. Durch den exhibitionistischen Akt kann sich der Täter also immer wieder neu seiner Männlichkeit versichern. Hinzu kommt, dass der Exhibitionist durch das Vorzeigen seines Penis die Frau unbewusst aufzufordern versucht, ihrerseits ihren Penis zu zeigen, wodurch die Kastration verleugnet und die Kastrationsangst abgewehrt werden würde.

Ein anderer Aspekt ist die unbewusste Abwehr der eigenen zerstörerischen Impulse, die die Frau bedrohen könnten. Beim Exhibitionisten geschieht dies zum einen durch die Einhaltung einer schützenden Distanz, und zum anderen dadurch, dass nicht die Person, sondern nur das Genitale in die Situation eingebracht wird. Die aggressiven Impulse, die die Frau bedrohen könnten, werden also entschärft in Form einer bedrohlichen Geste dargestellt, so dass dadurch die Angst vor einer möglichen Handlung abgewehrt ist.

Andere tiefenpsychologische Vorstellungen gehen – entsprechend Sigmund Freuds erstem Denkmodell – davon aus, dass bei einem Exhibitionisten eine Fixierung auf die frühkindliche psychosexuelle Entwicklung vorliegt, in der der genitale Partialtrieb die Vormachtstellung hat und das Schauen und Zeigen vom Kleinkind als lustvoll entdeckt wird (s. Frage 40).

Aus **lerntheoretischer Sicht** wird vermutet, dass die wiederholte Verknüpfung von sexueller Erregung mit der Phantasie, von einer

Frau gesehen zu werden, nach dem Prinzip der klassischen Konditionierung (s. **Frage 38**) schließlich bei Männern dazu führen würde, durch Entblößung des Genitales in sexuelle Erregung zu geraten. Das **Courtship Disorder-Konzept** von Freund et al. (1997) (s. **Frage 64**) geht davon aus, dass Exhibitionisten aufgrund ihrer Unfähigkeit, persönliche Nähe und die notwendige Aufgabe von Schamgrenzen in der intimen sexuellen Begegnung miteinander zu verbinden, auf halbem Wege der Beziehungsanbahnung stecken geblieben sind und demzufolge nur an raschen, anonymen und unverbindlichen sexuellen Kontakten interessiert sind, die sie durch falsches Werbungsverhalten, nämlich durch ihr Zurschaustellen des Genitales, herbeiführen wollen. Ihr sexuelles Werben geschieht also sozusagen mit falschen Mitteln, am falschen Ort und zur falschen Zeit.

Letztlich lässt sich die Frage, warum gerade der einzelne Betroffene eine exhibitionistische Präferenzstörung aufweist, nur im Einzelfall durch die Kenntnis seiner individuellen Lebensgeschichte beantworten. So kann beispielsweise exhibitionistisches Verhalten als Ausdruck einer gehemmten Kontaktfähigkeit oder eines Wunsches nach Aufmerksamkeit, aber auch als Reaktion auf eine akute Krisensituation verstanden werden.

Voyeurismus
66. Lust am Zuschauen: Wann ist man ein «Spanner»?

In der Bezeichnung Voyeurismus steckt das französische Wort *voir* für «schauen». Fasst man Voyeurismus *im weitesten Sinne* auf, kann jede ausgeprägte sexuelle Erregbarkeit durch visuelle Reize als voyeuristisches Verhalten verstanden werden. In dieser Form kann es das Motiv für Pornographie oder zum Teil auch für Gruppensex sein, es kann aber auch die Faszination für das Betrachten von Grausamkeiten oder Unfällen, und in harmloser Form auch z. B. das Lesen der Regenbogenpresse erklären.

Beim Voyeurismus als *abweichendem Sexualverhalten* handelt es sich aber um etwas anderes als nur um die Lust am Betrachten. Selbst die Abhängigkeit von Pornographiekonsum oder dergleichen gilt nicht als Voyeurismus im klinischen Sinne. Bei einem solchen Verhalten würde die Diagnose einer «paraphilie – verwandten» Störung gestellt werden.

Die **Hauptmerkmale** des Voyeurismus als *Sexualpräferenzstörung*

- sind in einem Zeitraum von mindestens 6 Monate wiederkehrende, intensive sexuelle Impulse, fremde, ahnungslose Personen bei sexuellen oder anderen intimen Handlungen, wie Nacktsein, Urinieren oder Stuhlentleeren usw., heimlich zu beobachten und dadurch eine sexuelle Befriedigung zu erlangen.

Es geht bei dieser Störung also darum, dass die sexuelle Erregung oder Befriedigung überwiegend nur auf diese Weise erreicht werden kann. Das Risiko, dabei beobachtet zu werden, erhöht dabei oft noch die Erregung des Voyeurs. Umgangssprachlich wird er auch «Spanner» genannt. Andere Bezeichnungen für Voyeurismus sind Scopophilie oder Mixoskopie.

Das lustvolle Zuschauen ist an die

- *Einseitigkeit*, *Heimlichkeit* und an die strikte *Anonymität* gebunden.

VII. Symptomatik und Verlauf – Voyeurismus

Diese Elemente stellen einen starken Reiz dar und gehören zum Kern der Paraphilie. Deshalb sucht der Voyeur eine Situation auf, in der er selbst nicht gesehen werden kann, wobei die *Angstlust vor dem Entdecktwerden* als zusätzliche Stimulation erlebt wird.

Als weiteres lustförderndes Element kommt die Vorstellung hinzu, wie sehr sich die beobachtete Person verletzt und gedemütigt fühlen würde, wenn sie um die Beobachtung wüsste.

Ohne diese Elemente handelt es sich nicht um einen Voyeurismus als Paraphilie, denn ein Voyeur findet es nicht sexuell erregend oder befriedigend, einer Frau zuzuschauen, die sich *bewusst* für ihn entkleidet oder die sich ihm in einem Stripteaselokal, einer Peepshow oder in der Pornographie präsentiert, ebenso wenig, wie ein Exhibitionist das Darbieten seines Genitales an einem Nacktbadestrand erregend findet.

Das Zuschauen des Voyeurs geschieht ausschließlich, um sexuell erregt zu werden, nicht aber als Vorbereitung weiterer sexueller Aktivitäten. Bei den meisten Voyeuren kommt es bereits während des «Spannens» zu einem Orgasmus, der üblicherweise durch gleichzeitiges Masturbieren gefördert wird. Manchmal befriedigen sich Voyeure aber auch erst nach der Beobachtung, wenn sie ihre Eindrücke in der Phantasie nacherleben. Oft stellen sich die Voyeure beim Zuschauen auch vor, mit der beobachteten Person sexuellen Kontakt zu haben, aber in der Realität kommt es hierzu nur äußerst selten (s. auch **Frage 67**).

Um ihr Ziel zu erreichen, klettern Voyeure Fassaden hoch, bohren Löcher in die Wände und dringen manchmal auch heimlich in Wohnungen ein, um dort zu lauschen oder auch Gegenstände fortzunehmen, wobei es dabei nicht um den Diebstahl an sich geht, sondern um das Durchwühlen intimer Bereiche wie Wäscheschränke, Handtaschen, Schubladen und ähnlicher Dinge.

Neben der Heimlichkeit ist es für den Voyeur wichtig, dass er nicht in das Geschehen hineingezogen wird, sondern dass er unberührbar und anonym bleibt. Zwar ist der Aspekt, Macht und Kontrolle über die Situation zu haben, nicht so ausgeprägt wie beim Exhibitionismus, aber auch der Voyeur verletzt die Intimgrenzen anderer, ohne dass diese darauf Einfluss haben.

Nur sehr selten kommt es vor, dass ein Voyeur offen aggressiv wird und seine Anonymität aufgibt. Wenn dies geschieht, dann meist erst dann, wenn die voyeuristische Situation gestört und entdeckt wird. Die Aggression dient dann dem Verdecken der für ihn beschämenden Situation.

Bei Voyeuren handelt es sich meist um junge, alleinstehende, schüchterne und gehemmte Menschen, die Angst vor direkteren

VII. Symptomatik und Verlauf – Voyeurismus

sexuellen Kontakten haben. Das Zuschauen dient für sie als Ersatzbefriedigung, wobei es ihnen zusätzlich das Gefühl verschafft, Macht über die beobachtete Person zu haben.

Bei schweren Formen des Voyeurismus stellt das «Spannen» die einzige Form sexueller Aktivitäten dar. Gleichzeitig besteht eine Unfähigkeit, normale sexuelle Kontakte einzugehen. Andere Voyeure unterhalten neben ihrer voyeuristischen Tätigkeit normale Sexualbeziehungen. Der Voyeurismus ist ein dissexuelles Verhalten und gilt als sog. **«Hands-off»-Delikt**. Es stellt eine schwere sexuelle Belästigung dar. Die Anfertigung von Fotos bei voyeuristischen Handlungen ist ggf. strafbar. Nach den Kriterien des amerikanischen Diagnosesystems DSM-IV-TR wird die Diagnose, aus der sich ein Behandlungsanspruch ableitet, bereits dann gestellt, wenn er *ausgelebt* wurde und nicht nur, wenn ein Leidensdruck besteht oder soziale, berufliche und familiäre Beeinträchtigungen bei dem Betroffenen vorliegen.

Für die beobachteten Menschen hat das Sexualdelikt in der Regel keine schwerwiegenden Folgen, obwohl es immer wieder zu Anzeigen und Strafverfolgungen wegen Verstoßes gegen die sexuelle Selbstbestimmung kommt. Aber nur in seltenen Fällen wird von den Opfern eine Psychotherapie gewünscht und in Anspruch genommen.

67. Hintergründe: Welche Varianten und Auffälligkeiten gibt es beim Voyeurismus und wie häufig kommt er vor?

Voyeuristisches Verhalten kann sich in den unterschiedlichsten **Varianten** äußern. Manche Voyeure bevorzugen das Beobachten von Geschlechtsverkehr und suchen gezielt bestimmte Orte wie Parks oder Wälder auf, von denen sie wissen, dass sich dort gerne Paare aufhalten. Andere Voyeure klettern auf Schlafzimmerbalkone oder dringen in Wohnungen ein, um sexuellen Geräuschen zu lauschen. Wiederum andere beobachten heimlich wartende Frauen z. B. an Bahnhöfen oder Bushaltestellen, um dabei zu onanieren. Einige Voyeure beobachten Frauen beim Ausziehen in Umkleidekabinen, andere beim Baden, indem sie Löcher in die Duschkabinen bohren. Manchmal ergreifen Voyeure auch entsprechende Berufe und werden Bademeister oder Kaufhausüberwachungsdetektiv. Etliche Voyeure bevorzugen hingegen, Frauen beim Urinieren oder auch beim Defäkieren (Stuhlentleeren) zuzuschauen, und bohren dazu Löcher in Toilettenwände.

Da Voyeurismus heimlich ausgeübt wird, ist die **Häufigkeit** schwer einzuschätzen. Gesicherte Befunde gibt es nicht. Erfahrene Voyeure berichten jedoch, dass Voyeurismus nicht selten vorkommt und dass sich größere Gruppen von Männern immer wieder an bestimmten Orten begegnen und voneinander wissen, aber nie miteinander kommunizieren. Dies ist insofern verständlich, als ja die Vereinzelung die zentrale Bedingung des Voyeurismus darstellt.

In der Berliner Männerstudie von Beier et al. (2005) (s. **Frage 18**) gaben über 34 % der befragten Männer an, voyeuristische Phantasien gehabt zu haben. 24 % hatten sie als Begleitphantasien bei der Selbstbefriedigung, und fast 18 % der befragten Männer hatten sich auch schon voyeuristisch betätigt.

VII. Symptomatik und Verlauf – Voyeurismus

Als einzig sichere Erkenntnis über die Häufigkeit steht bisher allerdings nur fest, dass Voyeurismus erheblich öfter bei Männern vorkommt als bei Frauen.

Angaben zum *weiblichen* Voyeurismus liegen nur von Frauen vor, die wegen sexuellen Missbrauchs von Kindern gerichtlich verfolgt wurden. 25 % dieser Frauen berichteten, dass sie schon früher ein- oder mehrere Male nackte Männer und Jugendliche heimlich beobachtet hätten, um sich sexuell zu erregen. In der o.g. Studie von Beier et al. (2005) gaben über 9 % der befragten Partnerinnen an, voyeuristische Phantasien gehabt und diese auch bei der Masturbation eingesetzt zu haben. Voyeuristisch betätigt hatte sich allerdings nur knapp 1 % der Frauen.

Der **Verlauf** des Voyeurismus ist

- meist chronisch. In mehr als der Hälfte der Fälle entsteht voyeuristisches Verhalten bereits vor dem 15. Lebensjahr. Nach dem 20. Lebensjahr tritt Voyeurismus zum ersten Mal nur sehr selten auf.

Voyeurismus ist auch mit einigen anderen **Auffälligkeiten** und Merkmalen verbunden. In vielen Fällen geht er z. B. mit einem

- Mangel an sozialen Fertigkeiten, sozialen Ängsten und Phobien sowie
- mit Schwierigkeiten im Umgang mit intimen zwischenmenschlichen Situationen einher.

Auch tritt Voyeurismus öfter gleichzeitig oder nacheinander

- mit exhibitionistischem Verhalten und mit Frotteurismus auf.

Freund et al. (1990) führen dieses typische **Crossing** (s. **Frage 64**) auf ein *gestörtes Werbungsverhalten* zurück, für das sie den Begriff der «Courtship Disorder» einführten. Nach diesem Konzept (s. **Frage 64**) ist der Voyeurismus auf eine Störung der Sichtungsphase des potenziellen Partners zurückzuführen. Bei Voyeuren, die Frauen beobachten, die nicht in einer sexuell stimulierenden Situation sind, sondern urinieren oder defäkieren, sieht Freund (1997) die Störung in der spezifischen Wahl des Zielobjektes, das nicht die Sexualität, sondern die Ausscheidungen betrifft.

68. Entstehung: Welche Ursachen hat voyeuristisches Verhalten?

Über die Entstehung des Voyeurismus gibt es, wie auch bei den anderen Paraphilien, keine einheitlichen Erklärungen, sondern nur unterschiedliche Theorien. Aus **psychoanalytischer** Sicht wird der Voyeurismus als (neurotischer) Kompromiss zwischen dem Bedürfnis nach sexueller Aktivität und der Angst vor persönlichem Kontakt und dem weiblichen Genitale erklärt. Genau genommen wird von einer Fixierung auf die frühkindliche (phallisch-narzisstische) Phase der Schaulust ausgegangen und angenommen, dass sich der Voyeur aufgrund seiner unbewussten Angst vor dem Geschlechtsverkehr mit einer Vorform sexuellen Verhaltens begnügt. Die Fixierung resultiert aus der Angst vor der genitalen Sexualität, die wiederum aus der mit dem weiblichen Geschlechtsorgan unbewusst verbundenen Kastrationsangst (s. Frage 41) herrührt. Diese wird von dem Voyeur durch regressive Aktivierung voyeuristischer Partialtriebe (s. Frage 40) aus der phallisch-narzisstischen Phase abgewehrt, auf die er fixiert bleibt, wobei sich im scharfen, durchbohrenden Spähen zusätzlich phallische Aggressionen ausdrücken. Demnach steht beim Voyeurismus das lustvolle Beobachten der anatomischen Unterschiede im Rahmen der kindlichen sexuellen Neugierde im Vordergrund.

Bei der Bewältigung der Kastrationsangst spielt eine Rolle,

- ob der Voyeur die Frau, d.h. das weibliche Genitale, beobachten will oder
- eher den Geschlechtsverkehr zwischen Mann und Frau.

Beim *Sehenwollen des weiblichen Genitales* kann die Kastrationsangst auf zweifache Weise abgewehrt werden: zum einen kann der Voyeur durch den Anblick, dass die Frau und nicht *er* penislos ist, sich seiner eigenen Unversehrtheit versichern, zum anderen spielt hier wieder die Vorstellung von der phallischen Frau eine Rolle, denn allen entgegengesetzten Beobachtungen zum Trotz sucht der Voyeur unbewusst weiter nach dem Penis der Frau, um seine Kastrationsangst abzuwehren. Dieser Aspekt ist auch bei denjenigen Voyeuren besonders deutlich, die die Frau bei «phallisch-aktiven» Betätigungen, wie bei der Masturbation, beim Urinieren (Urinstrahl) oder auch beim Defäkieren (Kotstange) beobachten wollen, wobei die Exkremente dabei als Phallusäquivalente (Ähnlichkeit) gesehen werden.

Bei denjenigen Voyeuren, die auf die *Beobachtung des Geschlechtsverkehrs* erpicht sind, liegen häufig kindlich traumatisierende Erlebnisse, die abgewehrt werden müssen, zugrunde. Ein Beispiel dafür ist die Beobachtung des elterlichen Geschlechtsverkehrs in der Kindheit, durch die beim Kind die angstbesetzte Vorstellung ausgelöst wird, dass die Mutter dabei verletzt (kastriert) und misshandelt wird. Durch das wiederholte Beobachten einer solchen, ursprünglich traumatisierenden Situation, wird eine Bewältigung der Kastrationsangst dadurch versucht, dass der Voyeur sich immer wieder zu vergewissern versucht, dass die Frau den Geschlechtsverkehr überlebt hat und dabei nicht genital verletzt wurde, so dass er wegen seines Genitales keine Angst zu haben braucht.

Aus **lerntheoretischer** Sicht wird das voyeuristische Verhalten durch klassische oder operante Konditionierung erklärt. Nach dem Erklärungsmodell der klassischen Konditionierung wird ein zufälliges heimliches Beobachten mit einer sexuellen Erregung wiederholt gekoppelt, so dass schließlich das heimliche Beobachten allein die sexuelle Erregung auszulösen vermag. Nach dem Prinzip der operanten Konditionierung stellt der Orgasmus eine positive Bekräftigung, d.h. die Belohnung dar, so dass dieser Weg der sexuellen Befriedigung verstärkt und damit beibehalten wird.

Nach dem **Courtship-Disorder-Konzept** von Freund et al. (1997) (s. Frage 64) ist der Voyeurismus auf ein *gestörtes Werbungsverhalten*, d.h. speziell auf eine Störung der Phase der Sichtung des potenziellen Partners, zurückzuführen. Bei Voyeuren, die Frauen beobachten, die nicht in einer sexuell stimulierenden Situation sind, sondern urinieren oder defäkieren, sieht Freund (1997) die Störung in der spezifschen Wahl des Zielobjektes, das nicht die Sexualität, sondern die Ausscheidungen betrifft.

Frotteurismus und Toucheurismus
69. Merkmale: Wann gilt eine Berührung als frotteuristisch?

Der Begriff Frotteurismus leitet sich aus dem französischen Wort *frotter* ab und bedeutet «reiben». Der Akt des Reibens wird auch Frottage genannt. Der Frotteurismus stellt ein abweichendes Sexualverhalten dar, das dadurch gekennzeichnet ist,

- dass über einen Zeitraum von mindestens 6 Monaten wiederkehrende, intensive sexuell dranghafte Bedürfnisse oder Verhaltensweisen bestehen, eine andere Person, die damit nicht einverstanden ist, zu berühren oder sich an ihr zu reiben, oder entsprechende sexuell erregende Phantasien zu haben.

Um eine therapiebedürftige Sexualpräferenzstörung handelt es sich auch dann,

- wenn der Betroffene seine Impulse bereits schon *ausgelebt* hat oder unter ihnen leidet.

Das Hauptmerkmal dieser Paraphilie besteht darin,

- dass das Pressen oder Reiben des eigenen Körpers an anderen Personen der sexuellen Erregung dient.

Da die Frottage an nicht einverstanden Personen geschieht, handelt es sich beim Frotteurismus um ein sexualdelinquentes Verhalten,

- das als sexuelle Belästigung im Sinne eines Verstoßes gegen die sexuelle Selbstbestimmung geahndet werden kann.

In der Rechtspraxis wird es allerdings nur selten zu einer Anzeige gebracht und es spielt unter den Sexualdelikten kaum eine Rolle, obwohl Frotteurismus ein sog. «Hands-on»-Delikt darstellt, weil das

VII. Symptomatik und Verlauf – Frotteurismus und Toucheurismus

Opfer körperlich berührt wird. Oft wird die Tat seitens des Opfers, aber auch meist seitens der Polizei, als Bagatellfall abgehandelt.

In der Regel reagieren die Opfer zwar unmittelbar verärgert, aber dann vergessen sie den Vorfall meist rasch, oder sie scheuen sich, als prüde zu gelten, wenn sie die Tat öffentlich bekannt machen würden.

Aufgrund der Tatsache, dass es sich um ein «Hands-on»-Delikt handelt, wird Frotteurismus im amerikanischen Diagnoseschlüssel DSM-IV-TR als eigene Störungskategorie genannt, während er im internationalen Diagnosesystem ICD-10 nur unter einer Sammelkategorie verschiedener Sexualpräferenzstörungen aufgeführt wird.

Ein *gelegentliches* Berühren ahnungsloser Frauen, das z. B. auch manchmal von pubertierenden Jungen ausgeübt wird, gilt entsprechend der o. g. Störungskriterien nicht als frotteuristisches Verhalten.

Für seine sexuellen Handlungen sucht sich der Frotteur vor allem überfüllte Orte, wie Menschenansammlungen, öffentliche Verkehrsmittel oder Aufzüge auf, in denen Gedränge herrscht. Bei der Frottage selbst reibt der Täter seine Genitalien an den Oberschenkeln oder am Gesäß seines ungewollt eng bei ihm stehenden Opfers oder er berührt und streichelt es an den Brüsten oder im Genitalbereich mit den Händen. Häufig phantasieren die Frotteure während ihrer Handlungen eine reale, meist eine beschützende, Beziehung zu ihrem Opfer. Gleichzeitig versuchen sie ihr Verhalten so zu gestalten, dass sie sich jederzeit von dem körperlichen Kontakt zurückziehen und so einer Entdeckung und möglichen strafrechtlichen Verfolgung entgehen können.

Der zentrale Reiz der Frottage stellt die Stimulation der eigenen Haut dar. Zusätzlich stimulierend wirkt die Anonymität. Bemerkt das Opfer den Vorgang, bricht der Voyeur ihn ab. Andernfalls wird er, manchmal auch mittels Masturbation, bis zum Orgasmus fortgesetzt.

Eine etwas andere Form unerwünschter sexueller Berührungen fremder, nicht einverstandener Personen stellt der **Toucheurismus** dar. Er ist, wie der Frotteurismus, im internationalen Diagnoseschlüssel ICD-10 nicht als eigene Sexualpräferenzstörung namentlich aufgeführt, sondern er fällt unter die Restkategorie der «sonstigen Sexualpräferenzstörungen» (s. **Frage 71**).

70. Hintergründe: Wie häufig kommt Frotteurismus vor, wie verläuft er und wie entsteht er?

Da frotteuristische Handlungen nur selten zur Anzeige führen, liegen über die **Häufigkeiten** keine genauen Angaben vor. In der «Berliner Männerstudie» stellten Beier et al. (2005) (s. **Frage 18**) fest, dass 13 % der Männer frotteuristische Sexualphantasien angaben, 7 % hatten sie auch bei der Masturbation und 6,4 % hatten sich bereits schon frotteuristisch betätigt. Auch knapp 3 % ihrer Sexualpartnerinnen hatten frotteuristische Phantasien, die sie auch bei der Masturbation einsetzten. Ebenso viele Frauen hatten sich auch schon tatsächlich frotteuristisch verhalten.

Der Frotteurismus **beginnt**

- gewöhnlich mit der Adoleszenz, also zur Zeit des Heranwachsens in das Erwachsenenleben im Alter zwischen 15 und 25 Jahren.
- Danach nimmt die Häufigkeit der frotteuristischen Handlungen allmählich ab und oft verschwinden sie ganz.

Frotteurismus, Exhibitionismus und Voyeurismus kommen häufig nebeneinander oder nacheinander vor. Dieses sog. *Crossing* (s. **Frage 64**) wird von Freund et al. (1990) in ihrem **Courtship-Disorder-Konzept** auf eine Störung des sexuellen Werbungsverhaltens, beim Frotteurismus speziell auf eine Störung der taktilen Phase der Annäherung, zurückgeführt. Als *zusätzliche Variante* des Frotteurismus beschreiben Freund et al. (1997) die Möglichkeit, dass die Betreffenden das Reiben oder Berühren fremder Personen nicht selbst ausführen, sondern sich dadurch erregen, dass sie anderen bei der Frottage zuschauen können.

Aus **psychodynamischem** Verständnis kann der Frotteurismus als eine anonyme Ausweich- und Ersatzhandlung verstanden werden, der die Angst vor dem realen Geschlechtsverkehr und der damit verbundenen personalen Nähe zugrunde liegt. Damit stellt der Frotteurismus einen neurotischen Kompromiss zwischen dem

Bedürfnis nach sexueller Aktivität und der Angst vor persönlichem Kontakt und dem weiblichen Genitale dar.

Aus **lerntheoretischer** Sicht kann der Frotteurismus mit der operanten Konditionierung erklärt werden. Dabei geht man davon aus, dass das frotteuristische Verhalten vielleicht durch eine frühere, zufällige Berührung fremder Personen sexuell erregend war und nun durch den Orgasmus als Belohnung und positiven Verstärker weiterhin aufrechterhalten wird.

71. Toucheurismus: Was macht eine Berührung zum toucheuristischen Verhalten?

Eine etwas andere Form unerwünschter sexueller Berührungen fremder, nicht einverstandener Personen stellt der **Toucheurismus** dar. Er ist, wie der Frotteurismus, im internationalen Diagnoseschlüssel ICD-10 nicht als eigene Sexualpräferenzstörung namentlich aufgeführt, sondern er fällt unter die Restkategorie der «sonstigen Sexualpräferenzstörungen».
In der Bezeichnung Toucheurismus verbirgt sich das französische Wort *toucher* für «berühren». Bei dieser Form des abweichenden Sexualverhaltens geht es nicht um das Sich-Reiben an arglosen Personen, sondern um

- an ihnen unerbeten vorgenommene sexuelle Berührungen.

In der deutschen Umgangssprache ist der Ausdruck «Grabschen» gebräuchlich, obwohl er für den Toucheurismus nicht ganz zutreffend ist.

Das **Hauptinteresse beim Toucheurismus** besteht nämlich

- in einem tastenden Körperkontakt mit einer unbekannten Person,
- die entweder die Berührungen sichtbar ablehnt oder sich dies nicht öffentlich traut, zu tun, oder
- die ihre Einwilligung nonverbal in der Schwebe hält.

Im konkreten Verhalten versucht der Toucheur, durch Berührungen wortlos die Bereitschaft der betreffenden fremden Person für Zärtlichkeiten oder weitergehende sexuelle Intimitäten zu erkunden. Dazu nutzt er, wie der Frotteur, öffentliche Situationen aus, in denen dem Opfer ein offener Protest zu peinlich oder auffallend erscheinen würde, so dass es sich nicht wehrt. Genau damit rechnet der Toucheur und legt zudem sein Tatvorgehen so an, dass er sich jederzeit ins Unverbindliche zurückziehen und «harmlos tun»

VII. Symptomatik und Verlauf – Frotteurismus und Toucheurismus

kann. Anfangs arrangiert er seine Körperberührungen so, dass die Frau die Kontaktaufnahme z. B. im überfüllten Zug, als zufällig und situationsbedingt auffasst, und deshalb mit einer Abwehr zögert. Dann dehnt er seine Berührungskontakte immer weiter aus, um sich sofort mit freundlichen Worten zu entschuldigen und sich zurückzuziehen, wenn Protest aufkommt. Im anderen Falle weitet er seine Berührungen so lange weiter aus, bis sich die Frau, meist wortlos, doch noch durch Veränderung der Körperhaltung wehrt.

Beim Toucheurismus handelt es sich nicht um einen Flirt, sondern um ein abweichendes Sexualverhalten, weil der Toucheur

- die Anonymität für seine Befriedigung braucht und
- er die persönliche Kontaktaufnahme zu seinem Opfer meidet.

Hinzu kommt,

- dass seine sexuellen Handlungen unerwünschterweise vorgenommen werden und
- aus dem Wissen heraus geschehen, dass das Opfer sich nicht zu wehren traut, um kein Aufsehen zu erregen.

Sexueller Sadomasochismus
72. Sexueller Sadomasochismus: Dreht sich alle Lust nur um den Schmerz?

Beim sexuellen Sadomasochismus handelt es sich um ein abweichendes Sexualverhalten, bei dem die sexuelle Erregung oder Befriedigung überwiegend oder ausschließlich

- durch *Dominanz* und durch aktives Zufügen (Sadismus) oder
- durch *Unterwerfung* und passives Erleiden (Masochismus) von Schmerzen oder Erniedrigungen erreicht wird.

Der Doppelbegriff drückt aus, dass beide Verhaltensweisen sich gegenseitig nicht immer ausschließen, sondern dass es sich beim Sadismus und Masochismus vermutlich um zwei Pole einer zusammengehörigen paraphilen Neigung handelt, zu der beide komplementären (sich ergänzenden) Rollen dazugehören. Oft werden die Rollen durchgängig oder auch nur in verschiedenen Lebensabschnitten abwechselnd gewählt.

Herrscht die Lust am *Zufügen* von Schmerzen, Erniedrigung oder Fesseln vor, handelt es sich um eine sadistische Sexualpräferenzstörung. Die Lust am *Erleiden* dieser Art der Stimulation wird dagegen als Masochismus bezeichnet.

Typisch für *Sadomasochisten* ist,

- dass sie sowohl bei masochistischen als auch bei sadistischen Aktivitäten sexuelle Erregung empfinden.

Das Zufügen oder Erleiden von Schmerzen kann aber auch fehlen, denn das Entscheidende für den Sadisten ist nicht der Schmerz, sondern die totale Auslieferung und Hingabe des Partners, den er beherrschen will. Für den Masochisten ist das Entscheidende, sich dem Partner völlig auszuliefern und sich dessen Gewalt hinzugeben.

Sadomasochismus ist somit in erster Linie

- die Sexualisierung eines Herrschafts-Unterwerfungsverhältnisses.

Der *Schmerz* ist nur insofern wichtig, als er der stärkste Ausdruck des Ausgeliefertseins und der Hingabe bzw. des uneingeschränkten Verfügens über den anderen ist. Ohne die spezifische sadomasochistische Situation erfüllt der Schmerz an sich also keine lustbringende Funktion. Deshalb ist die 1892 von Schrenck-Notzing eingeführte Bezeichnung *Algolagnie* («Schmerzliebe») auch nicht ganz zutreffend. Sein Verdienst war jedoch, dass er der Erste war, der die sadomasochistische Sexualpräferenzstörung in zwei Bereiche einteilte.

Der Wechsel von einer Position in die andere wird als «*Switch*» (Schalter) bezeichnet. Bei den meisten Sadomasochisten überwiegt eine Position, aber mehr als der Hälfte der Betroffenen ist auch ein Switch möglich.

Für das Ausleben des Sadomasochismus in der *Phantasie* sind aber auf jeden Fall beide Rollen notwendig, denn Sadisten brauchen die Identifizierung mit der masochistischen und Masochisten die Identifikation mit der sadistischen Position, da ihnen nur durch diese Identifikation der Wert der Dominanz bzw. der Unterwerfung im Erleben spürbar wird.

Da es sich im Gegensatz zu anderen sexuellen Abweichungen beim Sadomasochismus um eine Beziehungsparaphilie komplementärer (sich ergänzender) Natur handelt, sind stabile und auf Gefühlen beruhende Partnerschaften durchaus möglich, wenngleich sie nur selten vorkommen.

Die Variationsbreite sadomasochistischer *Beziehungen* kann von sehr intensiven und ausschließlichen Liebesbeziehungen, die zum Teil an Hörigkeit grenzen, reichen, bis hin zu eher flüchtigen Begegnungen oder anonymen Praktiken, bei denen einzelne schmerzhafte oder erniedrigende, zum Teil mit fetischistischen Handlungen verbundene Techniken, wie Beschmieren mit Exkrementen, Urinieren, Auflecken von Menstruationsblut («*Dirty Sex*») usw. eine zentrale Rolle spielen.

Ähnlich wie beim Fetischismus sind auch beim Sadomasochismus Modewellen, Vorbilder und kollektive Phantasien von wechselnder Bedeutung.

Praktiziert wird der Sadomasochismus nicht nur in heterosexuellen, sondern auch in homosexuellen und pädophilen Beziehungen, aber auch in anderen Formen, wie z. B. mit Tieren oder auch autoerotisch vor dem Spiegel.

Manchmal bleibt die Inszenierung eines Dominanz-Unterwerfungs-Verhältnisses auch nur auf die Phantasie beschränkt und wird z. B. nur bei der Masturbation, eventuell unterstützt durch pornographisches Material, oder als Begleitphantasie beim «normalen» Geschlechtsverkehr eingesetzt. Gering ausgeprägte einvernehmlich ausgeübte sadomasochistische Handlungen können in normale sonstige sexuelle Aktivitäten eingebettet sein und zur Steigerung einer im Übrigen normalen Sexualität dienen, oder das gesamte andere sexuelle Handeln weitestgehend ganz ersetzen. Nur in diesen Fällen, wenn die sadomasochistischen Betätigungen also die hauptsächliche Quelle der Erregung ist und für die sexuelle Befriedigung unerlässlich ist, handelt es sich um eine Sexualpräferenzstörung im klinischen Sinne. Eine *Diagnose* wird aber nur gestellt, wenn ein Leidensdruck vorhanden ist und wenn die Handlungen oder Phantasien über einen Zeitraum von mindestens 6 Monaten bestehen. Im amerikanischen Diagnosesystem DSM-IV-TR gibt es die Diagnose des Sadomasochismus nicht, sondern beide Störungen werden, im Gegensatz zum internationalen Diagnoseschlüssel ICD-10, getrennt aufgeführt.

73. Praktiken, Strafbarkeit, Häufigkeit und Folgen: Was treiben Sadomasochisten denn so alles und ist das überhaupt erlaubt?

Einvernehmlich ausgeübter Sadomasochismus wird meist in einer abgegrenzten Subkultur gelebt, zu der Außenstehende keinen Zutritt haben. Die Beziehungsarrangements laufen auf die Inszenierung von ritualisierten Situationen hinaus, in denen das Dominanz- und Unterwerfungs-Thema in den vielfältigsten Varianten und Ausformungen durchgespielt werden. So kann es zu Lehrer-Schüler, Arzt-Patienten, Domina-Sklave, Folterer-Gefangener, Vergewaltiger-Opfer oder auch zu Hinrichtungs- und anderen Inszenierungen kommen. Dabei wird mit Seilen oder Riemen gefesselt *(Bondage)*, verbal erniedrigt *(Pornolalie)*, mit Nadeln durchstochen *(Piercings)*, die Haut verbrannt *(Branding)*, oder es werden Rücken und Gesäß mit biegsamen Gerten, Rohrstöcken oder anderen Geräten gepeitscht *(Flagellation)*, es wird mit der flachen Hand oder mit breiten Riemen auf das Gesäß geschlagen *(Spanking)* und einiges mehr. Dazu steht ein reiches, oft fetischartiges Inventar an Ketten, Stöcken, Peitschen, Nadeln, Hoden- und Brustwarzenklammern sowie weiterer Dinge zur Verfügung. In manchen Salons werden eigens speziell eingerichtete Folterkammern vorgehalten.

Allen sadomasochistischen Varianten ist gemeinsam,

- dass sie nach einem ritualisieren Spiel ablaufen.

Zu Beginn werden die Regeln festgelegt sowie die Stopp-Codes vereinbart, gegen die nicht verstoßen werden darf. Den Beteiligten ist das Künstliche und Vorgestellte der Situation stets bewusst, denn das gesamte Geschehen ist hochkontrolliert. Disziplin und das Einhalten der Spielregeln ist eine ganz entscheidende Voraussetzung, da ansonsten der submissive Partner nicht bereit sein würde, sich auf die Unterwerfung einzulassen. Deshalb steuert auch der *Masochist* in maßgeblicher Weise das Geschehen, denn er ist es, der die vereinbarten Signale oder festgelegten Wörter (sog. *Stopp-Codes*) nennt, denen der dominante Partner Folge zu leisten und die Handlung gegebenenfalls umgehend abzubrechen hat. Entgegen allgemeiner Vorstellung wird in den Etablissements also nicht eine zügellose, aggressive Gewalt ausagiert, sondern es geht

- um eine kontrollierte Beherrschtheit, die für den sadomasochistischen Akt von entscheidender Bedeutung ist.

Mit dem Verlassen der Situation wird das Rollenspiel wieder abgestreift. Im Alltag fallen Sadomasochisten deshalb auch nicht weiter auf. In der Regel sind sie im sozialen oder beruflichen Leben auch nicht aggressiver oder unterwürfiger als es andere Menschen sind. Lediglich für einige Stunden lassen sie ihre reale Existenz hinter sich und spielen z. B. den zum Objekt degradierten Sklaven, der sich die Maske des Tieres überstreift und der «Herrin» dient und auf ihren Befehlston hört.

Prostitution spielt in der sadomasochistischen Szene eine weit größere Rolle als bei anderen Paraphilien. Der Grund liegt in der ungleichen Geschlechterverteilung, denn echte, nicht professionelle sadistische Präferenzen gibt es bei Frauen relativ selten. Bei den als Domina auftretenden Frauen handelt es sich meistens um Professionelle.

Über die **Häufigkeit** sadomasochistischen Verhaltens ist wenig bekannt. Allerdings wird ein erhöhtes Vorkommen bei homosexuellen Männern vermutet. Hinsichtlich der Verteilung gibt es unter den Männern mehr Betroffene mit ausschließlich masochistischen als mit sadistischen Neigungen. Das Verhältnis wird auf 4:1 geschätzt.

Sadomasochistische Handlungen sind bei Einvernehmlichkeit in deutschem **Strafrecht** nicht verboten. Von der Öffentlichkeit werden sie zwar oft mit Unverständnis wahrgenommen, im Grunde aber toleriert. Anders sieht der Sachverhalt bei sadomasochistischen Handlungen in *pornographischen* Bereichen aus. Gewaltdarstellungen, aber auch sadomasochistische Handlungen bei Einvernehmen und ohne reale Gewaltanwendung, unterliegen nach unserem heutigen Strafrecht nämlich einem absoluten Verbreitungsverbot.

Die möglichen **Folgen** sadomasochistischen Verhaltens für die Betroffenen sind je nach gewähltem Schwerpunkt und der Rolle ganz verschieden. In der Regel neigen Sadomasochisten dazu, stets die gleichen Praktiken zu wiederholen, und der Störungsverlauf bleibt chronisch. Manchmal entsteht allerdings das Bedürfnis nach einer Steigerung der Reize, so dass das Verhalten später Züge einer sexuellen Süchtigkeit (s. **Frage 29**) annehmen und einen Leidensdruck erzeugen kann, der in einigen Fällen so stark erlebt wird, dass die Motivation zur Aufnahme einer Behandlung gegeben ist.

74. Ursachen: Welche Gründe gibt es für den Sadomasochismus?

Zur Erklärung sadomasochistischer Bedürfnisse gibt es, wie auch zur Entstehung jeder einzelnen der beiden Neigungen, keine einheitlichen Konzepte. Gelegentlich wird versucht, eine Verbindung zur Entwicklung der *Geschlechtsrolle* herzustellen und maskulines mit dominantem, und feminines mit submissivem Verhalten gleich zu setzen. Allerdings können auf diese Weise sadomasochistische Betätigungen nur zum Teil verstanden werden.

Auch eine Ausgleichsfunktion des sexuellen Rollenverhaltens ist schon vermutet worden, indem man meinte, dass Dominanz im Beruf Unterwerfung im Sexualkontakt bedingen würde. Aber auch dies trifft allenfalls nur auf einen Teil der Fälle zu.

Aus **tiefenpsychologischer** Sicht spielt beim Sadomasochismus die Ablöseproblematik von der Mutter eine wichtige Rolle. Im Vordergrund steht dabei die Angst, sich einerseits von der Mutter lösen zu müssen, andererseits sich nicht von ihr lösen zu können und wieder in alte Abhängigkeiten zu geraten und von der Mutter bemächtigt zu werden. Die Mutter ist also ambivalent (widersprüchlich, gegensätzlich) besetzt und enthält im Erleben des Sadomasochisten bedrohliche Anteile, die sowohl aus der Kastrationsangst in der ödipalen Situation (s. **Frage 41**) als auch im Zuge der Regression als Angst vor der bemächtigenden, die Selbstständigkeit des Jungen verhindernden Frau erklärt werden können. Aufgrund dieser *Angstkomponenten*

- kommt es zur Regression (Rückkehr auf eine frühere Stufe) auf die aggressiven Partialtriebe (s. **Frage 40**) der analen Phase, die beim Sadomasochismus durch die Mechanismen der primären Identifikation und Projektion abgewehrt werden.

Mit Hilfe dieser beiden Abwehrmechanismen wird zwischen dem Sadisten und seinem «Opfer» eine duale Einheit entsprechend der oralen (umsorgenden) Form der Mutter-Kind-Beziehung hergestellt, die durch eine wechselnde Identifizierung ermöglicht wird. So kann der Sadist die kindlich-unterwürfigen, masochistischen und der Masochist die anal-aggressiven, sadistischen Anteile im sexuellen Verhalten ausleben und auch beide Anteile in sich abwechselnder Form.

Daneben können *Bestrafungsängste und -wünsche,* die durch das Zulassen aggressiver Impulse entstehen, abgewehrt werden, denn durch die Herstellung der dualen Einheit zwischen Sadist und seinem «Opfer» bestraft sich der Sadist aufgrund der wechselnden Identifizierung mit dem «Opfer» gleichzeitig selber für seine eigenen verpönten Triebregungen, so dass dem Anspruch des Über-Ich Genüge getan ist. Aufgrund der Straferfüllung verschafft er sich zugleich Gewissenserleichterung. Durch die strenge Ritualisierung werden zusätzlich die zerstörerischen aggressiven Regungen entschärft und der Partner geschützt.

Die duale Einheit zwischen dem Sadisten und seinem «Opfer» hat aber auch eine weitere Bedeutungskomponente. Sie besteht darin, dass eine Frau als solche den Sadisten mit seinen sowohl geliebten als auch gehassten weiblichen Introjekten (verinnerlichte Mutteranteile) konfrontiert. Dies führt bei ihm zu ambivalenten Gefühlen gegenüber seinen eigenen weiblichen Anteilen, die er in sich selber trägt. In der sadomasochistischen Aktion lebt der Sadist diese *Ambivalenzen* unbewusst aus,

- indem er das seine Kastrationsangst auslösende bedrohliche Weibliche *attackiert* und seine Zerstörung wünscht und
- zugleich seiner Sehnsucht nachkommt, mit dem Weiblichen wieder *verschmelzen* und in ihm aufgehen zu wollen, was sich dadurch ausdrückt, dass er die Frau unbewusst rituell töten will, um sie sich so ganz wieder zu eigen machen zu können.

Beim **masochistischen** Part geht es um die Abwehr der gleichen Ängste wie beim Sadismus. Der Unterschied besteht nur darin, dass der Masochist die Kastrationsängste dadurch abwehrt, dass er sich den kastrationsähnlichen quälenden Arrangements unterwirft, aber in Form ritualisierter Abläufe, deren Regeln er mitbestimmen kann, so dass er die reale Bedrohung nicht mehr zu fürchten braucht. Der zweite Aspekt des Masochismus liegt in der Beschwichtigung des strafenden Über-Ichs (Gewissensinstanz) durch Leiden, wobei der Masochist die Bestrafung für seine vorhandenen aggressiv-sadistischen Wünsche lustvoll erlebt. Auch stellt er die Über-Ich-Ansprüche dadurch zufrieden, dass er auf das Ausleben seiner männlich-phallisch-aggressiven Strebungen verzichtet und diese Seite stattdessen in die Frau hineinprojiziert und sich von ihr mit Phallussymbolen bewaffnet, schlagen lässt. Der Bedrohung durch die weiblichen Anteile begegnet er nicht durch Aggression, sondern durch Unterordnung. Unterwerfungs- und Kastrationsrituale dienen aber nicht nur der Verringerung der Kastrationsangst, sondern in ihnen äußert sich auch der Wunsch nach Aufgabe der männlichen Selbstständigkeit und das Suchen nach einer intensiven oralen Beziehung zwischen Mutter und Kind. Diese Tendenz zur Selbstaufgabe und zur Rückkehr in die ungetrennte Mutterbeziehung vor der Separation (Loslösungsphase) ist bei denjenigen Masochisten deutlich, bei denen Hinrichtungs- und Tötungsrituale zum festen Bestandteil des sadomasochistischen Arrangements gehören.

Aus **lerntheoretischer Sicht** entwickelt sich der *Masochismus* über klassische und operante Konditionierung sowohl bei sexuellen Kontakten als auch über Masturbationsphantasien. Als positiver Verstärker gilt bei der operanten Konditionierung das Orgasmuserleben. Bei der klassischen Konditionierung wird ein Schmerzreiz mit Lust gekoppelt, so dass er als konditionierter Reiz die sexuelle Erregung schließlich allein auslösen kann.

Auch der *Sadismus* wird durch klassische Konditionierung erklärt, die dadurch erfolgen kann, dass z. B. ein Jugendlicher einem Lebewesen unabsichtlich Schmerzen zugefügt und dabei eine sexuelle Erregung bekommen hat. Die Verknüpfung von Schmerzzufügen und sexueller Erregung bildet dann die Grundlage für den sexuellen Sadismus.

Auch spielt aus lerntheoretischer Sicht das Modell-Lernen eine große Rolle, so z. B., wenn Jugendliche beobachten, dass es anderen Menschen Lust bereitet, wenn sie Dritten Schmerz zufügen.

Sexueller Masochismus
75. Erscheinungsformen: Welche Praktiken sind für Masochisten typisch?

Der Begriff Masochismus wurde von dem Psychiater Krafft-Ebing 1896 eingeführt und geht auf den österreichischen Schriftsteller Leopold Baron von Sacher-Masoch zurück, in dessen Roman «Venus im Pelz» (1870) der männliche Protagonist nur mit einem Zobel bekleidet einer die Peitsche schwingenden Domina als Sklave dienen muss. Der Ausdruck Masochismus wird heute in verschiedenen Bedeutungen verwendet.

Im *weitesten* Sinne wird unter Masochismus

- die Neigung von Menschen verstanden, sich Schmerzen und Erniedrigungen zufügen zu lassen und dabei Lust zu empfinden.

Diese Lust muss aber nicht unbedingt sexuell erlebt werden, sondern sie kann sich auch aus anderen Lebensumständen herleiten, indem z. B. besonders belastende Tätigkeiten und Lebenssituationen bewusst gesucht oder klaglos hingenommen werden.

Neben diesem sog. *Alltagsmasochismus* gibt es auch den sog. *sexuellen Masochismus*. Es handelt sich bei ihm um eine Form des abweichenden Sexualverhaltens,

- bei der die sexuelle Erregung und Befriedigung überwiegend oder ausschließlich nur durch Unterwerfung und durch Erleiden von Schmerzen oder Erniedrigung erreicht werden kann.

Um die Diagnose eines sexuellen Masochismus im klinischen Sinne stellen zu können, müssen die vorhandenen, intensiven sexuell erregenden Phantasien bzw. die sexuell dranghaften Bedürfnisse oder Verhaltensweisen, die einen *realen* (und nicht simulierten) Akt der Demütigung oder des Geschlagen-und Gefesseltwerdens oder eines sonstigen Leidens beinhalten, über einen Zeitraum von mindestens 6 Monaten immer wiederkehrend aufgetreten sein.

Sexueller Masochismus kann sich in den unterschiedlichsten **Formen** und **Praktiken** äußern.

In gering ausgeprägten und harmloseren Fällen sind die masochistischen Phantasien und Handlungen

- in den normalen Geschlechtsverkehr eingebettet oder sie werden als Begleitphantasien bei der Masturbation benutzt und sonst nicht ausgelebt.

Bei solchen masochistischen Vorstellungen dreht es sich gewöhnlich darum, vergewaltigt und dabei von anderen festgehalten und gefesselt zu werden, so dass keine Fluchtmöglichkeit besteht.

Masochistische Phantasien und Handlungen können aber auch

- normale sexuelle Aktivitäten weitestgehend ganz ersetzen.

In diesen Fällen liegt der zentrale Reiz in der Einnahme einer submissiven (sich unterwerfenden) Rolle. Die Betroffenen schlüpfen beispielsweise in die Position des Sklaven oder eines Tieres oder sie machen sich zu einem Gegenstand. In anderen Fällen wird die Überwindung von Ekelschranken als lustvoll empfunden und es wird uriniert, sich mit Exkrementen beschmiert oder es wird Menstruationsblut geleckt *(«Dirty Sex»*, Exkrementophilie) und ähnlich Ekelerregendes gemacht. Manchmal werden auch bedrohliche Situationen inszeniert. Sofern ein Orgasmus angestrebt wird, erfolgt dieser entweder ganz ohne oder mit einer nur geringen genitalen Stimulation.

Andere Masochisten setzen ihre Bedürfnisse

- autoerotisch an sich selber um und

fesseln *(Bondage),* peitschen *(Flagellation),* schlagen *(Spanking)* oder beschimpfen sich mit «verbotenen, schmutzigen Wörtern» selber oder sie stechen sich mit Nadeln *(Piercings),* fügen sich elektrische Schocks selbst zu, demütigen und erniedrigen *(Pornolalie)* sich vor sich selbst, und manchmal verstümmeln sie sich sogar auch.

Die meisten Masochisten leben ihre Bedürfnisse

- aber partnerbezogen und in Spielen aus.

Dabei ist der Masochist der eigentlich Aktive, denn er stimmt zuvor die Handlungen mit dem Partner ab oder schreibt ihm sogenannte «Sklavenbriefe» und vereinbart auch die Stopp-Codes zu Beginn mit ihm.

Masochistische Rituale

- können die direkte körperliche Knechtschaft durch Unterwerfen und
- das sensorische Verbinden der Augen sein.

Das Verprügeltwerden, das den «Hintern-versohlt- oder Ohrfeigen bekommen», das Ausgepeitschtwerden, das «Schnittwunden-zugefügt-Bekommen», Elektroschocks, «Nadeln und Stechen», das Beschimpftwerden sowie das Gedemütigtwerden durch Beschmutzung mit Fäkalien oder auch das Gezwungenwerden, wie ein Hund zu kriechen und zu bellen, zählen mit zum Repertoire.

Manche speziellen Wünsche lassen

- Ähnlichkeiten zu anderen Paraphilien erkennen,

wie z. B. der, sich wie ein hilfloses Kleinkind behandeln zu lassen und gewindelt werden zu wollen (Infantilismus) oder gezwungen zu werden, weibliche Kleidung zu tragen, sofern es als demütigend erlebt worden ist (Fetischismus).

Als eine besonders gefährliche Erscheinungsform des sexuellen Masochismus gilt die **Hypoxyphilie** (Asphyxie) (s. Frage 92), die sowohl mit einem Partner als auch alleine durchgeführt werden kann. Sie wird aufgrund der bekannten Erfahrung praktiziert, dass durch eine verminderte Sauerstoffaufnahme sexuelle Erregung hervorgerufen wird. Von den Masochisten wird die Sauerstoffreduktion mit Hilfe einer Brustkompression oder einer Schlinge, eines Knebels, eines Plastikbeutels oder einer Maske, manchmal auch chemisch, hervorgerufen. Häufig wird dazu ein flüchtiges Nitrit verwendet, da dies aufgrund einer peripheren Gefäßerweiterung die vorübergehende Einschränkung der Sauerstoffzufuhr im Gehirn bedingt. Aufgrund von Anwendungsfehlern kann es bei der Hypoxyphilie zu nicht beabsichtigten Todesfällen kommen. Schätzungen gehen von 1–2 Todesfällen pro 1 Million Einwohner jedes Jahr aus.

76. Gefahr, Verbot, Geschlechterverteilung: Ist sexueller Masochismus nicht gefährlich und gibt es ihn bei Frauen auch?

Masochistische Neigungen betreffen überwiegend nur die Paraphilen selbst. Dissexuelle Verhaltensweisen kommen deshalb äußerst selten vor. Denkbar sind sie auch nur insofern, als Unbeteiligte gezielt zu aggressiven (sadistischen) Handlungen provoziert werden können. Im Übrigen besteht natürlich immer ein gewisses Risiko, durch masochistische Praktiken körperliche Schäden davon zu tragen. In der Mehrzahl der Fälle werden solche Zwischenfälle jedoch durch sorgfältige Inszenierungen und Vorsichtsmaßnahmen vermieden. Ausnahmen stellen

- Strangulierungen (s. Frage 75) dar, bei denen es hin und wieder zu Todesfällen kommt.

Mit einem hohen **Risiko** sind auch

- anonyme Kontakte verbunden, da die Gefahr besteht, Opfer sexueller Gewalt werden zu können.

Bei *Einvernehmlichkeit* sind sadomasochistische Handlungen nach deutschem Strafrecht *nicht* verboten. Von der Öffentlichkeit werden sie zwar oft mit Unverständnis wahrgenommen, im Grunde aber toleriert.

Anders sieht der Sachverhalt im *Pornographiebereich* aus, denn

- Gewaltdarstellungen, auch sadomasochistische Handlungen bei Einvernehmen und ohne reale Gewaltanwendung, unterliegen nach § 184 einem absoluten **Verbreitungsverbot**.

Wie bei anderen sexuellen Minderheiten macht sich auch in der sadomasochistischen Subkultur eine Bewegung breit, die diese Neigung, wie seinerzeit die Homosexualität, nicht mehr im Bereich des Krankhaften angesiedelt sehen möchte. Es wird argumentiert, dass einvernehmlich ausgeübter Masochismus harmlos sei und sich ohne weiteres mit anderen sexuellen Vorlieben, die in unserer Gesellschaft inzwischen als normal betrachtet werden, in eine Reihe stellen lässt. Hinzu kommt, dass die Praktiken in aller Regel mit großer Vorsicht und Behutsamkeit ausgeführt werden würden, so dass es nur in Ausnahmefällen zu Verletzungen käme. Tödliche Folgen seien lediglich auf Fehlinformationen und «Pannen» zurückzuführen und nicht sexuell motiviert.

Wissenschaftliche Studien belegen in der Tat, dass bei etlichen Menschen die masochistischen Handlungen viele Jahre lang in ihrer Gefährlichkeit gleichbleibend sind, zumal die meisten Betroffenen dazu neigen, immer die gleichen Handlungen zu wiederholen. Es gibt jedoch einige Masochisten, die im Laufe der Zeit oder auch in Phasen stärkerer Belastung die Schwere der masochistischen Handlungen tatsächlich steigern, so dass es in diesem Zusammenhang vermehrt zu Verletzungen oder sogar zu Todesfällen kommen kann.

Weiterhin, so argumentieren die Befürworter, würden Masochisten hinsichtlich ihrer sozialen Anpassung eher über dem Durchschnitt liegen und sich durch Eigenschaften wie eine ausgesprochene Zuverlässigkeit und durch hohe Ansprüche an sich selbst auszeichnen.

Tatsächlich zeigen Zusammenhänge zwischen sozioökonomischem Status und sexuellem Masochismus,

- dass in den unteren gesellschaftlichen Schichten sexueller Masochismus so gut wie gar nicht verbreitet ist.

Die meisten Mitglieder sadomasochistischer Clubs gehören der oberen Mittelschicht an und verfügen über eine gute Schulbildung. Dies wird auch von Prostituierten bestätigt, die in wissenschaftlichen Studien berichteten, dass masochistische Praktiken häufig von hochgebildeten Leuten nachgefragt werden.

Auch wird von den Verfechtern einer Entpathologisierung hervorgebracht, dass eine leichte sadomasochistische Stimulation zur Steigerung einer ansonsten normalen Sexualität häufig vorkäme und dass Masochismus weiter verbreitet sei, als allgemein vermutet wird.

Wissenschaftlichen Einschätzungen (Baumeister, 1989) zufolge

- betätigen sich tatsächlich ungefähr 5–10 % der Menschen irgendwann in ihrem Leben sporadisch oder auch über eine längere Zeit masochistisch.

Etwa doppelt so viele haben masochistische Phantasien bei der Masturbation. Diese Zahlen decken sich in etwa mit der Berliner Männerstudie von Beier et al. (2005) (s. **Frage 18**).

Durchgängig vorhandener Masochismus im Sinne einer sexuellen Präferenzstörung ist allen Schätzungen zufolge

- bei ungefähr 1–2% der Bevölkerung zu finden.

Der Anteil von **Frauen** unter den Masochisten ist umstritten, denn nicht alle Frauen, die sich masochistisch betätigen, tun es auch aus einer echten Neigung. Im amerikanischen Diagnoseschlüssel DSM-IV-TR wird ein *Geschlechtsverhältnis*

- von 20 Männern zu einer Frau angegeben.

Diese Zahlen (5%) entsprechen der Hälfte der sonstigen Schätzungen des Anteils von Frauen in der Subkultur. Er soll in etwa 10% betragen, wobei angeblich nur 1% davon Prostituierte sein sollen.

Ein unumstrittener Fakt hingegen ist, dass

- extreme Formen masochistischer Sexualpraktiken bei Frauen so gut wie gar nicht vorkommen.

Deshalb sind Frauen auch selten Opfer von «Unfällen», zumal Sauerstoffverminderungen durch Strangulierungen nur bei Männern einen erregenden Effekt hervorzurufen imstande sind.

Sexueller Masochismus

- verläuft in der Regel **chronisch**.

Erste masochistische sexuelle Phantasien treten vermutlich bereits während der Kindheit auf. Das Alter, in dem masochistische Aktivitäten dann zum ersten Mal mit einem Partner aufgenommen werden, kann zwar variieren, liegt aber gewöhnlich in der frühen Adoleszenz (Zeit des Heranwachsens). Einige Masochisten entdecken auch erst durch einen entsprechend sexuell motivierten Partner später im Erwachsenenalter ihr Interesse an einer masochistischen Betätigung.

Sexueller Masochismus

- ist weiter verbreitet als der sexuelle Sadismus.
- Üblicherweise wird ein Verhältnis von 4:1 angegeben.

Die meisten sadistisch Empfindenden hatten zuerst masochistische Vorlieben gehabt, bevor sie später in die dominante Rolle überwechselten.

Bezüglich der Verteilung masochistischer und sadistischer Vorlieben *bei Männern und Frauen* sind die Untersuchungsergebnisse nicht eindeutig. Während einige Forscher berichten, dass die Verteilung bei beiden Geschlechtern gleich sei, gehen andere von einem leichten Überwiegen masochistischer Anteile gegenüber sadistischen Bedürfnissen bei Frauen aus.

77. Erklärungsansätze: Um was für Typen handelt es sich bei Masochisten und warum bekommt man diese Störung?

Hinsichtlich ihrer sozialen Anpassung liegen Masochisten im Allgemeinen eher über dem Durchschnitt und zeichnen sich durch Eigenschaften wie eine ausgesprochene Zuverlässigkeit und durch hohe Ansprüche an sich selber aus. Die meisten Masochisten gehören der oberen Mittelschicht an und verfügen über eine gute Schulbildung. In unteren sozialen Schichten scheint Masochismus so gut wie gar nicht verbreitet zu sein.

Oft geht sexueller Masochismus neben sexuellem Sadismus auch mit Fetischismus und Transvestitismus einher. Von Menschen, bei denen die Neigung *nicht* zusammen mit anderen Paraphilien auftritt, weiß man, dass sie häufiger eine gehemmt neurotische Persönlichkeit haben. Auch geht die isolierte Störungsform mit einer Neigung zu Abhängigkeit, Depression und Angst einher.

Masochismus wird sowohl in heterosexuellen als auch in homosexuellen sowie in pädophilen Beziehungen ausgelebt. Aber auch autoerotisch wird er praktiziert.

Über die **Entstehung** des sexuellen Masochismus gibt es keine einheitlichen Konzepte. Es werden jedoch sowohl unbewältigte kindliche Ängste als auch Prägungen, z. B. durch als lustvoll umgedeutete körperliche Züchtigungen im Kindesalter, angenommen.

Die klassische **psychoanalytische** Erklärung des sexuellen Masochismus entspricht als komplementäre Rolle zum Sadismus der psychodynamischen Ursachentheorie des Sadomasochismus **(Frage 74)**.

Die **lerntheoretische** Auffassung geht davon aus, dass sich der Masochismus über klassische und operante Konditionierung sowohl bei sexuellen Kontakten als auch über Masturbationsphantasien entwickelt. Als positive Verstärker gilt bei der operanten Konditionierung das Orgasmuserleben. Bei der klassischen

Konditionierung wurde ein Schmerzreiz zuvor wiederholt mit Lust gekoppelt, so dass er als konditionierter Reiz die sexuelle Erregung später allein auslösen kann. In diesem Zusammenhang wird immer wieder der Fall eines Masochisten zitiert, der sich als Junge den Arm gebrochen hatte und anschließend von einer attraktiven Krankenschwester gehalten und liebkost worden war, während der Arzt den Bruch ohne Betäubung zu richten versuchte. Die Kombination aus Lust und sexueller Erregung, die der Junge dabei verspürte, wurde als ursächliche Erklärung seiner späteren masochistischen Impulse und Handlungen gesehen.

Es gibt aber noch einen weiteren psychologischen Erklärungsansatz, der aus der sog. *Opponent-Prozess-Theorie* abgeleitet werden kann. Sie geht von der Annahme aus, dass sich ein lebender Organismus ständig in Prozessen bewegt, die auf die Aufrechterhaltung einer Homöostase (Gleichgewicht) abzielen, wobei aber euphorisierende Erfahrungen bevorzugt werden. Auf deutliche Abweichungen vom Gleichgewicht folgen Phasen deutlicher Gegenbewegungen, mit denen das Gleichgewicht wieder hergestellt wird. Beispielsweise folgen auf bewusst hergestellte Stimmungssteigerungen in aller Regel Phasen der Niedergeschlagenheit. Wie die Alltagserfahrung zeigt, dauern sie meist länger an, als die vorhergehenden gehobenen Phasen, bis sich schließlich wieder alles auf ein Mittelmaß hin reguliert hat.

Masochismus wird im Rahmen dieses Denkansatzes als Beispiel für ein gegenteiliges Geschehen gesehen. Die negative Erlebensphase bekommt eine zunehmend hohe Attraktivität für ihre Wiederholung dadurch,

- dass sich der Masochist anschließend in einer ebenfalls länger andauernden Phase erhöhter Euphorie und Zufriedenheit befindet.

Wie das Beispiel des Bungee-Springens zeigt, suchen Menschen tatsächlich bewusst einen Gefahrenzustand auf, um anschließend eine Entlastung zu erleben. Dies deckt sich mit den Berichten von Masochisten, wonach sie sich nach maso-sexuellen Erfahrungen fast immer für längere Zeit in glücklicher und zum Teil euphorischer Stimmung befunden hätten.

Sexueller Sadismus
78. Praktiken und Erscheinungsformen: Worum geht es beim Sadismus wirklich?

Der Begriff Sadismus wurde von dem Psychiater Krafft-Ebing (1896) geprägt und aus dem Namen des Marquis de Sade (1740–1814) hergeleitet, der in seinem Werk «Die 120 Tage von Sodom» eine Vielzahl sexuell sadistischer Praktiken beschrieben hat und später in einer Irrenanstalt endete. Krafft-Ebing führte den Ausdruck zur Bezeichnung einer Neigung ein, Lust dabei zu empfinden, anderen Menschen Schmerzen und Erniedrigung zuzufügen. Eine solche Lust muss nicht unbedingt sexuell erlebt werden, sondern Sadismus im erweiterten Sinne kann sich auch aus anderen Lebensbereichen herleiten, indem z. B. Berufe oder Partner gewählt werden, die das Ausleben nicht sexueller Dominanz erlauben.

Neben diesem sog. *Alltagssadismus* gibt es auch einen *sexuellen Sadismus*. Er bezeichnet eine Form des abweichenden Verhaltens,

- bei der sexuelle Erregung oder Befriedigung überwiegend oder ausschließlich durch Dominanz und Zufügen von Schmerzen oder Erniedrigung erreicht wird.

Um die Diagnose eines sexuellen Sadismus im klinischen Sinne stellen zu können, müssen die vorhandenen, intensiven sexuell erregenden Phantasien bzw. die dranghaften Bedürfnisse oder Verhaltensweisen über einen Zeitraum von mindestens 6 Monaten immer wieder aufgetreten sein und reale, nicht simulierte Handlungen beinhalten, in denen das körperliche oder seelische Leiden einschließlich der Demütigung des Opfers, für den Betroffenen sexuell erregend ist. Anders als beim einvernehmlichen Sadismus wird bei sexuell sadistischen Handlungen mit nicht-einwilligenden oder nicht einwilligungsfähigen Partnern nach dem amerikanischen Diagnosesystem DSM-IV-TR die Diagnose immer gestellt, also auch dann, wenn der Betroffene keinen Leidensdruck verspürt.

Sexueller Sadismus kann sich in den unterschiedlichsten **Formen** und **Praktiken** äußern.

In gering ausgeprägten und harmloseren Fällen sind die sadistischen Phantasien und Handlungen
- in den «normalen Geschlechtsverkehr» eingebettet oder
- sie werden als Begleitphantasien bei der Masturbation eingesetzt und sonst nicht ausgelebt.

Solche sadistischen Phantasien beinhalten gewöhnlich, die völlige Kontrolle über ein Opfer zu haben, das den bevorstehenden sadistischen Akt fürchtet.

Sadistische Phantasien und Handlungen können aber auch die üblichen sexuellen Aktivitäten weitestgehend ersetzen.

In diesen Fällen liegt der zentrale Reiz in der Einnahme der dominanten Rolle, beispielsweise der des Meisters oder der der Herrin, oder in der Inszenierung scheinbar bedrohlicher Situationen, aber auch in der Zumutung von Ekel bei dem Partner, indem er z. B. mit Exkrementen vollgeschmiert oder mit Urin besudelt wird *(«Dirty Sex»)*.

Um einen Orgasmus zu erreichen werden besonders häufig Praktiken gewählt, die der Schmerzzufügung, insbesondere durch Auspeitschen *(Flagellation)*, durch Schläge *(Spanking)*, durch Elektroschocks, durch Stechen und Nadeln *(Piercings)* oder durch andere Methoden dienen, oder die auf die Einschränkung der Freiheit zielen, wie z. B. durch das Fesseln *(Bondage)*. Auch wird die Erniedrigung und Demütigung des Partners durch die Verwendung «schmutziger» Wörter *(Pornolalie)* als sexuell erregend erlebt. Sofern ein Orgasmus angestrebt wird, erfolgt dieser ganz ohne oder mit nur geringer genitaler Stimulation. Die Wahl und der Stellenwert der bevorzugten Gegenstände oder Methoden deuten manchmal auf eine Nähe zum Fetischismus hin, wie z. B. der «Dirty Sex» auf eine Exkrementophilie schließen lässt.

Sehr häufig bestehen neben den sadistischen auch die komplementären masochistischen Bedürfnisse, so dass beide Rollen abwechselnd eingenommen werden können. In dem Fall liegt ein Sadomasochismus vor. Manchmal entwickeln sich masochistische Neigungen erst im späteren Lebensverlauf des sexuellen Sadisten. In der Mehrzahl der Fälle liegen jedoch erst masochistische Neigungen vor, bevor später sadistische Praktiken bevorzugt werden.

Trotz der eindeutigen Dominanz des Sadisten ist er es, der bei einvernehmlichen Handlungen die passive Rolle übernimmt, denn der Masochist spricht mit ihm vorher die Aktivitäten ab und vereinbart die Zeichen und Codes. Manchmal schreibt er zuvor auch den «Sklavenbrief». Der Sadist lässt sich von ihm in hochkontrollierter

Form steuern und bricht sofort beim Nennen der Stopp-Codes die Handlungen ab.

Beim sexuellen Sadismus geht es also keinesfalls um das Äußern zielloser Gewalttätigkeit,

- sondern um die Herstellung eines totalen Beherrschungsverhältnisses, das als sexuell erregend empfunden wird.

Weil eine solche Form der Bemächtigung unter normalen Umständen aber nur selten durchführbar ist, ist der Sadist entweder auf die Fiktion oder auf einen Partner angewiesen, der gegenpolige sexuell-masochistiche Neigungen aufweist und bereitwillig Schmerz und Demütigung zu erleiden bereit ist. Das Herrschaftsverhältnis wird

- durch die völlige Wehrlosigkeit des Opfers zum Ausdruck gebracht,

und zeigt sich z. B. dadurch, dass der Sadist den Masochisten z. B. zum Kriechen zwingt oder ihn in einem Käfig hält. Andere sadistische Handlungen sind, das Opfer zu züchtigen und ihm Ohrfeigen zu geben oder ihm «den Hintern zu versohlen», ihm dabei die Augen zu verbinden, es auszupeitschen, ihm Elektroschocks oder Schnittwunden zuzufügen, es zu kneifen oder es zu verbrennen. In gefährlichen Fällen und bei nicht mehr einvernehmlichen Handlungen, geht es darum, das Opfer zu vergewaltigen, zu würgen, zu foltern, es zu verstümmeln oder sogar auch zu töten.

79. Folgen, Häufigkeit und Verlauf: Welche Gefahren gehen von Sadisten aus und werden ihre Handlungen immer intensiver mit der Zeit?

Die **Folgen** sadistischer Neigungen sind davon abhängig, inwieweit es gelingt, sie in einvernehmlichem Handeln auszuleben. Das Risiko für die Partner, bei einvernehmlichem Sadismus körperliche Schäden davon zu tragen, ist durch die sorgfältige Inszenierung und die getroffenen Vorsichtsmaßnahmen weitestgehend gering. Einvernehmlich ausgeübter sexueller Sadismus trifft in der Gesellschaft meist zwar auf Unverständnis, aber die Betroffenen werden toleriert, zumindest nicht ausgesprochen diskriminiert.
Anders ist dies bei Sadisten, die fremde Menschen attackieren. Während in einvernehmlich ausgeübten sadomasochistischen Arrangements die sadistischen Impulse beherrscht werden und auf die Einhaltung der Grenzen sowie die Freiwilligkeit geachtet wird, sind diese Bedingungen bei gefährlichen Sadisten nicht erfüllt. Im Gegenteil, hier kommt es zur Realitätsverzerrung, die dadurch mitbedingt ist, dass der eigentlichen Tat meist eine lange Zeit der Beschäftigung mit ihr vorausgegangen ist. In diesem Prozess wird die Tat in der Phantasie, verbunden mit dem gehäuften Anschauen der Bilder, immer wieder durchgespielt, bis schließlich die Grenze zur Realität zu verschwimmen beginnt. Hinzu kommt ein nachlassender Realitätsabgleich, der dazu führt, dass das Imaginäre allmählich das Übergewicht gewinnt und zunehmend auch als «normal» empfunden wird. Dadurch werden auch die Schritte immer kleiner, die Phantasie und die Pornographievorlagen auch mit nicht einwilligenden Personen unkontrolliert in die Tat umzusetzen.

Sadistische Phantasien

- treten oft bereits schon in der Kindheit auf.

Zu ersten sadistischen Aktivitäten kommt es dann gewöhnlich im frühen Erwachsenenalter, wobei der Zeitpunkt variieren kann. Allgemein verläuft sexueller Sadismus in der Regel **chronisch**. Dabei können die sadistischen Handlungen viele Jahre lang das gleiche Niveau beibehalten, ohne dass sich das Bedürfnis entwickelt, die Intensität der körperlichen Schädigungen steigern zu wollen.

- Meistens nimmt jedoch die Schwere der sadistischen Handlungen mit der Zeit zu und in Kombination mit einer antisozialen Persönlichkeitsstörung kann es in ausgeprägten Fällen zu Verletzungen oder auch zur Tötung des Opfers kommen.

Bei vielen sexuellen sadistischen Straftätern besteht ein **Crossing** (s. Frage 64, auch Tab. 1, S. 310) mit unterschiedlichen Präferenzbereichen, so mit Fetischismus, Voyeurismus oder Exhibitionismus. Bei einigen ist auch ein Crossing mit fetischistischem Transvestitismus anzutreffen.

Auch bei **Frauen** kommen sadistische Handlungen vor. Umstritten ist dabei jedoch, ob es sich nicht um Prostituierte handelt.

Über die **Häufigkeit** sadistischer Bedürfnisse kann wegen des breiten Spektrums der Ausprägungen nur spekuliert werden. In der Berliner Männerstudie von Beier et al. (2005) gaben über 19 % der befragten Männer an, sadistische Begleitphantasien bei der Masturbation zu haben. Über 15 % der befragten Männer berichteten, andere Menschen tatsächlich auch schon sexuell gequält zu haben. Mehr als 5 % der befragten Partnerinnen gaben sadistische Begleitphantasien bei der Selbstbefriedigung an und über 6 % behaupteten, diese Phantasien auch in Verhalten umgesetzt zu haben.

Sadistische Neigungen kommen seltener vor als *masochistische*. Das Verhältnis wird auf 1:4 geschätzt.

Sexueller Sadismus kommt zwar bei Menschen mit unterschiedlicher sexueller Orientierung vor,

- in mehr als 85 % der Fälle sind die Betroffenen jedoch *heterosexuell*.

Menschen mit harmlosem sexuellem Sadismus sind meist sozial gut integriert und eher überdurchschnittlich angepasst.

80. Sadismuskriterien, Risiken und Lustmorde: Nach welchem Schema läuft ein Tatgeschehen in der Regel ab?

Wenn die Umstände es ergeben, kann es vorkommen, dass ein Sadist seine Neigungen und sein Spiel in die Realität umsetzt. Häufig werden sadistische Handlungen, vor allem die, die an Kindern oder geistig Behinderten vorgenommen werden, von Männern ausgeübt, die als Polizisten oder Geistliche auftreten und ihre Opfer inquisitorisch verhören, um sie anschließend für vermeintliche Übertretungen oder «Sünden» zu «bestrafen». Wenn solche Sadisten z. B. als Lehrer oder Erzieher tätig sind, werden sexuellsadistische Impulse u.U. in Erziehungspraktiken eingeflochten (Erziehungssadismus).

Auch durch Fotos oder Berichte über Soldaten im Umgang mit Gefangenen oder über Aufseher in Konzentrationslagern und Gefängnissen usw. ist bekannt,

- dass dort ausgeübte Brutalitäten oft eindeutig sexuell motiviert sind.

Dabei fällt immer wieder eine Diskrepanz zwischen den ausgeübten Grausamkeiten und der Unauffälligkeit der Täterpersönlichkeiten im Alltag auf. Dies zeigt, dass sadistische Haltungen einfach abstreifbar zu sein scheinen und ohne sichtbare Verbindung mit dem übrigen Leben bestehen können.

Sadistische Attacken gegen fremde Frauen und sadistische Tötungsdelikte, sog. **Lustmorde**, kommen eher selten vor. Wenn sie geschehen, geht ihnen in der Regel eine Beschäftigung mit sadistischen Phantasien schon eine lange Zeit voraus, so dass es sich bei der eigentlichen Tat dann nur noch um eine Ausführung der Phantasieinhalte handelt, die zuvor immer wieder durchgespielt worden sind, bis die Grenze zwischen Phantasie und Wirklichkeit so fließend wurde, dass es zur Tat nur noch eines kleinen Schrittes bedurfte.

In diesem Zusammenhang werden immer wieder die Gefahren der deutlich zunehmenden sadomasochistischen Pornographie und deren Verbreitung im Internet öffentlich diskutiert, da durch ständig wiederholten Konsum die Gefahr der Grenzvermischung und der Begehung einer Tat ansteigen kann (s. **Frage 79**).

Bei einigen gefährlichen sexuellen Sadisten

- sind nicht so sehr sexuelle Handlungen für die sexuelle Erregung verantwortlich, sondern vielmehr die *Ausübung von Gewalt*.

Entsprechend geht es in der Art der von ihnen bevorzugten Pornographie auch mehr um gewaltverherrlichendes Material.

Für die ausgeführten paraphilen **Tötungsdelikte** ist es typisch,

- dass sie vom Täter imaginär fast zwanghaft vorweggenommen werden und dass er sich von seinen Gewaltphantasien zur Tat geradezu getrieben fühlt.

Oft fahren die Täter nachts stundenlang und ziellos auf der Suche nach Opfern mit dem Auto in der Gegend herum. Wie Untersuchungen über zurückliegende Taten ergaben (Dietz et al. 1990), hatten fast alle Täter ihr Tötungsdelikt vorher sorgfältig geplant. Auch hatten sie ihre Opfer zunächst entführt und dann mit verbundenen Augen mindestens 24 Stunden gefesselt und geknebelt in Gefangenschaft gehalten. Sexuell wurden die Opfer am liebsten erniedrigt, anal vergewaltigt und zum Oralverkehr gezwungen. Hinzu kamen gewaltsamer Geschlechtsverkehr und das Einführen fremder Gegenstände in die Vagina. Fast alle Täter hatten ihre Opfer in bewusster Tötungsabsicht ermordet. Mehr als die Hälfte der Täter haben ihre Taten in Tagebüchern oder durch Video- und Tonaufzeichnungen dokumentiert und die schrecklichsten Szenen auch auf Fotos oder in Zeichnungen festgehalten. Sehr viele Täter bewahrten von der Tat irgendeinen Gegenstand zur Erinnerung an das Opfer auf.

In mehr als einem Drittel der Fälle war eine zweite Täterperson bei den Gewalttakten assistierend beteiligt. Bei solchen *Täterpaaren*

- spielte meist ein Haupttäter die dominante Rolle, während die zweite Person in der Regel in psychischer Abhängigkeit von ihm stand.

Oft waren es Frauen, die die männlichen Täter bei ihren Gewalthandlungen unterstützten. Solche Frauen wurden häufig selbst viele Jahre von diesen Tätern mit Gewalt unterdrückt und sexuell missbraucht. Sie handelten oft in dem Glauben, dass ihre Mitwirkung sie selbst vor künftigen sexuellen Gewalttätigkeiten ihrer Partner schützen würde.

Während die Hälfte der Täter in ihrer Umgebung als solide und anständige Bürger galt, betrieb die andere Hälfte der Täter exzessiven Alkohol- und Drogenmissbrauch. Fast alle Täter kamen aus «Broken-Home»-Situationen und hatten ihr ganzes Leben hindurch Schwierigkeiten in heterosexuellen Beziehungen gehabt, so dass eine soziale Isolation oft die Folge war.

Ein Viertel der Täter wurde als Kind körperlich misshandelt und bei 20% fanden sich Hinweise auf selbst erlebten sexuellen Missbrauch.

Bei vielen sexuell – sadistischen Straftätern besteht ein **Crossing** mit unterschiedlichen paraphilen Bereichen wie Fetischismus, Voyeurismus oder Exhibitionismus. Bei einigen ist auch ein Crossing mit transvestitischem Fetischismus zu finden (s. Frage 64, auch Tab. 1, S. 310).

Bei einigen sexuell – sadistischen Tötungsdelikten spielt nicht die Anwendung von Gewalt zum Zwecke der sexuellen Erregung und Befriedigung die entscheidende Rolle,

■ sondern die Täter ziehen aus dem *Tötungsvorgang* selbst eine sexuelle Erregung und es kommt zu keinerlei sexuellen Übergriffen.

Der Lustgewinn besteht bei solchem Vorgehen in erster Linie aus der *Vorbereitung* und dann erst aus der Durchführung der Tat selbst. Das Verlangen nach dieser Form der Befriedigung kann dabei so stark werden, dass einige Delinquenten so lange Wiederholungstaten begehen, bis sie am Ende festgenommen werden.

Im Vorfeld aggressiver Sexualdelikte kann es Besonderheiten geben, die als höchste Alarmzeichen frühzeitig wahrgenommen werden sollten, um ein rechtzeitiges Eingreifen sicher stellen zu können. Dazu gehören Beißen, Brennen, Stechen, Schneiden, quälende Probierschnitte, angedrohte Amputationen und andere Grausamkeiten.

Zur Bemessung des Schweregrades des sexuellen Sadismus wurden bestimmte Kriterien entwickelt, die besonders zur Unterstützung der Sadismusdiagnose bei Sexualstraftätern herangezogen werden können. Anhand der Merkmale lassen sich auch indirekte Sadismuszeichen erkennen, was z. B. vor Gericht bei der Begutachtung von Straftaten von Bedeutung ist (s. Frage 100).

81. Entstehung: Wie bahnt sich eine sexuell-sadistische Entwicklung an?

Bezüglich der Ursachen des sexuellen Sadismus gibt es keine einheitliche, in sich geschlossene Theorie. Es sind aber unterschiedliche psychologische Faktoren bekannt, die zur Erklärung der Entstehung sadistischer Bedürfnisse beitragen können. Auffallend sind die früheren familiären «Broken-Home»-Situationen mit emotionaler Vernachlässigung und körperlicher Gewalt sowie sexuellem Missbrauch in der Kindheit und Jugend, die bei späteren Sadisten immer wieder zu beobachten sind. Hinzu kommen können Alkoholismus eines oder beider Elternteile. Liegen solche Verhältnisse vor, können soziale Verhaltensweisen nicht ausreichend erlernt werden und es entwickelt sich ein negatives Selbstbild mit geringer Selbstwertschätzung, so dass sich die späteren dissexuellen Täter auch anderen Menschen gegenüber nicht wertschätzend verhalten können.

Entsprechend kann eine gefährlich sexuell-sadistische Entwicklung durch einen **Aufschaukelungsprozess** erklärt werden,

- der mit Zurückweisung beginnt und mit Kontrollverlust und einem Tötungsdelikt enden kann.

Ein solcher Verlauf beginnt beispielsweise damit, dass ein Jugendlicher zunächst aufgrund seines respektlosen Verhaltens aus der Gemeinschaft und aus seinem sozialen Umfeld ausgegrenzt wird. In der Folge flieht er dann zunehmend in *Tagträumereien*, die bald an die Stelle sozialer Beziehungen treten. Die eingetretene reale *Isolation* und die *Einsamkeit* verstärken wiederum sein Abdriften in sexuelle Phantasien und es entwickelt sich ein zunehmendes Bedürfnis nach *Masturbation*, das immer stärker und häufiger mit paraphilen Wünschen verbunden ist. Meist beziehen diese sich auf ungewöhnliche Objekte (Fetische) oder Handlungen, wobei voyeuristische, exhibitionistische und sadistische Rituale eine wichtige Rolle spielen.

Die *zunehmende Phantasietätigkeit*

▪ wird verstärkt zum Ersatz für reale zwischenmenschliche Beziehungen und wirkt wie ein geheimes und machtvolles Elixier.

Bald führt es jedoch zu einem völligen *Kontaktverlust* zur realen Welt und hat zur Folge, dass sich der spätere Täter in seiner Phantasiewelt seine eigenen erotischen Vorstellungen von intimen Begegnungen «zusammenspinnt», die fernab jeglicher Realität liegen. Den phantasierten Ideen ist gemeinsam, dass sie immer größer werdende Vorstellungen von Macht, Überlegenheit und Ausbeutung anderer, sowie von Rachegefühlen, Nötigung oder von Erniedrigung und Demütigung der Opfer beinhalten. Die begleitende Masturbation zu den inneren Bildern ermöglicht es dann, sexuelle Befriedigung bei der Vorstellung solcher sadistischer Phantasien zu erleben. Werden diese Erfahrungen nun stetig wiederholt, setzt ein Lernprozess ein, der dazu führt, dass der sexuell Deviante schließlich jeden Sinn für sexuelle Normalität verliert und dass sich seine Phantasien fast ausschließlich nur noch um Gewalt und Sexualität drehen. Kommt noch der Gebrauch von *Alkohol, Drogen* und *Pornographie* hinzu, führt dies bei einem Teil der späteren Täter dazu, dass bald jede Form von Gewaltdarstellung sexuell erregend wirkt. Der Einfluss von Alkohol und Drogen erleichtert später auch die Umsetzung der phantasierten Übergriffe in die reale Tat, wobei einige Sexualdelinquente zunächst harmlosere Sexualdelikte wie Voyeurismus und Exhibitionismus begehen, während es bei anderen sehr bald zu schwereren Vergehen, wie zu sexuellen Nötigungen, zu Gewalttaten oder schließlich auch zum Tötungsdelikt kommen kann.

Aus **tiefenpsychologischer Sicht** wird ganz allgemein vermutet, dass durch Frustrationen im Kindesalter entstandene und später lustvoll besetzte Bestrafungswünsche die Gründe für die Entstehung sadistischer Bedürfnisse sind.

Aus *neuerem psychoanalytischen Verständnis* wird sexueller Sadismus eng mit einer defizitär verlaufenden Persönlichkeitsentwicklung in Verbindung gebracht. Dabei wird davon ausgegangen, dass eine mangelnde Zufuhr von positiven Emotionen in der frühen Kindheit zu einer subjektiv erlebten Kränkung und dadurch zu einer Verwundung des Selbstwerterlebens (sog. «narzisstische Wunde»), führt. Der ungestillte Liebeshunger bewirkt Aggressionen, Ängste und Verzweiflung bei dem Kind. Diese Gefühle führen später zu dem unbewussten Wunsch, die versagende Mutter für immer beherrschen zu wollen, damit sie sich der ersehnten, liebevollen Zuwendung nie wieder entziehen kann. In der weiteren Entwicklung des Jungen werden diese aggressiven Wünsche dann sexualisiert, mit der Folge, dass es zu einer Verknüpfung der sadistisch ausgeformten Phantasien mit sexueller Erregung kommt.

In einer sadomasochistischen Täter-Opfer-Konstellation lässt – nach psychoanalytischer Erklärung – der sadistische Partner zum einen das eigene, subjektiv verspürte Leid seine masochistische Partnerin erleben, zum anderen hat er durch den sadistischen Akt die Möglichkeit, seine Wut gegenüber «der Frau an sich» als dem «versagenden Objekt» direkt auszuleben.

Aus **lerntheoretischem Verständnis** wird der sexuelle Sadismus mit klassischer Konditionierung begündet. Sie kann dadurch erfolgen, dass beispielsweise ein Jugendlicher einem Tier oder einem Menschen unabsichtlich Schmerzen zugefügt und dabei eine sexuelle Erregung bekommen hat. Die Verbindung zwischen Schmerzzufügen und sexueller Erregung bildet dann die Grundlage für das sexuell sadistische Verhalten. Hinzu kommt das Modell-Lernen, das aus lerntheoretischer Sicht ebenfalls eine große Rolle spielt, so beispielsweise, wenn Jugendliche beobachten, das es *anderen* Menschen Lust bereitet, wenn sie *Dritten* Schmerz zufügen.

Pädophilie und Pädosexualität (sexueller Kindesmissbrauch und Inzest)

82. Pädosexualität, sexueller Kindesmissbrauch und Inzest: Welche Formen der Pädophilie gibt es?

Pädosexualität bedeutet ganz allgemein eine auf Kinder ausgerichtete Sexualität, die sich in unterschiedlichen Formen (s. Frage 83) äußern kann. Aus sexualmedizinischem Verständnis ist **Pädosexualität** die Bezeichnung

- für sexuelle *Handlungen* mit Kindern und entspricht dem *strafrechtlichen Begriff* des **sexuellen Kindesmissbrauchs**.
- Dazu zählt auch der Inzest.

In einigen, aber nicht in allen Fällen, liegt sexuellem Kindesmissbrauch eine pädophile Sexualpräferenzstörung, d.h. eine auf Kinder ausgerichtete sexuelle *Orientierung* zugrunde. Da nicht jede pädophile Neigung zu einem sexuellen Übergriff auf Kinder führen muss, können die Begriffe Pädosexualität und Pädophilie streng genommen nicht gleichgesetzt verwendet werden. In den beiden Diagnosesystemen werden solche Unterschiede jedoch nicht gemacht. Dort wird jede Form der Sexualität mit Kindern als Pädophilie definiert.

Entsprechend gilt **Pädophilie**

- als ein abweichendes Sexualverhalten, bei dem sexuelle Erregung und Befriedigung überwiegend oder ausschließlich durch Beobachten, Berühren oder durch einfache bis komplexe sexuelle Handlungen mit Kindern vor der Pubertät erreicht werden.

Während der Zeitraum der Vorpubertät im internationalen Diagnoseleitfaden ICD-10 nicht altersmäßig spezifiziert ist, wird im amerikanischen Diagnosesystem DSM-IV-TR das Alter der Kinder auf 13 Jahre oder jünger festgelegt. Das Alter des Pädophilen muss entsprechend der Kriterien des DSM-IV-TR mindestens 16 Jahre betragen und das Kind muss mindestens 5 Jahre jünger sein als er. Für Pädophile in der späten Adoleszenz (Zeit des Heranwachsens) wurde kein genauer Altersunterschied festgelegt, sondern es kommt bei der Beurteilung des Einzelfalls auf die sexuelle Reife des Kindes und die Altersdifferenz zum Täter an. Dies spielt z. B. in Fällen eine Rolle, in denen ein 18-Jähriger sexuelle Handlungen an einem 13-jährigen Mädchen vorgenommen hat.

Während nach den Kriterien des amerikanischen Diagnosesystems DSM-IV-TR die **Diagnose** einer Pädophilie nicht nur gestellt wird, wenn die intensiv sexuell erregenden Phantasien, dranghaften Bedürfnisse oder Verhaltensweisen über einen Zeitraum von mindestens 6 Monaten immer wiederkehrend vorhanden sind, sondern auch, wenn der Pädophile seine Neigungen auch nur ein einziges Mal ausgelebt hat, erfüllt dagegen ein einmaliger Vorfall nach den Kriterien des internationalen Diagnosesystems ICD-10 die Diagnosestellung *nicht*, insbesondere, wenn der Handelnde selbst noch ein Jugendlicher ist. Stattdessen wird in der ICD-10 zur Diagnosestellung einer Pädophilie nur eine «anhaltende oder vorherrschende Veranlagung» gefordert. Bezüglich des Leidensdrucks, der sonst üblicherweise ein wesentliches Kriterium darstellt, um eine Störung zu diagnostizieren, wird im DSM-IV-TR ebenfalls wieder eine Ausnahme gemacht. Da viele Pädophile keine «Störungseinsicht» zeigen und deshalb keinen Leidensdruck aufweisen, kann die Diagnose nach dem DSM-IV-TR auch ohne das Vorhandensein eines Leidensdruckes gestellt werden, sofern der Pädophile seine Neigungen auch nur bei einem einzigen Kind ausgelebt hat. Das alleinige Vorliegen eines pädophilen sexuellen Erregungsmusters ohne sexuellen Kindesmissbrauch begangen zu haben, stellt dagegen keinen Grund zur Diagnosestellung dar, sofern der Pädophile nicht unter seiner Neigung leidet oder ihm berufliche, soziale oder familiäre Konsequenzen drohen.

In der Regel fühlen sich Pädophile meist von Kindern einer ganz bestimmten Altersspanne sexuell angezogen. Einige bevorzugen Jungen, andere Mädchen und einige Pädophile werden sowohl von Jungen als auch von Mädchen sexuell erregt.

Pädophile, die Interesse *nur* an Mädchen haben, begehren gewöhnlich 8- bis 10-Jährige. Diejenigen heterosexuellen Pädophilen, bei denen sich das sexuelle Interesse eher auf *weibliche Jugendliche* bezieht, oder auf solche Mädchen, die zwar jung, aber körperlich schon früh entwickelt sind (11–12 Jahre), werden auch als **Parthenophile** (*Parthenós:* griech.: «Jungfrau») bezeichnet.

Homosexuelle Pädophile, die sich von Jungen angezogen fühlen (sog. **Päderasten**), ziehen in der Regel etwas ältere Kinder vor. Richtet sich das sexuelle Interesse nicht auf vorpubertäre, sondern auf *frühreife pubertierende Jungen* bis oder unter 13 Jahren oder auf junge Heranwachsende (sog. «Epheben»), bezeichnet man die Neigung auch als **Ephebophilie**.

Neben der Unterscheidung von hetero- und homosexuellen Pädophilen lassen sich Pädophile auch danach unterscheiden,

- ob sie *ausschließlich* sexuell auf Kinder orientiert sind, d.h. den kindlichen Körper als sexuell-erotischen Reiz erleben (sog. **genuine** oder **Kernpädophile**, auch als **«Pädosexuelle mit pädophiler Hauptströmung»** bezeichnet) oder
- ob sie manchmal daneben auch an *Erwachsenen* ein sexuelles Interesse haben. Solche Betroffenen werden auch **«Pädosexuelle mit pädophiler Nebenströmung»** genannt.

Diese Menschen haben zwar ebenfalls ein gewisses Interesse am kindlichen Körper als besonderem Stimulus, meist haben sie aber mit altersentsprechenden Partnerinnen eine befriedigende Sexualität und leben nur ab und zu in Versuchungssituationen oder in Krisenzeiten ihre latente (verborgene, unterschwellige) sexuelle Neigung mit Kindern aus.

Menschen werden entsprechend der Diagnosesysteme aber auch als pädophil bezeichnet,

- wenn sie eigentlich erwachsene Partner vorziehen, sich aber aufgrund dauernder Frustrationen bei der Kontaktaufnahme *ersatzweise* lieber Kindern zuwenden.

Meist handelt es sich bei dieser Tätergruppe, die **Pädosexualität als Ersatzhandlung** praktiziert, um Menschen mit einer Persönlichkeitsstörung oder auch um dissoziale oder intelligenzgeminderte Täter, manchmal auch um unerfahrene Jugendliche (s. **Frage 85**).

Hinzu kommt, dass in beiden Diagnosesystemen auch **sexueller Kindesmissbrauch** und **Inzest** zur Pädophilie gerechnet wird (s. **Frage 86**). Einige Pädophile beschränken ihren Missbrauch auf die eigenen Kinder, oder auch auf die Stiefkinder oder Verwandte (Inzest), während andere Pädophile fremde Kinder zu ihrem Opfer machen. Wiederum andere Männer belästigen sowohl ihre eigenen als auch fremde Kinder vor der Pubertät.

VII. Symptomatik und Verlauf – Pädophilie und Pädosexualität

- Bei Pädophilen handelt es sich also keineswegs um eine einheitliche Gruppe. Auch haben nicht alle sexuellen Kindesmissbrauchstäter pädophile Neigungen.

Welches spezielle Verhalten im Einzelnen und in der konkreten Situation unter sexuellen Missbrauch fällt, ist rechtlich und psychologisch definiert. **Missbrauch** bedeutet,

- nicht zum Wohl des Kindes, sondern zum eigenen Vorteil gehandelt, und für die eigene Lust einen Schaden des Kindes in Kauf genommen zu haben.

Ob beispielsweise Väter schadlos mit den Kindern zusammen baden, sie beim Zubettbringen liebkosen oder sie an- und ausziehen dürfen, hängt demnach davon ab, aus welcher Motivation heraus sie es tun. Ausschlaggebend ist, ob das Verhalten aus der elterlichen Fürsorgepflicht geschieht oder ob das Kind nur sexuell betrachtet werden soll. Die gleiche Frage stellt sich auch, wenn der Vater z. B. auf Spielplätze geht.

Unter dem Aspekt des **Kindeswohls**

- ist auch der Konsum von kinderpornographischen Materialien als sexueller Kindesmissbrauch zu verstehen.

Viele Pädophile sehen darin eine Möglichkeit, ihre sexuellen Bedürfnisse befriedigen zu können, ohne einen direkten sexuellen Übergriff begehen zu müssen. Dabei berücksichtigen sie aber meist nicht, dass bereits zur Produktion des Materials ein direkter sexueller Kindesmissbrauch gehört, so dass auch der Konsum selbst ein indirekter sexueller Kindesmissbrauch ist. Hinzu kommt, dass

- Besitz, Verbreitung und Herstellung kinderpornographischer Darstellungen strafrechtlich verboten sind (s. **Frage 88**).

83. Sexueller Kindesmissbrauch: Begehen alle Pädophile sexuellen Kindesmissbrauch und sind Kindesmissbrauchstäter immer pädophil?

Pädosexuelle Männer stellen keineswegs eine einheitliche Gruppe dar, denn ein auf Kinder ausgerichtetes Sexualverhalten kann aus ganz verschiedenen Gründen vorgenommen werden. Manche sexuellen Kindesmissbrauchstäter sind in ihrer sexuellen Orientierung auf Erwachsene ausgerichtet, und weichen auf Kinder nur ersatzweise aus, z. B. weil eine Persönlichkeitsstörung oder eine Intelligenzminderung vorhanden ist, oder weil sie als unerfahrene und gehemmte Jugendliche Schwierigkeiten haben, eine sexuelle Beziehung zu Erwachsenen herzustellen. Andere pädosexuelle Täter sind ebenfalls sexuell auf Erwachsene zentriert, sie missbrauchen aber trotzdem ihre eigenen oder die verwandten Kinder (Inzest) oder auch fremde, weil sie eine pädophile «Nebenströmungsneigung» (s. Frage 82) haben und sie in ihrer Ehe oder wegen ihres Alters oder auch aus anderen Gründen Frustrationen haben.

- Nicht alle Pädosexuellen haben also eine pädophile Neigung.
- Genauso wenig trifft es zu, dass alle Pädophilen zwangsläufig auch zu sexuellen Kindesmissbrauchstätern werden.

Vielmehr muss bei pädosexuellem Verhalten unterschieden werden

- zwischen strafrechtlich verbotenem *sexuellem Kindesmissbrauchsverhalten*, das wie jede andere Handlung auch, prinzipiell der Kontrolle des Betroffenen unterliegt, und
- Pädophilie als *sexueller Orientierung*, für die der Betroffene nichts kann und die sich auch nicht durch eine Therapie beseitigen lässt. Wofür jedoch der Pädophile die Verantwortung trägt, ist für sein *Verhalten*, das er kontrollieren können muss, damit es niemals dazu kommt, dass er seine Neigung in die Tat umsetzt.

Nicht alle «echte» (genuine) Pädophile also, sondern nur diejenigen, die ihre Neigung nicht bezähmen können, begehen tatsächlich einen sexuellen Kindesmissbrauch. Pädosexuelle *Täter* hingegen haben schon ein Kind missbraucht.

Wie hoch der Anteil pädophiler Täter an sexuellem Kindesmissbrauch ist, ist nur schwer zu schätzen, da in diesem großen Dunkelfeld allenfalls nur die Spitze des gesamten Eisbergs sichtbar ist.

▪ Pädosexuelles Verhalten und pädophiles Erleben kann sich in unterschiedlicher Weise äußern und in allen Schattierungen einer sonst «normalen» Sexualität auftreten.

Einige Männer begrenzen ihr sexuelles Verhalten auf das Entkleiden und Anschauen des Kindes oder auf das Entblößen der eigenen Person oder auf das Masturbieren in Gegenwart des Kindes oder auch auf das sanfte Berühren und Streicheln des Kindes. Andere Pädophile üben Oralverkehr bei dem Kind aus oder dringen mit ihren Fingern oder fremden Gegenständen oder auch mit dem Penis in die Vagina, in den Mund oder in den Anus des Kindes ein, wobei sie zur Erreichung ihrer Ziele in unterschiedlichem Maße auch Gewalt anwenden.

Vom *Tatgeschehen* überwiegen genitale Berührungen und der Wunsch nach oraler Stimulierung des kindlichen Genitals bzw. umgekehrt, nach passivem manuellem oder oralem Stimuliertwerden durch das Kind. Versuchter oder ein vollzogener Geschlechts- bzw. Analverkehr kommen zwar auch bei sehr jungen Opfern vor, sind aber eher die Ausnahme.

Einige Täter bedrohen das Kind, um eine Entdeckung zu verhindern. Andere entwickeln aufwändige Vorgehensweisen, um einen Zugang zu den Kindern zu erhalten. So versuchen sie z. B., das Vertrauen der Mutter zu gewinnen oder sie heiraten sogar eine Frau mit einem attraktiven Kind, um an die Tochter heranzukommen. In einigen Fällen nehmen sie auch Pflegekinder aus Entwicklungsländern auf und manchmal entführen sie sogar Kinder aus anderen Familien. Etliche Pädophile tauschen mit anderen Bilder und Filme von pornographischen Darstellungen mit Kindern aus oder sie tauschen sogar die von ihnen missbrauchten Kinder direkt untereinander aus.

Andere schauen sich Darstellungen im Internet an oder drehen ihre eigenen Filme, manchmal sogar auch mit den eigenen Kindern.

Ihre sexuellen Aktivitäten begründen Pädophile in der Regel mit Ausreden oder Rechtfertigungen wie, «dass sie einen erzieherischen Wert für das Kind hätten», oder «dass das Kind daraus ebenfalls sexuelle Lust gewinnen würde», oder «dass das Kind selbst sexuell provozierend gewesen sei». Die traumatischen Folgen ihres Handelns für das betroffene Kind werden dabei in eklatantem Maß verleugnet.

Zur *Kontaktaufnahme* schmeicheln sich Pädophile gewöhnlich bei den Kindern ein, indem sie an deren Spiel und Erleben teilnehmen und auf die kindlichen Bedürfnisse eingehen, um die Zuneigung, Aufmerksamkeit und Loyalität der Kinder zu gewinnen. Einerseits ist ein solches Verhalten Bestandteil des typisch pädophilen Erregungsmusters, andererseits hindern Pädophile dadurch auch das Kind daran, die sexuellen Aktivitäten zur Anzeige zu bringen, weil sie dem vertrauten «Täterfreund» nicht schaden wollen.

In dem Ausdruck *Pädophilie* stecken die beiden griechischen Worte für Knabe/Kind (*pais*) und Liebhaber (*philos*), so dass Pädophilie wörtlich übersetzt «Liebe zu Kindern» bedeutet. Eine auf Kinder ausgerichtete sexuelle Orientierung, die, wenn sie ausgelebt wird, den Kindern nachgewiesenermaßen schadet, als «Kindesliebe» zu bezeichnen, trifft in der Bevölkerung meist auf Unverständnis.

Aber nicht nur der Ausdruck Pädophilie ist sehr umstritten, sondern in der Wissenschaft wird auch die Frage diskutiert, ob pädophiles Verhalten nicht generell als «sexueller Kindesmissbrauch» bezeichnet und Pädophilie als Sexualpräferenzstörungsdiagnose abgeschafft werden sollte.

Die Befürworter der Beibehaltung argumentieren, dass sich Männer mit einer echten (genuinen) Neigung in ihrem Verhalten und Empfinden von pädosexuellen Missbrauchstätern unterscheiden würden (s. **Frage 84**).

84. Unterschiede: Wie unterscheiden sich Pädophile von sexuellen Kindesmissbrauchstätern und welche Schäden gibt es bei den Opfern?

Die fehlende Unterscheidung von Pädophilie, sexuellem Kindesmissbrauch und Inzest in den beiden Diagnosesystemen ICD-10 und DSM-IV-TR bietet von verschiedenen Seiten immer wieder Anlass zur Kritik. Auch in der Wissenschaft gibt es eine Auseinandersetzung darüber, ob Pädophilie nicht generell als «sexueller Missbrauch bei Kindern» anzusehen sei.

Die Vertreter der Beibehaltung der Pädophilie als eigene Präferenzstörung argumentieren, dass sich zum einen unter den verurteilten Sexualstraftätern nur ein relativ geringer Anteil (12–20 %) *echter* Pädophiler finden lässt, und dass sich zum anderen Kernpädophile von Kindesmissbrauchstätern in ihrem Verhalten und Empfinden unterscheiden würden. Die Gegner weisen u.a. darauf hin, dass die Behandlungskonzepte bei beiden Gruppen die gleichen seien, und dass die bisher bekannten Rückfallzahlen in beiden Gruppen gleich hoch sind bzw. bei entsprechender Behandlung gleichermaßen vermindert werden konnten. In der Tat lässt sich Pädophilie als sexuelle Orientierung nicht im eigentlichen Sinne heilen, sondern es geht in den Behandlungskonzepten stets darum,

■ dass die Betroffenen ihre Neigungen kontrollieren lernen und ihre Bedürfnisse nicht mit einem Kind umsetzen.

Aber auch der Verzicht auf den Konsum kinderpornographischer Darstellungen gilt oft als wichtiges Behandlungsziel, da der verbotenen Herstellung und Verbreitung der Materialien Kindesmissbrauch vorangegangen ist und die Nachfrage auf der Konsumentenseite die Produktion noch steigert. Hinzu kommt, dass auch der Besitz verboten ist (s. **Frage 82**).

Die Argumente, dass es zwischen «echten» Pädophilen und sexuellen Kindesmissbrauchstätern Unterschiede im Erleben gibt, lassen sich durch Erfahrungsberichte und Beobachtungen durchaus belegen.

- Bei genuin Pädophilen handelt es sich um Männer («Kernpädophile»), deren sexuelles Interesse auf den Reiz des kindlichen Körpers in einem bestimmten Entwicklungsstand ausgerichtet ist. Sie sind sexuell auf Kinder orientiert und missbrauchen Kinder nicht «ersatzweise».

Als wesentliches, typisches Merkmal haben sie ein «pädagogisch getöntes Interesse» an der «Welt des Kindes» gemeinsam, der sie sich als Pädophile «irgendwie zugehörig fühlen». Da diese Form der Pädophilie häufig in eine pädagogische oder «väterliche» Beziehung eingebettet ist, kann die pädophile Neigung auch die Berufswahl der Betroffenen bestimmen. Sie bevorzugen entsprechend Tätigkeiten, bei denen sie Kindern oder Jugendlichen nahe sind und in denen sie scheinbar harmlose Körperkontakte zu den Kindern zeigen können. Deshalb üben Pädophile gerne erzieherische Berufe aus und werden Lehrer, Sozialarbeiter, Chorleiter, Jugendpfarrer, Sporttrainer, Musikpädagogen, Jugendgruppenführer oder Ähnliches. Häufig geben sie sich dabei übertrieben engagiert ihren Tätigkeiten hin und versuchen, mit ihrem Enthusiasmus die Kinder oder Jugendlichen von sich zu begeistern und deren Vertrauen dadurch zu erwerben, dass sie keinen Zwang oder Druck ausüben und auch keine Autorität einsetzen, um ihre pädagogischen Ziele zu erreichen.

Für *pädophile Pädagogen* ist es außerdem charakteristisch,

- dass sie ihre rollenspezifische Distanz zu ihren Schützlingen aufgeben und sich so integrieren, dass sie sich in ihrem Verhalten und Empfinden nicht mehr von ihnen unterscheiden.

Oft kennen sich der Pädophile und das Kind über längere Zeit und sind zum Teil auch über die Eltern miteinander verbunden, so dass eine unauffällige Nähe geschaffen wird. Durch Besuche zu Hause und auch durch einen privaten Umgang entwickelt sich dann ein zunehmendes Vertrauensverhältnis, in dessen Rahmen es nicht ungewöhnlich wirkt, wenn der Pädophile auf sexuelle Themen zu sprechen kommt und sich das Kind auch darauf einlässt. Die offenen Gespräche und die vertrauensvolle Zuwendung des Kindes werden von dem Pädophilen allerdings umgedeutet und als erotische Zuneigung und Verliebtheit interpretiert. Aufgrund der typischen Verleugnung und der Asymmetrie bzw. des Ungleichgewichtes der Beziehung zwischen dem Pädophilen und dem Kind, bildet sich bei dem Pädophilen die Vorstellung heran, dass das Kind auch an der Sexualität interessiert ist und dass es für das Kind pädagogisch wertvoll sei, «behutsam in sexuelle Handlungen eingewiesen zu werden», «um erste schlechte Erfahrungen mit anderen zu verhindern».

- Einem genuin (Kern-) Pädophilen geht es primär dabei nicht darum, sich mit dem kindlichen Körper als Sexualobjekt zu befriedigen, wie dies beim sexuellen Missbrauch vorrangig der Fall ist, sondern dem **Kernpädophilen** geht es darum, in die kindliche Welt hineinzukommen und ein Teil von ihr zu sein, denn nur dort fühlt er sich frei und losgelöst von den Erwartungen der Erwachsenenwelt, die ihn ängstigen.

Aus seiner erlebten Illusion heraus spricht der Pädophile auch die Sprache der Kinder und verhält sich so wie sie, so dass sich das Kind aufgrund dieser Vertrautheit meist nicht gegen die sexuellen Handlungen zu wehren weiß. Gerade das Einschleichen in die kindliche Psyche führt auch dazu, dass es den Kindern so schwer fällt, die sexuellen Übergriffe «zu verraten». Sie machen auch mit, weil sie dem Pädophilen durch ablehnendes Verhalten nicht weh tun wollen. Ihr Mitmachen wird aber von dem Pädophilen umgedeutet und er glaubt, dass das Kind Gefallen an den sexuellen Spielen hat. Deshalb halten sich Pädophile selbst auch nicht für Kindesmissbrauchstäter und

- verkennen beharrlich die schädlichen Folgen ihres Tuns. Die Opfer nehmen jedoch in jedem Fall Schaden an, der sich auf unterschiedlichste Weise äußern kann.

Typische **Folgeschäden sexueller Missbrauchserfahrungen** in der Kindheit sind Depressionen, Angst, Panikattacken, selbstverletzendes Verhalten, psychosomatische Beschwerden und Störungen des Körpergefühls. Aufgrund eines inneren Gefühls des körperlichen und/oder emotionalen Abgespaltenseins (Dissoziiertseins)

- sind sexuell missbrauchte Menschen später meist auch nicht in der Lage, sexuelle Empfindungen mit Liebe gekoppelt zu erleben.

Deshalb arbeiten einige Frauen später auch als Prostituierte oder Callgirls, nicht, weil sie Spaß daran haben, sondern weil sie gewohnt sind, sich benutzen zu lassen. Hinzu kommt, dass missbrauchte Menschen in extremen Fällen gar keine andere Form einer vertrauten Beziehung zu einem Menschen kennengelernt haben, so dass sie als Erwachsene gefährdet sind, wieder missbraucht zu werden, vor allem dann, wenn eine Autoritätsperson, z. B. ein Arzt, der Pfarrer oder Therapeut, das *vermeintlich* sexuelle Beziehungsangebot annimmt. Ein solches sexuelles Angebotsverhalten ist jedoch nur die Folge dessen, dass missbrauchte Kinder als Erwachsene dazu neigen, Beziehungen rasch auf eine sexuelle Ebene zu bringen, «um lieb gehabt zu werden», und nicht, weil sie die Sexualität an sich erleben wollen.

Die Schwere der Symptome hängt von der Häufigkeit und Art der Missbrauchserfahrungen sowie von hinzutretenden günstigen oder schädigenden Umweltfaktoren ab.

85. Persönlichkeitsprofile, Häufigkeit und Vorkommen: Was sind sexuelle Kindesmissbrauchstäter eigentlich für Menschen?

Pädosexuelle Männer stellen keine einheitliche Gruppe dar. Die seit der Pubertät ausschließlich auf Kinder orientierten Männer stellen als sog. «Kernpädophile» mit etwa 10 % die kleinste Gruppe dar. Sie unterscheiden sich in ihrem inneren Erleben meist von sexuellen Kindesmissbrauchs – und Inzesttätern, die Kinder «nur ersatzweise» missbrauchen, oder deren sexuelle Orientierung, neben ihrer «normalen» Beziehung zu Erwachsenen auch auf Kinder ausgerichtet ist (s. Frage 84).

Die zweite Gruppe sind die «Reaktiven», die nach Frustrationen in Erwachsenenbeziehungen die leichter zu beherrschenden Kinder als Ersatz wählen. Hierzu zählen neben den unten genannten Tätern auch «Alterspädophile», die ihre abnehmende Potenz und Attraktivität hinter ihrer «Partnerwahl» verstecken.

Die dritte Gruppe bilden die schwer bindungsgestörten «Antisozialen», die völlig wahllos Partner, und damit auch Kinder, für ihre sexuelle Befriedigung benutzen.

Bei der zweiten und dritten Gruppe der sexuellen Missbrauchstäter, bei denen der sexuelle Übergriff auf das Kind eine *Ersatzhandlung* darstellt, handelt es sich oft um sexuell unerfahrene Jugendliche, um dissoziale oder um intelligenzgeminderte Täter.

Die **sexuell unerfahrenen Jugendlichen** sind in der Regel gehemmte Einzelgänger ohne ausreichende Kontaktmöglichkeiten. Gleichzeitig haben sie aber starke Wünsche nach sexuellen Erlebnissen und Erfahrungen, ohne dass es ihnen möglich ist, zu altersgemäßen Partnerinnen Beziehungen aufzunehmen. Diese Jugendlichen stammen meist aus unauffälligen familiären Verhältnissen. Durch ihre pädosexuellen Handlungen gehen sie den Weg des geringsten Widerstandes. Bei ihrem Missbrauchshandlungen wenden sie meist keine Gewalt an.

Die **dissozialen Täter** kommen meist aus sozial randständigen Verhältnissen. Sie haben in der Regel einen niedrigen Schulabschluss und keine Berufsausbildung und sind in ihrer Lebensführung instabil. Zwar verfügen sie über sexuelle Vorerfahrungen, aber sie haben häufig wechselnde Beziehungen zu Partnerinnen im Erwachsenenalter. Dissoziale Täter haben wenig Einfühlung in ihre kindlichen Opfer und sind in ihrer sexuellen Gestimmtheit so eingegrenzt, dass sie den Altersunterschied kaum wahrnehmen und deshalb auch nicht in Konflikt geraten. Eine solche Haltung sowie eine geringe Triebkontrolliertheit spielt auch bei manchen Fällen von Vater-Tochter-Inzest (s. Frage 86) eine Rolle.

Daneben gibt es eine Gruppe von **intelligenzgeminderten Pädosexuellen**, die neben ihrer Minderbegabung kontaktgestört und retardiert (geistig zurückgeblieben) sind und deshalb mit erwachsenen Partnern Schwierigkeiten haben. Sie greifen ebenfalls auf die vertrauten, leichter zugänglichen kindlichen und jugendlichen Opfer zurück, die sie oft mit kleinen Geschenken an sich binden. Nicht selten kommt es bei diesen Tätern auch zur Gewaltanwendung. Sie stammen meist aus «Broken-Home»- Verhältnissen mit gewalttätigen Vätern oder kalten Müttern. Bei einem Teil dieser Tätergruppe sind Hirnschädigungen nachzuweisen.

Sexuelle Kindesmissbrauchstäter mit sog. **pädophiler Nebenströmung**, die *nicht ausschließlich sexuell auf Kinder ausgerichtet* sind, stammen in der Regel aus einem unauffälligen Milieu mit ausreichender Schul- und Berufsausbildung. Ihr Interesse am kindlichen Körper ist ebenfalls genuin («ursprünglich») und nicht als Ersatzhandlung zu sehen. Diese Pädophilengruppe hat meist mit erwachsenen Partnern befriedigende sexuelle Beziehungen und nur mitunter treten pädophile Wünsche auf. Meistens sind diese Täter sozial gut integriert und oft sind sie verheiratet. Einige stammen aus der Mittel- oder Oberschicht. Den Kindern, vor allem, wenn es sich bei den Tätern um die Väter oder Verwandte handelt, ist das Missbrauchtwerden in der Regel nicht direkt bewusst, da die übergriffigen sexuellen Handlungen oft so subtil sind, dass zum Teil auch die Mütter zugegen sind, ohne einzugreifen, so dass die Kinder glauben, dass solche Handlungen «normal» seien. Beispielsweise berichtet eine Patientin, dass ihr der Vater in Gegenwart der Mutter, wie er sagte, «extra noch mal die Scheide ausgeduscht hat, damit sie zum Ablecken sauber sei». Als er mit der Tochter alleine war, demonstrierte er es an ihr, ohne dass sich die Mutter, eine Lehrerin, über die plötzlich verschlossene Badezimmertür zu wundern schien. Mütter, die anscheinend nichts von dem Missbrauch bemerken, werden «*silent partners*» genannt (s. Frage 86).

VII. Symptomatik und Verlauf – Pädophilie und Pädosexualität

Als **hochproblematisch** gilt die Gruppe der sexuellen Kindesmissbrauchstäter,

- bei denen neben einer pädophilen Haupt- oder Nebenströmung (s. **Frage 82**) ein *dissoziales Verhalten* und zusätzlich eine narzisstische und/oder *antisoziale Persönlichkeitsstörung* vorhanden ist.

Gerade wegen diesen Persönlichkeitsstörungen lehnt diese Tätergruppe die pädophile Neigung oft heftig ab. Aufgrund der innerlich verhassten pädophilen Impulse kann es dann zu sehr aggressiven und opfererniedrigenden Tathandlungen kommen. Eine dissoziale Persönlichkeitsstörung lässt sich bei etwa 7–12 % der Kindesmissbrauchstäter finden.

Kindesmissbrauchstäter mit einer dissozialen Persönlichkeitsstörung und einer hohen Gewaltbereitschaft

- beginnen meist schon in früher Jugend mit sexuellen Übergriffen bei minderjährigen Opfern.

Ansonsten beginnt die Pädophilie gewöhnlich in der Zeit des frühen Heranwachsens. Einige Pädophile berichten jedoch, dass sie sich bis ins mittlere Erwachsenenalter nicht durch Kinder erregt gefühlt hätten.

- Pädophilie verläuft in der Regel chronisch, vor allem bei denjenigen, die auf Jungen orientiert sind.

Den **Anteil der Frauen** unter Pädosexuellen hielt man früher für gering. Aus der Praxis ist jedoch bekannt, dass Frauen Kinder häufiger sexuell missbrauchen. Studien zufolge berichteten 15 % befragter Jungen, vor dem 16. Lebensjahr sexuelle Kontakte zu erwachsenen Frauen gehabt zu haben. Zu einem gewissen Anteil erfüllen pädosexuelle Frauen auch die Kriterien einer Pädophilie. Meist lässt sich bei ihnen eine Borderline-Persönlichkeitsstörung finden. Der von Müttern ausgeübte sexuelle Missbrauch ihrer Söhne geschieht in der Regel recht subtil und auf einer unterschwelligen Ebene (s. **Frage 87**).

Zuverlässige Daten über die **Häufigkeit** pädophiler Menschen in der Bevölkerung gibt es bisher nicht. Schätzungen der Sexualmedizinischen Abteilung der Berliner Charité (2008) gehen von etwa 1 % aus. Ausgehend von etwa 30 Millionen Männern zwischen 18 und 75 Jahren, gäbe es in Deutschland etwa 200 000 Pädophile.

Die Häufigkeit pädophiler *Phantasien* und Wünsche bei Erwachsenen lässt sich ebenfalls nur schwer bestimmen. Es wird aber vermutet, dass sie deutlich höher ist als die ausgeübten pädophilen

Handlungen, deren Häufigkeiten wegen der hohen Dunkelziffer kaum abzuschätzen sind, zumal die Kriminalstatistiken nicht den Anteil echter pädophiler Kontakte fachgerecht erfassen können. Befragungen Erwachsener über deren Kindheitserfahrungen zeigen eine große Schwankungsbreite. Über mindestens einmalige pädosexuelle Vorkommnisse berichteten 20% der Mädchen und 5–9% der Jungen. Die Ergebnisse der «Berliner Männerstudie» über pädophile Phantasien und Verhaltensweisen sind in **Frage 20** und **21** nachzulesen.

Genuin pädophile Männer mit einer sog. Hauptströmung sind – im Gegensatz zu den überwiegend heterosexuell orientierten Kindesmissbrauchstätern – häufiger homosexuell. Auch ist unter ihnen ein höherer Anteil von ausschließlich auf Kinder fixierten Pädophilen zu finden. Homosexuell orientierte Pädophile haben meist wesentlich mehr pädosexuelle Kontakte als heterosexuelle Pädophile. Letztere missbrauchen ihre Opfer in der Regel meist eher im familiären oder im bekannten Umfeld und eher selten in der eigenen Wohnung.

Wie bei anderen Formen sexueller Abweichungen kann neben der Pädophilie zusätzlich auch Fetischismus, Sadomasochismus, Exhibitionismus oder Voyeurismus vorhanden sein.

Eine große Zahl von sexuellen Kindesmissbrauchstätern leidet unter psychischen Störungen. Vor allem weisen sie soziale Unsicherheiten, ein niedriges Selbstwertgefühl, eine geringe Impulskontrolle, Ängste, Depressionen und Phobien sowie Alkoholmissbrauch und depressive Anpassungsstörungen auf.

86. Inzest: Sind Väter, die ihre eigenen Kinder missbrauchen, immer pädophil und warum merken eigentlich die Mütter nichts?

Inzest (lat. *incestum:* Blutschande, Unzucht) ist die Bezeichnung für sexuelle Beziehungen zwischen Verwandten, wobei Verwandtschaft kulturell und geschichtlich verschieden definiert wird und entweder nur Blutsverwandte oder auch Angehörige der gleichen Familie umfasst. Inzest wird zwar in verschiedenen Gesellschaftsformen unterschiedlich gewertet, aber in den meisten Kulturen wird Inzest abgelehnt. Auch bei höheren Säugetieren ist eine Inzestvermeidung nachzuweisen.

Das in den meisten Gesellschaften bestehende Verbot von Sexualkontakten zwischen engen Blutsverwandten wird als **Inzesttabu** bezeichnet. Es kann entweder ein in Gesetzen festgelegtes Verbot oder eine informelle Norm, d.h. eine Art ungeschriebenes Gesetz darstellen. Sein Ursprung ist weitgehend unklar. Seit dem 19./20. Jahrhundert wird es u.a. auch mit der Vermeidung von **Inzucht**, d.h. der Fortpflanzung zwischen Blutsverwandten, begründet.

Aus psychologischer Sicht wird ein innerer unbewusster Mechanismus, eine sog. **Inzesthemmung**, angenommen, die zu einer Vermeidung inzestuöser Sexualbeziehungen führen soll.

Sowohl im internationalen (ICD-10) als auch im amerikanischen Diagnosesystem (DSM-IV-TR) gilt Inzest nicht als eigenes Störungsbild,

- sondern Inzest wird der Pädophilie zugerechnet.

Im DSM-IV-TR ist allerdings vorgesehen, dass bei der Diagnosestellung einer Pädophilie bestimmt werden soll, ob sich die Pädophilie auf Inzest beschränkt.

- Nur die wenigsten Inzesthandlungen sind pädophil motiviert.

- Manchmal handelt es sich um Ersatzhandlungen sog. *promisker Täter*, die neben der inzestuösen Beziehung auch noch andere sexuelle Kontakte pflegen.

Die *Inzestopfer solcher Täter*

- sind typischerweise meist älter als diejenigen Kinder, die von pädophil motivierten Tätern begehrt oder missbraucht werden (s. Frage 82).

Die häufigsten inzestuösen Beziehungen finden allerdings unter etwa gleichaltrigen Geschwistern statt.

Inzestfamilien sind meist dadurch gekennzeichnet,

- dass sie nach außen als sehr abgeschirmt erscheinen.

Innerhalb der Familien herrschen jedoch strenge Moralvorstellungen, vor allem, was die Sexualität betrifft.

Die *Mütter* werden meist als schwache, oft auch als psychisch oder körperlich kranke Frauen geschildert, die sich nicht trauen, eine vom Vater unabhängige Meinung zu haben und die auch nicht als störende, eifersüchtige und die inzestuösen Handlungen verhindernde Dritte in Erscheinung treten. Deshalb verleugnen diese Mütter ihre Ahnungen, die sie von den Missbrauchsbeziehungen ihrer Töchter haben. Wörtliche Hinweise der Kinder werden entsprechend bagatellisiert oder mit feindseliger Ablehnung abgetan. Solche Mütter werden auch als «*silent partners*» bezeichnet.

Die *Väter* in solchen Familienstrukturen gelten als sog. *Konstellationstäter,* für die inzestuöse Beziehungen in einem engen Familienverband und ohne Anwendung von Gewalt typisch sind.

Erstaunlicherweise werden in solchen Familien die Kontakte von den missbrauchten Kindern später, wenn sie eigene Partner haben, meist nicht abgebrochen, wie man es erwarten würde. Stattdessen besteht meist weiterhin ein enger Familienverband und ein hoher stabiler Zusammenhalt zwischen den missbrauchten Töchtern und ihren Eltern. Psychodynamisch ist dies dadurch zu erklären, dass die Tochter eine große Ambivalenz (Zwiespältigkeit) dem Vater gegenüber einerseits aufgrund des Missbrauchs, für den sie ihn hasst, und andererseits aufgrund des «Auserwähltseins» von ihm, das sie ja auch positiv erlebt, verspürt. Gleichzeitig tritt sie auch mit der unbewusst ödipal abgelehnten Mutter in eine bewusst erlebte Konkurrenzsituation ein, was wiederum wegen resultierender Schuldgefühle zu unbewussten inneren Konflikten führt, die durch ein langes Verbleiben im Elternhaus unbewusst abgewehrt werden sollen.

VII. Symptomatik und Verlauf – Pädophilie und Pädosexualität

- Allerdings gibt es auch Inzestfamilien mit promisken Tätern, die keine klaren Grenzen nach außen ziehen.

In diesen Fällen haben die Eltern meist mehrere Partner, denen sie zum Teil ihre eigenen Kinder zur Verfügung stellen, manchmal sogar gegen Geld.

- Typisch sind auch zwei weitere Familienformen, die durch unterschiedliches Verhalten der Väter gekennzeichnet sind (Maisch, 1987).

Zum einen gibt es die von einer schlechten Ehe enttäuschten Väter, die ihre Wünsche auf die Töchter verlagern und sie zur vertrauten Freundin und Partnerin machen, so dass es zu einer Vater-Tochter-Koalition und entsprechend zur Isolation der Frau bzw. Mutter kommt. Eine solche Spaltung wird in der Regel dadurch begünstigt, dass die Tochter meist zur Mutter eine von Kindheit an kühle oder feindselige Beziehung hat, während sie von dem sich fürsorglich gebenden Vater Wärme, Zuwendung und Aufwertung erfährt, schließlich auch in der Rolle seiner sexuellen Partnerin.

Zum anderen werden egoistische, besitzergreifende und persönlichkeitsgestörte Väter beschrieben, die versuchen, die Töchter ihren Müttern zu entfremden. Sie haben ein intensives sexuelles Interesse, sind eifersüchtig auf jeden anderen, also auch auf die Mutter und Freunde, und fordern auf aggressive Weise Unterwürfigkeit und Gehorsam. Die Mütter und Töchter fühlen sich dem meist hilflos ausgeliefert und erleben sich von der Umwelt isoliert. Nicht selten liegt bei diesen Vätern auch ein Alkoholproblem vor. Oft sind es die ältesten Töchter, die von den sexuellen Missbrauchshandlungen betroffen sind. Gewöhnlich beginnen sie vor dem 12. Lebensjahr mit Streicheln, masturbatorischen Handlungen oder oral-genitalen Kontakten. In der Pubertät werden sie dann mit sexuellem Verkehr oft über viele Jahre weitergeführt. Die Töchter übernehmen dann praktisch die Stellung der Mutter in der Familie, wobei die subjektiv erlebte Aufwertung Anlass für verdrängte Schuldgefühle bei den Töchtern gibt. Wenn das inzestuöse Verhältnis doch später einmal beendet wird, geschieht es fast immer durch die Töchter, die sich irgendwann nach gleichaltrigen Partnern umsehen und aus der Beziehung austreten.

Über die **Häufigkeit** von Inzesthandlungen liegen kaum verlässliche Daten vor, da sie nur äußerst selten zur Anzeige gebracht werden. In einer Repräsentativumfrage der Kriminologischen Forschungsstelle Niedersachsen (KFN) gaben knapp 30 % der befragten Frauen an, von Familienmitgliedern in der Kindheit oder

Jugend sexuell missbraucht worden zu sein. Bei knapp 8% war es der eigene Vater, bei knapp 6% der Stiefvater und bei über 14% waren es andere männliche Familienmitglieder.

Als Tabu galt lange Zeit die Tatsache,

- dass auch Mütter ihre Kinder sexuell missbrauchen.

Die Häufigkeit von Mutter-Sohn-Inzest wird auf 4% und von Mutter-Tochter-Inzest auf 1% geschätzt. Das Vorkommen von homosexuellem Vater-Sohn-Inzest wird mit etwa 5% vermutet.

Die psychischen **Folgen** für die Kinder

- sind traumatisch und hängen in der Schwere von dem Alter der Kinder und der Dauer der inzestuösen Beziehung ab.

Entscheidend für die Tragweite ist auch, ob die Mutter den Missbrauch billigte oder vielleicht sogar mehrere Familienangehörige beteiligt waren, oder ob der Täter zum Zwecke der Geheimhaltung Schuldgefühle bei dem Opfer ausgelöst hatte.

Beischlaf zwischen *Verwandten* in direkter auf- oder absteigender Linie sowie zwischen Geschwistern ist für Beteiligte über 18 Jahren in Deutschland nach § 173 StGB und in Österreich nach § 211 StGB, **strafbar**. In der Schweiz gilt nach Art. 213 StGB die Straffreiheit bis zum 20. Lebensjahr.

- Zwischen *Eltern und Kindern*, auch Adoptivkindern, sind jedoch alle sexuellen Handlungen als «sexueller Missbrauch von Schutzbefohlenen» nach § 174 StGB bis zum 18. Lebensjahr strafbar.

87. Latenter Inzest: Auf welche Weise missbrauchen beispielsweise Mütter ihre Söhne?

Als latenter Inzest gelten sexuell gefärbte Beziehungen zwischen Eltern und Kindern, die keine sexuellen Handlungen im eigentlichen Sinne umfassen, in denen aber seitens eines oder manchmal auch beider Elternteile sexuelle Phantasien und Bedürfnisse eine Rolle spielen. Während körperlicher Inzest meist zwischen Vätern und Töchtern geschieht, findet *latenter Inzest*, wie die Praxis zeigt, weit häufiger als allgemein angenommen wird, zwischen Müttern und ihren Söhnen statt.

■ Sexueller **Mutter-Sohn-Missbrauch** kann sich in den unterschiedlichsten Verhaltensweisen äußern.

Manchmal geschieht er recht direkt, in vielen Fällen ist er eher latenter, d.h. unterschwelliger Natur. Er kann sich aber auch auf der psychischen Ebene z. B. in Form

■ von Eifersucht gegenüber den Freundinnen des Sohnes zeigen oder dadurch,
■ dass dem Sohn die Rolle des Partners zugewiesen wird, die er übernehmen muss.

Dabei kommen solche «Ersatzmann-Söhne» nicht selten mit den Vätern ins Gehege, die mit Aggressionen und eifersüchtigen Gefühlen reagieren und dies meist den Söhnen zeigen. Entweder kann die Wut der Väter sich z. B. dadurch äußern, dass die Väter ihre Söhne Taugenichtse und Versager nennen, oder dass sie sie auf andere Weise schikanieren, abwerten und verletzen, manchmal auch durch körperliche Schläge. In anderen Fällen ziehen sich die Väter auch zurück und/oder ertränken ihre Wut in Alkohol. Nicht selten übernehmen die betroffenen Söhne später unbewusst die ihnen von den Vätern zugeschriebenen Rollen und empfinden sich im Leben tatsächlich als «Versager». Der von Müttern ausgeübte sexuelle Missbrauch ihrer Söhne geschieht häufig sehr subtil. Manchmal versteckt er sich in

- vorgeschobener Körperpflege an dem Sohn oder
- er verbirgt sich hinter medizinischem Interesse.

Beispiele für Mutter-Sohn-Missbrauchsbeziehungen sind, dass einige Mütter die Pornohefte ihrer Söhne lesen. Weniger latent ist es, wenn sie sie gegenseitig offen tauschen. Andere raufen mit den Söhnen und berühren dabei deren Glied. Einige Mütter bemerken scheinbar nicht, dass der Sohn heimlich ihre Wäsche trägt. Andere Mütter lassen sich beim Kauf ihrer Reizunterwäsche von ihren Söhnen gern beraten. Manche Mütter fragen deren Freundinnen, ob der Sohn gut im Bett gewesen sei. Auch gibt es Fälle, in denen Mütter sich vor anderen Menschen über sexuelle Reaktionen ihrer Söhne lustig machen oder ihnen lachend an die Genitalien fassen, um «mal den kleinen Mann zu fühlen». Den Söhnen ist das natürlich peinlich und sie schämen sich dafür. Dennoch können sie das Verhalten ihrer Mütter auch später, wenn sie erwachsen sind, nicht als Missbrauch anerkennen. Dies hängt damit zusammen, dass Kinder ihren Eltern arglos vertrauen und nicht glauben wollen, dass ihre Eltern ihnen Schaden antun könnten. Gerade aber dies macht den sexuellen Missbrauch aus. Definiert ist er rechtlich und auch psychologisch dadurch, dass zur eigenen Lust gehandelt und ein Schaden für das Kind in Kauf genommen wird.

Missbrauch liegt auch in den beispielhaften Fällen vor, in denen Mütter ihren pubertierenden Söhnen nackt die Haare föhnen oder sich von ihren Söhnen in der Badewanne den Rücken waschen lassen und sich dabei pro forma die Hände vor die Brüste halten. Wenn dabei die Söhne den Müttern an die Brüste fassen, reagieren sie mit lahmer Abwehr. Andere Mütter kokettieren mit den Freunden ihrer Söhne oder gehen auch ins Bett mit ihnen. In schweren Fällen, nicht selten unter Alkoholeinfluss, kommt es auch zu Genitalkontakten mit den jugendlichen Söhnen. Wie in einem Falle geschehen, wurde der Sexualkontakt kurz vor der Penetration plötzlich von der Mutter abgebrochen. Stattdessen kehrte sie ins eheliche Schlafzimmer zurück, aus dem sie vorher kam. Für die betroffenen Söhne bleiben solche Szenen tief verankert und beschämend in Erinnerung zurück.

Bei manchen Müttern

- geschieht der sexuelle Missbrauch auch, wenn der Junge noch ein Baby ist.

VII. Symptomatik und Verlauf – Pädophilie und Pädosexualität

Nicht selten spielen Mütter an den Genitalien ihrer Babies, um sie in den Schlaf zu bringen. Auch kommt es gar nicht selten vor, dass die Söhne bis zur Pubertät im Ehebett der Eltern in der Mitte oder auf der mütterlichen Seite schlafen müssen.

Wie ein unterschwelliger Inzest verleugnet werden kann, zeigt beispielhaft der Fall, in dem die Mutter sich stets vor dem Ehebett auszog, in dem ihr Mann und Sohn schon lagen, und dann die «Männer» jeweils bat, doch die Augen zu verschließen, wissend, dass sie es nicht taten. Dann warf sie beiden immer rückwärts Schokolade zu.

Als zweifelsfrei erwiesen gilt,

- dass latente Inzestbeziehungen der psychischen und sexuellen Entwicklung der Kinder erheblich schaden.

Schwierigkeiten, Partnerbeziehungen aufrechtzuerhalten und auch sexuelle Probleme sind üblicherweise die späteren Folgen inzestuöser Mutter-Sohn-Beziehungen.

Bei den von Müttern vorgenommenen Inzesthandlungen spielt die persönliche Beziehung in den meisten Fällen eine größere Rolle als die reine Triebbefriedigung, die eher für Väter-Töchter-Missbrauchshandlungen typisch sind.

Die **Häufigkeit** von Mutter-Sohn-Inzest wird in der Literatur auf 4 % geschätzt.

Der Anteil echter, genuiner pädophiler Frauen unter den Pädosexuellen ist äußerst gering. Meist ist bei solchen Frauen eine Borderline-Persönlichkeitsstörung feststellbar.

88. Diagnose, Therapie und rechtliche Folgen: Wie kann man eine pädophile Neigung objektiv feststellen und wie lässt sie sich behandeln oder stellt der Konsum von Kinderpornographie ein Ausweg dar?

Eine pädophile Neigung lässt sich mit entsprechenden sexualdiagnostischen Instrumenten tatsächlich auch objektiv erfassen. Den Kern eines solchen sexualdiagnostischen Prozesses bildet die sog. sexualpsychologische und – medizinische **Exploration** («Erforschung»). Es handelt sich dabei um ein klinisches Interview, in dem sämtliche Aspekte des sexuellen Erlebens und Verhaltens des Betroffenen erfragt und beleuchtet werden. Die dabei gesammelten Informationen können durch den Einsatz von sexualpsychologischen *Fragebögen* und *Testverfahren* ergänzt werden. Wichtig ist auch, dass bei der Untersuchung der sexuellen Präferenzstruktur das Phantasieleben des Betroffenen mit einbezogen wird.

Neben dieser sog. Psychodiagnostik können zusätzlich physiodiagnostische Anhaltspunkte über **Körperreaktionsableitungen** gewonnen werden.

Hierzu zählen neben der Messung z. B. von

- Puls, Blutdruck, Hautwiderstand, Pupillenweite, Atmung oder Transpiration,
- die Messung der Erektionsreaktion des Penis mittels einer sog. Penisplethysmographie oder
- bildgebende Verfahren wie z. B. die funktionelle Magnetresonanztomographie (MRT).

Bei der Penisplethysmographie werden die durch sexuelle Erregung bedingten Volumenänderungen der Schwellkörper des Penis mit Manschetten, die die Wurzel und Spitze des Penis umschließen, aufgezeichnet, und deren Dehnung gemessen, während der zu Untersuchende bestimmte Bilder betrachten soll. Solche psycho-

und physiodiagnostischen Verfahren stellen jedoch nur zusätzliche Methoden dar und können eine fachliche und sachverständige Exploration durch einen Psychologen oder Sexualmediziner nicht ersetzen. Eine zuverlässige Diagnose kann ohne die Durchführung eines solchen klinischen Interviews durch einen erfahrenen Fachmann mit einer speziellen sexualpsychologischen bzw.-medizinischen Qualifikation nicht gewährleistet werden.

Die **Kriterien**, aufgrund derer die Diagnose einer Pädophilie gestellt werden, sind in den international anerkannten diagnostischen Leitfäden der Weltgesundheitsorganisation WHO (ICD-10) und der amerikanischen Psychiatriegesellschaft APA (DSM-IV-TR) festgelegt (s. Frage 26). Das wichtigste Kriterium, das erfüllt sein muss,

■ ist die sexuelle Ansprechbarkeit einer erwachsenen Person auf den vorpubertären kindlichen Körper (s. Frage 82).

Das **Leiden** der pädophil empfindenden Männer ist meist ganz erheblich, da die Folgen ihrer Neigung schwerwiegend sind. Zum einen stoßen Pädophile in der breiten Gesellschaft auf Ablehnung und Verständnislosigkeit, zum anderen sind sie stets von der Möglichkeit **strafrechtlicher Verfolgung** bedroht, da

■ sowohl ein Verbot jeglicher Form von Abbildungen pädophilen Inhalts besteht
■ als auch bereits der Versuch einer sexuellen Handlung mit Kindern, die sich auch auf im Ausland stattfindende Kontakte (Sextourismus) erstreckt, strafbar ist.

Zwar sehen viele Pädophile im Konsum von **Kinderpornographie** eine Möglichkeit, ihre sexuellen Bedürfnisse befriedigen zu können, ohne einen direkten sexuellen Übergriff begehen zu müssen, sie berücksichtigen dabei aber meist nicht, dass bereits zur Produktion des Materials ein direkter sexueller Kindesmissbrauch gehört, so dass auch der Konsum selbst ein indirekter sexueller Kindesmissbrauch darstellt.

Kinderpornographie fällt unter die sog. *harte Pornographie*, die nach § 176 StGB einem absoluten Verbreitungsverbot auch unter Erwachsenen unterliegt. Darüber hinaus gilt das Verbot zum Schutz von Kindern vor sexuellem Missbrauch auch für die Herstellung. Neben dem Verbot der *Herstellung* und *Verbreitung* ist auch der Versuch der *Beschaffung* sowie der *Besitz* strafbar. Ausnahmen gelten nur für staatliche Behörden, Sachverständige, Rechtsanwälte und behandelnde Ärzte, nicht aber z. B. für Journalisten u.a. Das Verbot umfasst neben realen auch realitätsnahe oder fiktive

Darstellungen, z. B. mit erwachsenen Darstellern in der Rolle von Kindern.

Unabhängig von der Tatsache des strafrechtlichen Verbotes der Herstellung, der Beschaffung und des Besitzes von Kinderpornographie ist die Frage,

- ob der Konsum kinderpornographischen Materials eine spannungsentlastende Wirkung hat und so zu einer Verhinderung sexueller Übergriffe beitragen kann,

psychologisch nicht geklärt, denn Pornographie beeinflusst auch die sexuellen Skripte. Hierunter werden innere «Drehbücher», d.h. individuelle, innere Szenarien (Ereignisabfolgen) für zunächst in der Vorstellung gedachte und später in die Realität umgesetzte sexuelle Aktivitäten verstanden. Durch ständige Wiederholung verringert sich die Kluft zwischen Vorstellung und Realität allmählich, so dass Pornographiekonsum zumindest einen Wunsch, das Dargestellte selbst auch zu erleben, steigern kann (s. auch Frage 79).

Eine **Therapie** im Sine einer Veränderung der sexuellen Orientierung ist nach heutigem Stand nicht möglich. Dagegen kann mit Hilfe einer Psychotherapie im erfolgreichen Falle die Selbstkontrolle über das eigene Verhalten so verbessert werden, dass es zu keinem sexuellen Übergriff auf Kinder kommt. Auch kann eine psychotherapeutische Behandlung eine Konfliktbewältigung erleichtern helfen. Bei Pädophilen, die auch mit Erwachsenen sexuelle Kontakte unterhalten, kann unter Umständen der Befriedigungswert der Erwachsenensexualität gesteigert werden. Bei schweren persönlichen Belastungen oder bei dissexuellen Tätern kann das sexuelle Verlangen durch den Einsatz bestimmter Medikamente (Antiandrogene oder Antidepressiva) (s. Frage 96) gemindert werden, bis der Betroffene (wieder) in der Lage ist, seine Impulse sicher kontrollieren zu können. Die Voraussetzung für eine erfolgreiche Behandlung ist der entschiedene Wille des Betroffenen, keine sexuellen Übergriffe auf Kinder zu begehen.

89. Erklärungsansätze: Was sind die Ursachen für Pädophilie und sexuellen Kindesmissbrauch (Pädosexualität)?

Bei der Suche nach den Ursachen und Gründen muss zwischen Pädophilie, Pädosexualität und sexuellem Kindesmissbrauch unterschieden werden (s. Frage 82). **Pädosexualität** ist die sexualmedizinische Bezeichnung für sexuelle Handlungen mit Kindern und entspricht dem strafrechtlichen Begriff des **sexuellen Kindesmissbrauchs**. **Pädophilie** dagegen ist eine *sexuelle Orientierungsstörung*, die nicht zwangsläufig ein sexuelles Verhalten nach sich ziehen muss.

Sexuelle Kindesmissbrauchstäter sind in 40–60 % der Fälle selbst in der Kindheit oder Jugend Opfer gewesen. Sie betreiben überzufällig häufig Alkohol- und Medikamentenmissbrauch. Untersuchungen zufolge scheint Alkohol- und Drogenmissbrauch das Risiko sexueller Übergriffe unabhängig davon zu erhöhen, ob bei den Betroffenen eine genuine Pädophilie vorhanden ist oder nicht. Auch wurde nachgewiesen,

- dass Kindesmissbrauchstäter häufiger zu sexuellen Phantasien über Kinder neigen, wenn sie sich in schlechter Stimmung befinden und dann zu Alkohol greifen.

Gerade in solchen Situationen besteht die erhöhte Gefahr, dass die Täter die zunächst nur phantasierten Impulse auch in Handlungen umsetzen. Studien zufolge haben sowohl Pädophile als auch nichtpädophile Missbrauchstäter

- auch erhebliche soziale Kompetenzdefizite und ein niedriges Selbstwertgefühl.

Auch findet man unter Missbrauchstätern

- gehäuft sozial ängstliche, dependente (unselbstständig-abhängige) und selbstunsichere Menschen, die soziale Kontakte ver-

meiden, unter Einsamkeit leiden und keine heterosexuellen Beziehungen pflegen.
Die beiden letzten Merkmale treffen z. B. auf zölibatär lebende Priester zu, die pädophile sexuelle Übergriffe begangen haben.

Bei jungen erwachsenen (adoleszenten) Missbrauchstätern liegen häufig

- Probleme in der Schulausbildung und im Beruf sowie familiäre «Broken-Home»-Situationen vor.

Einige Kindesmissbrauchstäter haben

- nur eine geringe Impulskontrolle, die ihre Neigung zu sexuellen Übergriffen und ihre Bereitschaft, Gewalttätigkeiten zu begehen, erklärt.

Dennoch fügt nur ein sehr kleiner Teil pädosexueller Täter ihren Opfern schwere körperliche Verletzungen zu.

Gewalttätige Kindesmissbrauchstäter haben in der Regel

- eine dissoziale Persönlichkeitsstruktur und oft zusätzlich eine sexuell-sadistische Störung.

Etwa die Hälfte dieser Täter beginnt bereits in früher Jugend mit sexuellen Übergriffen bei minderjährigen Opfern.

Bei der *Pädophilie* im Sinne einer Störung der Sexualpräferenz handelt es sich um eine Neigung,

- die gleichermaßen durch biologische, psychologische und soziologische Faktoren bestimmt wird.

Welche bio-psycho-sozialen Faktoren bei der Entstehung einer pädophilen Sexualorientierung in welcher Konstellation zusammenkommen, ist allerdings bisher nicht bekannt. Auf jeden Fall ist Pädophilie keine «Erbkrankheit».
Lerntheoretische psychologische Erklärungen gehen von klassischen und operanten Konditionierungsprozessen aus und nehmen an, dass durch wiederholte Masturbation in Verbindung mit Kindern oder entsprechendem kinderpornographischem Material, die pädophile Neigung gelernt worden ist. Aber auch das Modell-Lernen, d.h. das soziale Lernen durch Beobachten, gewinnt in der Ursachenforschung wegen der vermehrten Einflüsse durch die Medien eine zunehmende Bedeutung.

Psychoanalytischen Erklärungen ist die Sicht gemeinsam, dass die pädophile Partnerwahl eine narzisstische, d.h. eine auf sich selbst bezogene ist, und keine, bei der das Kind als Person direkt gemeint wird.

Allgemeine tiefenpsychologische Gründe für die Entstehung einer Pädophilie sind wegen des Variantenreichtums pädophiler Beziehungsformen schwierig darzustellen. Dennoch lassen sich einige Aspekte aufzeigen, die mit der abweichenden Partnerwahl zusammenhängen.

Zum einen

- hängt die Pädophilie mit der Abwehr von Ängsten zusammen, die von der Erwachsenensexualität und dem weiblichen Genitale ausgehen.

Diese Ängste können sich als Potenzängste in dem Gefühl zeigen, genital minderwertig zu sein, einen zu kleinen Penis zu haben oder eine Frau nicht befriedigen zu können. Das kindliche Genitale dagegen verschafft dem Pädophilen nicht nur das Gefühl, genital vollwertig zu sein, so dass die oben genannten Ängste vermindert werden, sondern auch das Erleben von Macht, anstelle der in der Beziehung zur erwachsenen Frau befürchteten Ohnmacht. Auch kann die Angst vor dem weiblichen Genitale und der Erwachsenensexualität darin bestehen, dass beides mit Merkmalen wie «verletzt», «unsauber» und «minderwertig» verbunden ist und als ekelerregend empfunden wird. Hierbei geht es um die Abwehr analer Triebregungen, da der kindliche Körper und das kindliche Genitale als sauber und rein erlebt werden. Kommt die Identifikation mit der «kindlichen Unschuld» hinzu, können zusätzlich Gefühle, selbst schuldig und befleckt zu sein, abgewehrt werden. Auch spielt bei der Wahl eines Kindes als «Partner» die Abwehr von kindlichen Kastrationsängsten (s. **Frage 41**) eine Rolle, die dadurch geschieht, dass sich der Pädophile immer wieder von der Existenz des kindlichen Penis durch das «Vorzeigen-Lassen» und «In-die-Hose-Fassen» überzeugen muss.

Zum anderen liegt ein unbewusster Grund für die Pädophilie darin, dass der Pädophile die eigene kindliche Situation regressiv wiederherzustellen versucht, dadurch, dass er sich in der pädophilen Situation in dem Kind wiedererkennt und sich mit ihm identifiziert.

- In der Art und Weise, wie er mit dem Kind umgeht, erfüllt er sich selbst seine Wunschphantasien nach Zärtlichkeit, Hautkontakten und Verwöhnung, indem er das tut, was er sich unbewusst wünscht, dass es seine Mutter mit ihm getan hätte.

Dadurch, dass der Pädophile gleichzeitig unbewusst die Rolle der Mutter übernimmt, befriedigt er in dem Kind nicht nur seine eigenen Bedürfnisse nach Geborgenheit und liebevoller Beschäftigung mit seinem Genitale, sondern er erfährt darüber hinaus durch die Identifikation mit dem Kind zusätzlich eine erhebliche narzisstische Zufuhr, d.h. eine Stärkung seines schwachen Selbstwerterlebens. Diese wird aber nicht nur dadurch, dass sich die Mutter ihm in dem Kind zuwendet und es wichtig nimmt, erlebt, sondern auch dadurch, dass sich der Pädophile gegenüber dem Kind in der Position des Überlegenen und Mächtigen fühlt. Das erklärt auch, warum es für Pädophile häufig unwichtig ist, um welches Geschlecht es sich bei dem Kind handelt. Durch die Pädophilie

- können also nicht nur Ängste abgewehrt werden, sondern es wird eine neue Mutter-Kind-Beziehung hergestellt, die mit positiven Gefühlen und einer größeren Befriedigung erlebt wird als die frustrierende reale Mutter-Kind-Beziehung, die durch das pädophile Verhalten gleichsam ungeschehen gemacht wird.

Problematischer wird es,

- wenn der Pädophile die Rollen zu tauschen versucht und von dem Kind wünscht, dass es sich ihm wie eine Mutter zuwendet,

da das Kind auf diese projektive Identifizierung nicht vorbereitet ist und diese immer etwas Gewaltsames hat.

Kritisch wird es auch dann,

- wenn die Mutter-Kind-Inszenierung nicht unbefriedigte Triebwünsche, sondern vielmehr Straferwartungen erfüllt,

die aus verbotenen Impulsen oder sexuellen Aktivitäten herrühren können oder auch durch eine verstärkte Identifikation mit verinnerlichten frustrierenden mütterlichen Verhaltensaspekten (Introjekten). In solchen Fällen kann es dann zur realen aggressiven Bemächtigung und Verletzung oder sogar zur Tötung des Kindes kommen.

Gerontophilie, Nekrophilie und Monomentophilie (Pygmalionismus)

90. Alte oder leblose Menschen: Was bedeuten Gerontophilie, Nekrophilie, Somnophilie und Monomentophilie (Pygmalionismus)?

Außer den in den beiden Diagnoseleitfäden ICD-10 und DSM-IV-TR beschriebenen Paraphilien gibt es eine Vielzahl anderer relativ ungewöhnlicher sexueller Präferenzen und Aktivitäten (s. **Lexikon** im Anhang). Einige dieser Praktiken kommen nur sehr selten vor, andere treten im Rahmen der in den Diagnosesystemen genannten sexuellen Abweichungen auf. Beispielsweise können das Schlucken von Urin oder das Verschmieren von Kot, das Einführen von Gegenständen in den After oder in die Harnröhre und das Durchstechen von Vorhaut oder Brustwarzen (Piercings) ebenso wie die Eigenstrangulation (Asphyxophilie) auch als masochistische Verhaltensweisen verstanden werden (s. **Frage 92**).

Darüber hinaus gibt es weitere ausgefallene Masturbationsrituale, die aber nach den Regeln des internationalen Diagnoseschlüssels ICD-10 nur dann als abweichend gelten, wenn sie anstelle gebräuchlicher sexueller Praktiken verwendet werden.

Gerontophilen, *Nekrophilen* und *Somnophilen* (s. u.) ist gemeinsam,

- dass der «Sexualpartner» entweder durch sein Alter wehrlos oder durch Behinderung, Schlaf oder Tod bewegungs- und reaktionsunfähig ist.

Vermutlich verbirgt sich hinter diesen Präferenzstörungen die Angst vor einer ebenbürtigen Sexualität mit aktiven Partnern.

Das Gleiche gilt für die *Monomentophilie* (Pygmalionismus), die in gewisser Weise eine Parallele zur Nekrophilie darstellt. Allerdings handelt es sich bei dem begehrten Sexualobjekt nicht um einen toten Körper, sondern um eine Statue, eine Plastik oder um eine andere Figur.

Gerontophilie

Bei der Gerontophilie handelt es sich um eine sexuelle Präferenzstörung, bei der, wie bei der Pädophilie, das Lebensalter des Partners eine entscheidende Rolle spielt. Im krassen Gegensatz zur Pädophilie ist bei der Gerontophilie

- das sexuelle Verlangen auf den alten Menschen gerichtet.

Die begehrte Altersspanne ist allerdings nicht eindeutig zu bestimmen. Vielmehr sind bestimmte *altersbedingte Merkmale* wie

- Weißhaarigkeit, greisenhafte Magerkeit, Hirnleistungsschwäche, aber auch klimakteriumsbedingte Veränderungen,

Auslöser für das sexuelle Verlangen. Nach oben gibt es deshalb keine Altersgrenze und selbst das Siechtum bis zum Tode kann als sexuell erregend erlebt werden. Das Phänomen der Fixierung auf Altersmerkmale liegt die Vermutung nahe, dass eine Verbindung zum Fetischismus besteht. Das Auslösen sexueller Erregung durch Altersschwäche und Siechtum deutet auf eine Verwandtschaft zum Sadismus hin. Da Gerontophilie eine große Zeitspanne zur Verfügung hat, und da die Betroffenen wegen ihrer Kontakte zu alten Menschen sozial sogar positiv auffallen und bestätigt werden, fällt diese Paraphilieform häufig gar nicht auf.

Nekrophilie und Somnophilie

Als **Nekrophilie** wird ein abweichendes Sexualverhalten bezeichnet,

- bei dem sexuelle Erregung und Befriedigung überwiegend oder ausschließlich durch sexuelle Handlungen mit Leichen erreicht werden.

Da der Tote auch als Fetisch verstanden werden kann, wird eine Verbindung zum Fetischismus vermutet. Auch geht man von einem gleichzeitigen Vorhandensein sexuell-sadistischer Impulse bei Nekrophilen aus.

Nekrophilie kommt relativ selten vor. In der Literatur wurden insgesamt 47 Fälle von Nekrophilie beschrieben (Spoerri, 1959), wobei sich das Alter der Täter zwischen 16 (evtl. 11) und 57 Jahren bewegte. Nur in einem Fall handelte es sich um eine nekrophile Frau. Das Alter der missbrauchten Toten reichte von 7 Monaten bis zu 70 Jahren. In 9 Fällen wurde die Leiche zerstückelt.

Nekrophilie gilt im engeren Sinne als *Leichenschändung*. Darunter werden im weitesten Sinne alle Handlungen mit dem Körper von Verstorbenen, die diesen grundlos beschädigen oder in seiner Würde herabsetzen, verstanden.

Sowohl Nekrophilie als auch Leichenschändung werden strafrechtlich nach § 168 StGB als «Störung der Totenruhe» geahndet. Typische Delikte, die auf das Konto nekrophiler Täter gehen, sind Einbrüche in Leichenhallen oder in Beerdigungsinstitute. Vermutlich machen einige nekrophile Menschen ihre Neigung auch zum Beruf.

Wesentlich häufiger als Nekrophilie ist eine verschleierte Form dieser Neigung, die dadurch gekennzeichnet ist, dass sexuelle Handlungen mit Menschen bevorzugt werden, die sich bewegungs- oder reaktionslos verhalten. Eine solche paraphile Variante ist auch der Somnophilie ähnlich.

In der Bezeichnung **Somnophilie** steckt das lateinische Wort für Schlaf (somnus). Als Somnophilie wird ein abweichendes Sexualverhalten verstanden,

- bei dem die sexuelle Erregung und Befriedigung überwiegend oder ausschließlich durch sexuelle Handlungen an Schlafenden oder an Partnern, die sich schlafend stellen, erreicht werden.

Monomentophilie (Pygmalionismus)

Die Monomentophilie, auch Pygmalionismus genannt, ist eine dem Fetischismus verwandte sexuelle Abweichung,

- bei der öffentliche Standbilder, Statuen, Figuren oder Plastiken als sexuell besonders erregend erlebt werden.

Sofern die Statue im Sinne des Abbildes eines Toten fungieren soll, stellt die Monomentophilie in gewisser Weise eine Parallele zur Nekrophilie dar und hat ähnliche Motive, nämlich das Ausweichen vor der erwachsenen Sexualität, dadurch, dass ein lebloser Partner bevorzugt wird. In einigen Fällen werden aber auch die verschiedenen Lichteinflüsse der Statuen oder Plastiken als sexuell erregend erlebt. Die an den Objekten vorgenommenen sexuellen Aktivitäten können Masturbationshandlungen mit den Statuen sein oder koitusähnliche Akte durch Anpressen an die Figur bis zum Erreichen des Orgasmus. Manchmal werden die begehrten, fetischartigen Objekte einfach auch nur umarmt oder geküsst.

Sodomie und Zoophilie
91. Unzucht mit Tieren: Ist Sex mit Tieren strafbar und handelt es sich dabei immer um eine Sexualpräferenzstörung?

Der Begriff Sodomie bezieht sich auf die im Alten Testament erwähnte sittenverfallene und deshalb von Gott zerstörte Stadt Sodom. **Sodomie** ist ursprünglich die Bezeichnung für ein «widernatürliches Verhalten», auch «Unzucht» genannt. Darunter fielen im mittelalterlichen Sprachgebrauch und in früheren Gesetzestexten «alle unaussprechlichen Sexualkontakte», so auch der Analverkehr zwischen Männern, so dass früher Homosexualität als «Sodomiterei» bezeichnet wurde. Im angloamerikanischen Sprachgebrauch werden zum Teil auch heute noch alle sexuellen Praktiken, außer dem Vaginalverkehr, als Sodomie bezeichnet. Homosexuelle Handlungen zwischen Frauen sind ebenfalls damit gemeint. Im 19. Jahrhundert war Sodomie zum Teil auch bedeutungsgleich mit Pädophilie. Nach heutigem Verständnis wird Sodomie mit sexuellen Kontakten zwischen Menschen und Tieren gleichgesetzt.

Aber nicht jeder sexuelle Kontakt mit Tieren stellt eine Sexualpräferenzstörung dar. Liegt eine sexuelle Abweichung entsprechend der Diagnosekriterien vor, wird der Begriff Sodomie heute fachlich kaum noch verwendet, sondern man bezeichnet diese Form der Sexualpräferenzstörung als *Zoophilie*.

Die Vorstellung einer sexuellen Verbindung zwischen Mensch und Tier fand seit jeher nicht nur in der Mythologie, sondern auch in der Kunst ein großes Interesse. In den Sagen wird z. B. beschrieben, dass der oberste griechische Gott Zeus Umgang mit Frauen in Tiergestalt hatte, indem er sich Leda als Schwan und Europa als Stier näherte. Auch ließ sich der Sage nach die Königin von Kreta, Pasiphae, von einem Stier begatten und gebar danach den Mino-

VII. Symptomatik und Verlauf – Sodomie und Zoophilie

taurus, ein menschliches Ungeheuer mit einem Stierkopf. Auch die Kunst hat sich diesem Thema gewidmet, wobei interessanterweise bei der überwiegenden Zahl der Abbildungen eine *Frau* beim Sexualakt mit einem Tier zu sehen ist. Darstellungen des sexuellen Kontaktes von Männern mit weiblichen Tieren sind dagegen eher selten zu finden.

Reale sexuelle Tierkontakte kommen heute seltener vor als früher. Wenn sie die Kriterien einer Sexualpräferenzstörung erfüllen, handelt es sich um eine Zoophilie, früher auch Bestialität genannt.

Zoophilie ist die Bezeichnungen für ein abweichendes Sexualverhalten,

- bei dem sexuelle Erregung und Befriedigung überwiegend oder ausschließlich durch Handlungen an Tieren erreicht werden.

Im Sinne vorübergehender und situationsbedingter Ersatzhandlungen oder als Ausdruck der «Liebe zum Haustier» kommt Zoophilie öfter vor. Manchmal missbrauchen z. B. alleinstehende Frauen die in ihrem Hause lebenden Lieblingstiere, zum Teil als Ersatz, zum Teil geschieht dies auch aus «Zuneigung». Aber auch bei Tierpflegern oder Farmern auf dem Lande kommen aus Mangel an anderen Gelegenheiten sexuelle Kontakte mit

- Schafen, Kälbern, Ziegen, Kühen, Hunden, Katzen oder auch mit Hühnern oder Enten vor.

Im Sinne einer *Sexualpräferenzstörung* tritt Zoophilie in der Praxis kaum in Erscheinung, so dass über die Häufigkeiten nichts bekannt ist. Jedoch gilt als gesichert, dass bei intelligenzgeminderten Zoophilie des Öfteren auftritt.

Unter den **Sexualpraktiken** ist der Koitus nicht die einzige Form, sondern, vor allem bei Frauen, kommen auch Cunnilingus (Oralverkehr) und masturbatorische Handlungen an den Tieren vor. In einigen Fällen werden auch sexuell – sadistische Aktivitäten vorgenommen, die allerdings nach dem *Tierschutzgesetz* strafbar sind. Auch gibt es Zoophilie in hetero- und homosexuellen Varianten, z. B. als von Männern praktizierte Fellatio an männlichen Tieren.

Zoophilie wurde früher als Sünde betrachtet, im Mittelalter aber zunehmend als schweres Verbrechen, das noch bis Ende des 18. Jahrhunderts in fast allen europäischen Ländern mit dem Tode, meist einschließlich der beteiligten Tiere, bestraft wurde.

In Deutschland wird Zoophilie nicht mehr als Sexualstraftat angesehen. Dennoch sind sexuelle Handlungen, bei denen Tiere Schmerzen oder Schaden erleiden,

- nach § 168 StGB des **Tierschutzgesetzes** strafbar.
- Darstellungen sexueller Handlungen mit lebenden und toten Tieren unterliegen einem absoluten Verbreitungsverbot.

Die **Folgen** zoophiler Handlungen sind sehr verschieden. Schäden für die beteiligten Tiere werden von zoophilen Menschen in der Regel vermieden. Insbesondere bei kleinen Tieren sind sie aber nicht auszuschließen. Für die betroffenen Personen kann es vor allem bei sexuellen Kontakten mit großen Tieren zu ernsthaften Verletzungen kommen.

Aufgrund der weitgehenden gesellschaftlichen Ablehnung zoophilen Verhaltens kann bei Menschen mit dieser paraphilien Neigung ein Leidensdruck bestehen, der dazu führt, dass sie sich in Selbsthilfegruppen zusammenschließen oder Subkulturen (sog. Tierfreunde) gründen.

… Symptomatik und Verlauf – Weitere Arten

Exkrementophilie, Urophilie, Klismaphilie, Hypoxyphilie (Asphyxophilie), Apotemnophilie, Telefonskatologie
92. Masochistische Praktiken und obszöne Telefonanrufe: Was bedeuten «Dirty Sex», «Kliniksex», «Water Sports» und «Bondage»?

Einige ungewöhnliche sexuelle Präferenzen und Praktiken, wie das Einführen von Gegenständen oder Klistieren in den After oder in die Harnröhre, das Beschmieren mit Kot oder Urin oder die sexuelle Erregung durch eigene amputierte Gliedmaßen, verbunden mit dem intensiven Wunsch des Amputiertwerdens, aber auch Eigenstrangulation sowie Piercings können den masochistischen, zum Teil auch den fetischistischen Verhaltensweisen zugerechnet werden. Obszöne Telefonanrufe (Telefonskatologie) gehören eher dem exhibitionistischen Verhalten an. Solche und andere ausgefallene Masturbationsrituale gelten nach dem internationalen Diagnoseschlüssel ICD-10 aber nur dann als abweichend, wenn sie anstelle gebräuchlicher sexueller Praktiken verwendet werden.

Exkrementophilie («Dirty Sex»)
In der Bezeichnung Exkrementophilie steckt das lateinische Wort excrementum, das «Ausscheidungen» bedeutet. Entsprechend wird unter Exkrementophilie die Vorliebe für Körperausscheidungen verstanden, die zum Verwenden von Kot, Urin, Menstruationsblut, Sperma und/oder Speichel im Rahmen sexueller Aktivitäten führt. Dabei können die Körperausscheidungen Fetischfunktion einnehmen. In der «Szene» werden solche Vorlieben als «Dirty Sex» bezeichnet.

Urophilie («Water Sports») und Uropotie
Urophilie ist die Bezeichnung für ein abweichendes Sexualverhalten, bei dem sexuelle Erregung und Befriedigung überwiegend

oder ausschließlich durch Beschäftigung mit Urin erreicht werden. Unter Urophilen ist auch die Bezeichnung «water sports» («Wassersportarten») üblich. Urophilie kann sich darauf beschränken, anderen Menschen beim Wasserlassen zuzusehen, sie kann aber auch das Trinken des Urins (Uropotie) einschließen. Dieses wurde vor allem in den 1990er-Jahren als besonders gesund propagiert. Es handelt sich dabei aber nicht um eine Uropotie im klinischen Sinne, denn als **Uropotie** wird

- eine mit sexuellem Lustgewinn verbundene im Rahmen eines Masochismus oder einer psychiatrischen Erkrankung vorkommende Form der *Essstörung* (Pikazismus) bezeichnet, bei der über mindestens einen Monat eigener oder fremder Urin getrunken wird.

Klismaphilie und «Kliniksex»
Bei der **Klismaphilie** handelt es sich um eine sexuelle Vorliebe bzw. Fixierung auf Einläufe (Klistiere). Die Paraphilie kann autoerotisch oder zusammen mit einem Partner als Vorspiel zum Koitus oder als Ersatz für ihn praktiziert werden. Die sexuelle Erregung wird durch das Erhalten von Einläufen oder durch die aktive Anwendung beim Partner hervorgerufen. Die Klismaphilie kommt sowohl bei Männern als auch bei Frauen vor und kann als erweiterte Form der Analerotik angesehen werden. Klismaphilie kann aber auch im Rahmen von Kliniksex praktiziert werden.

Unter **Kliniksex** werden alle sexuellen Handlungen verstanden, denen eine Inszenierung aus dem medizinischen Bereich zugrunde liegt. Diese kann verwendete Geräte wie den Untersuchungsstuhl oder das Spekulum betreffen, aber auch die Untersuchungen selbst, wie z. B. die Vaginoskopie, die Anoskopie oder Katheteruntersuchungen und Klistiere. Aber auch evtl. die Kleidung (Kittel) der Beteiligten kann als lustvoller Bestandteil in die sexuellen Spiele einbezogen sein.

Hypoxyphilie (Asphyxophilie), Strangulation und Bondage
Die **Hypoxyphilie**, auch **Asphyxophilie** genannt, beruht auf der bekannten Tatsache, dass bei erhängten Männern mit dem Eintritt der Bewusstlosigkeit eine Erektion, manchmal auch eine Ejakulation geschehen kann. Mit Hilfe einer dosierten **Strangulation** wird durch die Drosselung der Atemwege und der Halsarterien eine Minderversorgung des Gehirns mit Sauerstoff herbeigeführt und so gesteuert, dass es jeweils am Rande einer lebensgefähr-

lichen Erstickung zu einem Samenerguss, d.h. zu einem Orgasmus kommt. Die Paraphilie wird entweder autoerotisch in Form der Selbsterhängung oder im Rahmen einvernehmlich praktiziertem Masochismus, bei dem der Partner die Verantwortung für den Vorgang übernehmen muss, ausgeführt. Eine genaue Beobachtung und die zuverlässige Einhaltung der Stopp-Codes sind in solchen Fällen *überlebenswichtig*.

Die Sauerstoffreduktion wird von Masochisten mit Hilfe einer Schlinge, eines Knebels, einer Brustkompression, eines Plastikbeutels, mittels komplizierter Maschinerien, atmungsbehindernder Masken oder durch Überstülpen von Plastiktüten, manchmal auch chemisch durch ein flüchtiges Nitrit, erzielt. Dabei kann es aufgrund der Gefahr eines Kontrollverlustes durch eine eingetretene Bewusstlosigkeit oder aufgrund von Anwendungsfehlern zu nicht beabsichtigten Todesfällen kommen. Schätzungen gehen bei dieser Praktik von 1–2 Todesfällen pro 1 Million Einwohner jedes Jahr aus.

Auch werden trotz des hohen Risikos schwerer Gewebeschäden Einschnürungen (Strangulationen) der Sexualorgane sowie Fesselungen der Gliedmaßen im Rahmen der **Bondage** von Sadomasochisten durchgeführt, um die durch die mangelnde Blutversorgung veränderten Empfindungen lustvoll zu erleben.

Apotemnophilie

Bei der Apotemnophilie besteht der intensive Wunsch nach Amputation der eigenen Gliedmaßen, da der Anblick des Amputiertseins, auch das des Partners, sexuelle Erregung und Befriedigung bei den Betroffenen bewirken. Etliche Menschen mit dieser Neigung versuchen deshalb sogar, Ärzte zu unnötigen medizinischen Amputationen zu bewegen oder nehmen Selbstverstümmelungen an sich selber vor. Andere suchen bewusst Sexualpartner aus, die schon amputiert sind, um ihre erotischen Empfindungen zu steigern.

Apotemnophilie kann jedoch nicht nur eine Paraphilie,

- sondern auch Ausdruck einer häufig schon im Kindesalter bemerkten psychiatrischen *Störung der körperlichen Identität* sein.

Dabei wird das Befinden des Gestörten durch das subjektiv erlebte Fremdkörpergefühl des betroffenen Gliedmaßes so erheblich beeinträchtigt, dass die Amputation als eine körperliche Anpassung, vergleichbar mit der Situation bei Transsexualität, empfunden wird.

Telefonskatologie (obszöne Telefonanrufe)

Die Telefonskatologie ist eine sexuelle Präferenzstörung, bei der sexuelle Erregung durch obszöne Telefonanrufe gewonnen wird. Bei den Paraphilen handelt es sich fast ausschließlich um Männer mit schwerwiegenden Problemen in zwischenmenschlichen Beziehungen. Sie nutzen die einseitige Anonymität des Telefons, um einen übers Telefon indirekten Kontakt zu einer Frau herzustellen, um sich dann in ihrer telefonischen Gegenwart zu befriedigen.

■ Es gibt verschiedene Arten obszöner Anrufe.

Beim wahrscheinlich häufigsten Typ schildert der Täter der angerufenen Frau seine masturbatorischen Handlungen, die er während des Telefonats an sich vornimmt.

Bei der zweiten Variante *bedroht* der Anrufer das Opfer, indem er ihm z. B. sagt, dass er es beobachtet habe oder dass er es «erwischen wird».

Beim dritten Typ versucht der Anrufer, das Opfer zu veranlassen, intime Einzelheiten aus seinem Leben preiszugeben, indem er beispielsweise behauptet, dass es sich um eine Verbraucherumfrage zu Damenunterwäsche, Tampons und dergleichen handelt. Viele Anrufer stellen sich auch als sog. Sexualforscher oder als Angestellte Psychologischer Institute oder auch als Ärzte im Gesundheitswesen vor, die wissenschaftliche Untersuchungen über sexualhygienisches Verhalten oder über sexuelle Praktiken durchführen müssten.

Wenn das Opfer sich auf das Telefonat einlässt, ruft der anonyme Täter öfter an. Häufig sucht er sich aber auch neue Gesprächspartnerinnen aus. Für deren Verhalten ist es wichtig, sofort aufzulegen oder Trillerpfeifen zu gebrauchen.

# VIII. Behandlung, Rechtsmaßnahmen und Prognosen

VIII. Behandlung, Rechtsmaßnahmen und Prognosen

93. Überblick: Welche psychischen und somatischen Behandlungsmöglichkeiten gibt es und wann kann eine Beratung hilfreich sein?

Sexualpräferenzstörungen werden von vielen Betroffenen gar nicht als Störung empfunden oder als behandlungsbedürftig angesehen. Deshalb suchen Menschen mit Paraphilien in der Regel auch nur dann eine Beratung oder Therapie auf, wenn ein Leidensdruck zugrunde liegt. Dieser rührt aber meist nicht von der sexuellen Vorliebe her, sondern er wird in der Regel durch die Ablehnung der Partnerin oder durch das Bekanntwerden der Sexualabweichung und der damit verbundenen familiären, sozialen und manchmal beruflichen Beeinträchtigungen hervorgerufen. Bei solchen Betroffenen, die meist eher eine als harmlos geltende Paraphilie, wie z. B. einen Fetischismus oder Transvestitismus haben, ist die Therapiemotivation *eigenbestimmt*, so dass eine Mitarbeitsbereitschaft vorausgesetzt werden kann.

In solchen Fällen erweist sich eine **Beratung**, optimalerweise zusammen mit der Partnerin, als sinnvoll und in vielen Fällen oft als hilfreich. Durch eine Beratung kann dem Betroffenen nicht nur die Möglichkeit gegeben werden,

- offen über seine sexuelle Präferenz zu sprechen,
- manchmal erstmals auch in Gegenwart der Partnerin,

sondern es kann auch geklärt werden,

- ob eine Veränderung des abweichenden Sexualverhaltens gewünscht wird oder
- ob eher ein verbesserter Umgang mit der paraphilen Neigung angestrebt wird, um negative Folgen zu vermeiden.

Auch kann erörtert werden,

- unter welchen Umständen sich die paraphile Neigung vielleicht auch leben lässt.

Im Einzelfall bleibt auch zu entscheiden, ob und ggf. welche Form der Therapie indiziert erscheint (s. **Frage 94**) und ob Leidensdruck und Therapiemotivation ausreichend stark vorhanden sind oder ob sie erst noch entwickelt werden müssten. Auch gilt es zu vermitteln, dass eine «Heilung» in dem Sinne, dass die paraphile Neigung für immer ganz verschwindet, nur in den seltensten Fällen möglich ist. Vielmehr geht es darum, dass der Paraphile lernt,

- seine Störung in die eigene Verantwortung zu übernehmen und
- einen für alle Beteiligten erträglichen Umgang mit seinen Neigungen zu finden.

Anders sieht es bei denjenigen Sexualpräferenzstörungen aus, bei denen das abweichende Verhalten gesellschaftlich nicht toleriert werden kann, weil es dissozial ist, d.h. weil es die Partnerinteressen oder das Gesetz verletzt und zur Sexualdelinquenz geführt hat. In solchen Fällen ist die Therapiemotivation in der Regel *fremdbestimmt* und der Täter unterzieht sich nur auf äußeren Druck, meist aufgrund einer gerichtlichen Anordnung, einer Therapie.

Allerdings sind bei einigen Tätern neben einem solchen Druck auch innere Spannungen und Gefühle der Unzufriedenheit, z. B. durch eine fehlende Selbstachtung, oder Beziehungskonflikte vorhanden, die sich für eine Therapie nutzen lassen, so dass durch diese Form des Drucks eine Bereitschaft zur Mitarbeit wenigstens eingeschränkt gegeben ist, denn ohne sie würde sich zumindest eine Psychotherapie als wenig erfolgversprechend zeigen.

Bei der Auswahl der geeigneten **Behandlungsmethoden** muss entsprechend

- zwischen den therapiemotivierten Patienten mit leichten bzw. harmlosen Störungen und
- den Sexualdelinquenten unterschieden werden, bei denen in der Regel die Behandlungsmotivation erst aufgrund eines drohenden Strafverfahrens entsteht oder weil das Gericht eine Therapieauflage verhängt hat.

Als wesentliche Voraussetzung für die Aufnahme einer Psychotherapie gilt bei solchen Patienten, dass sie die Verantwortung für ihr dissexuelles Verhalten übernehmen können.

Ist die Therapieeignung gegeben, haben sich für diesen Täterkreis schulenübergreifende und sog. **multimodale Therapieprogramme** bewährt, die sich aus verschiedenen Bausteinen zusammensetzen und auch eine Medikation umfassen können (s. **Frage 95**).

Entsprechend der *Therapieleitlinien* sollte bei der Behandlung von Sexualdelinquenten zwischen

- institutionellen und ambulant-poliklinischen Behandlungen unterschieden werden und

die *institutionellen* Behandlungen wiederum

- in forensisch-psychiatrische und
- sozialtherapeutische (Gefängnis-) Programme

unterteilt werden, da dies für den nötigen «Sicherheitsrahmen» der Behandlungen eine Rolle spielt.

Grundsätzlich haben bei der Therapie
- psychotherapeutische Verfahren den Vorrang.

Da aber nicht alle Patienten dafür geeignet sind,
- haben auch Medikamente entweder kombiniert mit einer Psychotherapie oder als einzelne Darreichung ihre Berechtigung.

Vor allem bei Patienten mit eingeschränkter oder überhaupt nicht vorhandener Psychotherapieeignung, wie es z. B. bei vielen Minderbegabten der Fall sein kann, ist eine medikamentöse Behandlung angezeigt, manchmal aber auch zur Unterstützung einer Psychotherapie, z. B. in einer krisenhaften Lebenssituation. In einigen Fällen wird eine Psychotherapie auch erst durch eine medikamentöse Dämpfung des sexuellen Verlangens ermöglicht. Eine medikamentöse Begleitung zusätzlich zu einer Psychotherapie ist aber auch bei Patienten indiziert, die sich ganz massiv von ihren paraphilen Bedürfnissen bedrängt fühlen und bei schweren Sexualdelinquenten, die ihre Impulse nicht mehr steuern können sowie bei Paraphilen mit depressiver, ängstlicher und zwanghafter Symptomatik.

Als **medikamentöse Behandlungsmöglichkeiten** stehen *Antidepressiva* und *Antiandrogene* zur sog. hormonellen bzw. chemischen «Kastration» zur Verfügung (s. **Frage 96**).

Als weitere somatische Behandlungsmethode ist auf freiwilliger Basis auch weiterhin die **chirurgische Kastration** erlaubt. Sie wurde zwar nach der Einführung der Antiandrogene in den Hintergrund gedrängt, sie hat aber aufgrund der Tatsache, dass im Gegensatz zur chirurgischen Kastration, die Wirkung der Antiandrogene rückgängig zu machen ist, noch eine gewisse Berechtigung (s. **Frage 97**).

Je nach Schweregrad der sexuellen Präferenzstörung wird heute üblicherweise nach einem bestimmten vorgegebenen **somato-psy-**

chotherapeutischem Behandlungsschema (Berner et al. 2004) vorgegangen, das

- aus eine Kombination von Psychotherapie und Medikation besteht.

Es enthält den Grundsatz, dass

- eine *Psychotherapie* bei allen Sexualpräferenzstörungen ohne direkten körperlichen Kontakt mit dem Gegenüber (sog. «**Hands-off**»-**Delikte**) *die* Behandlungsmethode der Wahl zu sein hat.
- Bei Präferenzstörungen mit direktem körperlichem Kontakt (sog. «**Hands-on**»-**Delikte**) und bei Paraphilien, die den Betroffenen sehr beeinträchtigen, ist *zusätzlich* eine *medikamentöse Behandlung* angezeigt.

Die am wenigsten einschränkende Medikation wäre dann ein Antidepressivum (SSRI). Reicht dieses nicht aus, und liegt eine massive Eigen-oder Fremdgefährdung vor, sollten entsprechend des Standardschemas antihormonelle Medikamente wie CPA oder LHRH-Agonisten (s. Frage 96) verabreicht werden. Dabei sind auch Kombinationen dieser Medikamente mit den Antidepressiva möglich.

94. Psychotherapeutische Methoden: Sind Sexualpräferenzstörungen heilbar oder was kann eine Therapie bewirken?

Eine «Heilung» in dem Sinne, dass die Sexualpräferenzstörung ganz und für immer verschwindet, ist nur in den seltensten Fällen möglich. Erreicht werden kann aber, dass der Betroffene lernt, sein sexuell abweichendes Verhalten unter Kontrolle zu halten und eine angemessene zwischenmenschliche und sexuelle Kommunikation zu entwickeln.
Als Standardmethoden für die Behandlung leichter bzw. harmloser Paraphilien kommen bei entsprechender Therapiemotivation des Patienten als sog. *Richtlinienverfahren* tiefenpsychologisch fundierte, psychoanalytische oder verhaltenstherapeutische Verfahren in Frage. In einigen leichteren Fällen haben sich auch hypnotische Methoden bewährt.

Psychoanalytische und **tiefenpsychologisch fundierte Psychotherapien** orientieren sich in den letzten Jahrzehnten vorwiegend an den neueren psychoanalytischen Theorien, die von zugrundeliegenden Störungen in der frühen Kindheit ausgehen und die sexuelle Abweichung als «Plombe» der Persönlichkeit (s. Frage 42) verstehen.

Der Schwerpunkt solcher Behandlungen ist deshalb

- die Bearbeitung der zugrunde liegenden Persönlichkeitsstörung, die in der Regel auf einen unbewussten Mutterkonflikt in der frühen Kindheit zurückzuführen ist, sowie der brüchigen Eigenidentität.

Ein wesentliches Behandlungsziel ist vor allem aber auch,

- dem Patienten dazu zu verhelfen, dass er befähigt wird, seine innere Leere, die mit dem suchtartigen abweichenden Sexualverhalten abgewehrt wird, mit einem anderen, befriedigenden Lebenssinn anzufüllen.

Bei tiefenpsychologisch fundierten Verfahren spielt die spezifische Symptomatik der Störung selbst keine Rolle.

Zu den **verhaltenstherapeutischen Verfahren**, die bei der Behandlung von Paraphilien angewendet werden, zählen unterschiedliche Techniken, mit deren Hilfe das abweichende Verhalten reduziert bzw. gelöscht werden soll. Sie beruhen auf dem Prinzip der klassischen oder operanten Konditionierung (s. Frage 38).

Eine der Methoden, die sog. *Aversionstherapie*, wurde vor allem in den 1960er-Jahren häufiger durchgeführt.

- Sie besteht darin, dass dem Patienten negative Stimuli (Reize), wie z. B. Elektroschocks, verabreicht werden, während er angewiesen wird, bildliche Darstellungen des «unerwünschten» Verhaltens zu betrachten.

Eine ebenfalls auf dem klassischen Konditionierungsprinzip (s. Frage 38) beruhende Variante stellt die *verdeckte Sensibilisierung* dar,

- bei der sich der Patient den aversiven Reiz nur innerlich vorstellen soll. Dazu wird er aufgefordert, sich den Beginn seiner paraphilen Verhaltenskette in seinem Gedächtnis aufzurufen und das Geschehen dann mit einem unlustvollen Reiz zu verknüpfen.

Zu den abgewandelten Aversionstherapien gehört auch das *antizipatorische Vermeidungslernen*,

- bei dem der Patient einen aversiven Reiz mit seinem Verhalten dadurch vermeiden kann, dass er z. B. statt ein Bild mit paraphilem Inhalt ein neutrales oder sexuell nicht paraphiles Foto zur Betrachtung auswählt.

Beim *Aversionsvermeidungslernen*

- kann der Patient die Darbietung eines aversiven Stimulus z. B. durch Umschalten auf ein neutrales Dia beenden.

Durch die sog. *Desensibilisierungsverfahren* wird versucht,

- dem Patienten durch schrittweise Konfrontation mit «normalen» heterosexuellen Situationen und Verhaltensweisen deren angstbesetzten Charakter zu nehmen bzw. sie werden neutralisiert.

Solche Techniken sind allerdings nur in den Fällen erfolgversprechend, in denen es sich bei dem paraphilen Verhalten um Ersatzhandlungen handelt, die aus Angst vor Frauen vorgenommen werden. Die Methode beruht auf dem Prinzip der «reziproken Hemmung». Es besagt, dass körperliche Entspannung und Angst unvereinbar sind. Entsprechend wird der Patient aufgefordert, sich in tiefer Entspannung die am wenigsten angstauslösende Situation der zuvor aufgestellten «Angsthierarchie», die in der Regel aus einer Reihe heterosexueller Situationen besteht, vorzustellen und zwar so oft, und so lange, bis die Vorstellung keine Angst mehr auslöst. Danach wird die nächste Stufe der Hierarchie imaginiert, bis so schließlich auch die am meisten angstbesetzte Handlung entspannt erlebt werden kann.

Eine andere verhaltenstherapeutische Technik ist die sog. *Orgasmus-Rekonditionierung*.

- Sie beruht auf der operanten Konditionierung von Phantasieinhalten bei der Masturbation, wobei der Orgasmus als positiver Verstärker gilt. Dazu wird der Patient angeleitet, zunächst unter Verwendung seiner paraphilen Phantasien zu masturbieren, dann aber kurz vor dem Samenerguss und dem Orgasmus auf gerade ihn noch stimulierende, nicht-paraphile Inhalte umzuschalten. Die neuen erwünschten Vorstellungen werden dabei durch den Orgasmus positiv verstärkt. Das gedankliche Überwechseln von der abweichenden Phantasie zum erwünschten Inhalt, wie z. B. dem «normalen» Sexualverkehr mit einer Frau, wird dann immer früher eingeleitet, bis die paraphile Phantasie schließlich nicht mehr nötig wird.

Weitere therapeutische Techniken sind das *Abklingenlassen der Erregung* (z. B. durch Ausüben von Druck auf die Eichel) oder auch das Zufügen einer Überdosierung der Erregung (Reizüberflutung), wie das sog. *Flooding* (Implosionstherapie).

- Bei dieser Methode wird z. B. ein Fetischist angehalten, so lange mit dem Fetisch zu masturbieren, bis sich die erregende Wirkung durch das Prinzip der Habituation (Gewöhnung) verliert.

Zum verhaltenstherapeutischen Repertoire gehören auch ich-stärkende Verfahren, wie *Selbstbehauptungs- und soziale Kompetenztrainings*.

- Sie werden meist in Verbindung mit einer der o.g. Methoden mit dem Ziel eingesetzt, die Fähigkeit des Patienten zur Aufnahme einer persönlichen Beziehung zu steigern.

Aber auch *Selbstkontrollmethoden*, wie z. B. die Selbstbeobachtung und Selbstprotokollierung, werden in unterschiedlicher Form angewendet.

- Ziel dieser Verfahren ist es, die Kontrolle über die paraphilen Wünsche zu verbessern, indem die Wahrnehmung dafür geschärft werden soll, in welchen Situationen und unter welchen Umständen die paraphilen Bedürfnisse auftreten, damit durch entsprechende *Vermeidungs- und Ablenkungsstrategien* ein sich anbahnendes Verhalten rechtzeitig unterbrochen werden kann.

Als **spezielle kognitive verhaltenstherapeutische Methoden** kommen dafür der sog. *Gedankenstopp* und die *verdeckte kognitive Reflexkontrolle*,

- bei der sich der Patient die negativen Konsequenzen des paraphilen Verhaltens und die positiven Folgen des Verzichts gedanklich vorstellen soll, in Betracht.

Da verhaltenstherapeutische Einzelmaßnahmen und tiefenpsychologisch fundierte Verfahren allenfalls bei leichteren Paraphilien positive Therapieergebnisse aufweisen, wurden für schwere Sexualpräferenzstörungen und vor allem für Sexualstraftäter, sog. **multimodale Trainingsprogramme** entwickelt, die heute als Mittel der Wahl einer Behandlung gelten (s. Frage 95).

- Sie sind aus verschiedenen Bausteinen (Modulen) zusammengesetzt, die aus einigen der o.g. verhaltenstherapeutischen Elemente bestehen.

Solche Programme können auch methodenübergreifend ausgerichtet sein.

Unabhängig von der Art der eingesetzten Verfahren ist es gerade bei der Behandlung von Sexualstraftätern wichtig,

- klare Strukturen vorzugeben und
- die therapeutischen Ziele und deren Grenzen vorher genau festzulegen.

Am Anfang einer Behandlung von Sexualdelinquenten steht die eher unterstützende Funktion einer therapeutischen Beziehung im Vordergrund, da zu diesem Zeitpunkt in der Regel vordringlich soziale Belange zu klären sind.

95. Multimodale Trainingsprogramme: Welche Psychotherapiemethoden sind bei schweren Sexualpräferenzstörungen effektiv?

Da verhaltenstherapeutische Einzelmaßnahmen und tiefenpsychologisch fundierte Verfahren (s. Frage 94) allenfalls bei leichteren Paraphilien positiveTherapieergebnisse aufweisen, wurden für schwere Sexualpräferenzstörungen und vor allem für Sexualstraftäter, sog. multimodale Trainingsprogramme entwickelt, die aus verschiedenen Bausteinen bestehen. Bei bestimmten Patienten haben sich methodenintegrative Therapieprogramme bewährt, die sowohl tiefenpsychologische als auch verhaltenstherapeutische Verfahren berücksichtigen. Sie haben den Vorteil, dass die unterschiedlichen Therapieziele dem einzelnen Patienten und seiner persönlichen Problematik individuell angepasst werden können. Auch medikamentöse Behandlungsmöglichkeiten können in die Behandlung eingebunden sein. Man spricht dann von somato-psychotherapeutischen Behandlungsprogrammen (s. Frage 98).

Ein multimodales, **methodenübergreifendes Psychotherapieprogramm** wurde z. B. von Schorsch et al. (1985) entwickelt. Auf der Basis eines tiefenpsychologischen Verständnisses, bei dem die sexuelle Abweichung als Ausdruck eines in der frühen Kindheit entstandenen Beziehungskonfliktes gesehen und das Symptom als «Plombe» verstanden wird, die einen stabilisierenden Effekt für die ganze Persönlichkeit hat (s. Frage 42), werden zusätzlich eine Reihe von unterstützenden verhaltenstherapeutischen Elementen eingesetzt. Im Vordergrund steht dabei das Erlernen der Wahrnehmungsdifferenzierung für die Auslösebedingungen des problematischen Verhaltens und dessen Kontrolle. Im Einzelfall können auch psychodynamische Zusammenhänge aufgedeckt und beispielsweise Vertrauens- und Machtaspekte bewusst gemacht werden. Zeigt sich, dass Partnerkonflikte beteiligt sind, werden auch die Partnerinnen in die Gespräche einbezogen.

Je nachdem, welche persönlichen Voraussetzungen der Patient mitbringt, kann zum besseren Verständnis der sexuellen Störung auch die emotionale Bedeutung des Symptoms oder die Funktion bestimmter Verhaltensmuster herausgearbeitet und gedeutet werden.

Selbstverständlich gehören auch *Sozialtrainingsprogramme* als unterstützende Maßnahmen bei der Bewältigung äußerer Lebensumstände und aktueller Krisen oder auch konkrete Hilfen bei der Vermittlung von Arbeit und Wohnung zum Konzept.

Die besten Behandlungsergebnisse mit diesem Programm erzielten einer Studie zufolge selbstunsichere Patienten, und die schlechtesten Ergebnisse waren bei schwer gestörten, dissozialen Tätern zu verzeichnen.

Für solche Sexualdelinquenten erwiesen sich **kognitiv-verhaltenstherapeutische Behandlungsprogramme (KVT)** als effektiver. Deshalb finden sie heute auch im Strafvollzug Verwendung (s. Frage 98). Sie sind ebenfalls multimodal und bestehen meist aus verschiedenen Bausteinen, die auf verschiedene Behandlungsziele zugeschnitten werden können. Ein Schwerpunkt dabei bildet meist das sog. *Deliktszenario (*Deliktentscheidungskette*).* Mit dieser Technik wird das Tatgeschehen in einzelnen Schritten analysiert. Der Täter lernt dabei in der Gruppenarbeit zu erkennen, mit welchen kognitiven Verzerrungen, Verleugnungen und Bagatellisierungen (z. B. «es war ja nur eine Berührung») er zu der Entscheidung kam, seine dissexuelle Handlung auszuführen. Typische kognitive Verzerrungen Pädophiler sind z. B. scheinbar harmlose Bemerkungen wie «heute bringe ich das Kind zu Bett».

Außerdem trainieren die Patienten, den Entscheidungsprozess vom Motiv zur Tat in folgende vier Stufen zu unterteilen, um selbst frühzeitig gegensteuern und die Ausführung verhindern zu können: Die Stufe 1 besteht in der inneren Entscheidung zur Überschreitung einer Grenze. Auf Stufe 2 wird die eigene innere Hemmung und auf Stufe 3 auch die Unwilligkeit des Opfers überwunden. Auf Stufe 4 wird eine Situation geschaffen, die den Übergriff dann möglich macht.

Die sich an diesen Lernprozess anschließende Behandlung enthält verschiedene Bausteine, die aus einzelnen verhaltenstherapeutischen Techniken (s. Frage 94) bestehen und die zu einem individuellen Therapieprogramm zusammengesetzt werden können. Die Behandlungsziele basieren dabei auf Forschungsergebnissen über die spezifischen *Defizite von Sexualstraftätern*, zu denen neben den

■ o. g. typischen Wahrnehmungsverzerrungen, Verleugnungen und Bagatellisierungen

- eine geringe Einfühlung in das Opfer,
- ein geringes Selbstwertgefühl,
- Beziehungsprobleme sowie
- Schwierigkeiten, Einsamkeit ertragen zu können, gehören.

Aber auch ein Mangel an Bindung sowie
- allgemeine Probleme beim Bewältigen von Konfliktsituationen und Frustrationserlebnissen

stellen typische Defizite bei Sexualstraftätern dar.

Hinzu kommt ihre Neigung,
- in Stress- und Überforderungssituationen mit sexualisierenden Verarbeitungsstrategien zu reagieren.

Die wichtigsten Therapieziele sind deshalb
- erstens die **Selbstkontrolle** des Patienten bzw. die Kontrolle des sexuell abweichenden Verhaltens zu fördern. Die dazu angewendeten verhaltenstherapeutischen Techniken sind die *verdeckte Sensibilisierung*, bei der sich der Patient ein abweichendes Verhalten lebhaft ins Gedächtnis ruft und das Bild mit einem besonders unangenehmen Reiz kombiniert, sowie
  - **Selbstkontrollmethoden** einzuüben, bei denen der Täter u.a. alternative Verhaltensweisen erlernt, die mit der paraphilen Handlung unvereinbar sind (Beispiel: ein Exhibitionist geht auf eine Frau zu und lässt sich die Uhrzeit sagen, statt sich zu entblößen), und
  - **Stimuluskontrollmethoden** zu fördern, bei denen der Täter die Wahrnehmung der Umstände erlernt, unter denen sein deviantes Verhalten häufig auftritt und sein Verhalten so zu ändern lernt, dass er gar nicht erst in solche Situationen gerät (Beispiel: ein pädophiler Täter sorgt dafür, über keine unstrukturierte Freizeit zu verfügen und Kinderspielplätze zu vermeiden),
- zweitens **Methoden zum Aufbau üblichen Sexualverhaltens** zu vermitteln. Dabei empfehlen sich Varianten des Sexualtherapieprogramms nach Masters und Johnson (1973) (s. Vetter, 2008),
- drittens **soziale Fertigkeiten** und die **zwischenmenschliche Kommunikation** sowie das **Selbstwertgefühl** zu verbessern. Hierzu werden
  - soziale **Kompetenz- und Kommunikationstrainings** zur Verbesserung des Problemlöseverhaltens angewendet und in

Rollenspielen eingeübt sowie **Selbstbehauptungstrainings** zur Stärkung der Beziehungsfähigkeit und des Selbstwertgefühls durchgeführt,
- viertens einen **Rückfallprophylaxeplan** zu entwickeln und sich für den Rest des Lebens dafür verantwortlich zu zeigen, ihn auch anzuwenden. Dazu gehört
  - das Ausarbeiten einer Reihe von Coping-Strategien, mit denen der Täter bei einem drohenden Rückfall selbst gegensteuern kann. Diese **Bewältigungsstrategien** sollten dabei so gestaltet sein, dass sie gut in den neuen, angestrebten Lebensstil integriert werden können,
  - der Aufbau eines **äußeren Managements**, auf das sich der Täter zu stützen lernen muss. Dies kann so aussehen, dass der Patient in kritischen Situationen andere, mit seinem Problem vertraute Menschen kontaktiert, um dadurch den paraphilen Handlungsimpuls leichter unterdrücken zu können.

Weitere **Therapiemodule** können indirekt delikt-spezifisch sein, wie

- die Arbeit an der Einfühlung in das Opfer (Opferempathie),
- Themen wie Intimität, Selbstachtung, Einsamkeit usw. sowie
- Wutmanagement bzw. Aggressionstrainings.

Die positiven Resultate solcher KVT-Programme gelten inzwischen als erwiesen.

96. Pharmakotherapie: Welche medikamentösen Behandlungsmöglichkeiten stehen zur Verfügung?

Zwar sollte bei der Behandlung von Sexualpräferenzstörungen die Psychotherapie den Vorrang haben, aber nicht alle Betroffenen sind dafür geeignet. Deshalb werden auch Medikamente entweder kombiniert mit Psychotherapien oder als einzelne Darreichung eingesetzt.

Vor allem bei Patienten,

- die auf ihr paraphiles Befriedigungsmuster sehr fixiert sind, oder
- bei Sexualstraftätern, die ihre Impulse nicht mehr steuern und entsprechend auch die Partnerinteressen nicht mehr berücksichtigen können,

kommt zusätzlich zur Psychotherapie eine medikamentöse Behandlung in Betracht. Aber auch

- bei eingeschränkter (z. B. bei Minderbegabten) oder nicht vorhandener Fähigkeit, die Therapieinhalte zu reflektieren, (innerlich zu verarbeiten), oder
- bei Patienten, die sich sehr von ihren sexuellen Bedürfnissen bedrängt fühlen sowie
- bei Betroffenen in krisenhaften Lebenssituationen, die vielleicht zusätzlich noch eine psychische Problematik haben,

ist eine Medikation angebracht. Als medikamentöse Möglichkeiten steht die klassische «**antihormonelle Therapie**» mit Antiandrogenen, vor allem mit dem Testosteronantagonisten Cyproteronacetat (CPA) oder mit LHRH-Agonisten sowie die weitaus weniger einschränkende Behandlung mit **Antidepressiva**, speziell mit den sog. Serotonin-Wiederaufnahme-Hemmern (SSRI), zur Verfügung.
Die Behandlung mit Antiandrogenen wird auch «chemische Kastration» genannt.

Als *Kastration* wird allgemein und bei beiden Geschlechtern
- die Ausschaltung der Funktion von Keimdrüsen bezeichnet.

Bei Männern werden dazu die Hoden chirurgisch entfernt oder es werden die Sexualhormone herabgesetzt. Der Eingriff bewirkt nicht nur Zeugungsunfähigkeit und Unfruchtbarkeit, sondern er hat, je nach dem Zeitpunkt, zu dem er vorgenommen wird, auch erhebliche Beeinträchtigungen des Körperbaus und seiner Entwicklung (s. Frage 97) zur Folge.

Antiandrogene («hormonelle Kastration»)

Die Einführung der hormonellen Kastration durch Antiandrogene in die Behandlung von Sexualstraftätern, hat inzwischen die chirurgische Kastration (s. Frage 97) in den Hintergrund gerückt, da die hormonelle Maßnahme den Vorteil hat, dass die Hoden unversehrt bleiben und dass die Kastration durch Absetzen der Medikamente rückgängig gemacht werden kann.

Am weitesten verbreitet ist in Deutschland die Verschreibung von *Cyproteronacetat* (CPA) (z. B. Androcur®). Es verdrängt das männliche Hormon Testosteron von seinen Rezeptoren in den Organen. Durch die Reduktion des Testosteronspiegels

- lassen das sexuelle Verlangen sowie die Erektions- und Ejakulationsfähigkeit nach.

Auch kommt es zu einer signifikanten Abnahme

- der Phantasiebildung und
- des masturbatorischen Verlangens sowie
- des sexuellen Handlungsdruckes.

Auch verringern sich unter den oral oder intramuskulär gespritzten CPA-Gaben

- die nächtlichen Erektionen.

Als **Nebenwirkungen** werden Müdigkeit, Konzentrationsstörungen, muskuläre Leistungsschwäche, Brustbildung, Hitzewallungen, Gewichtszunahme, Haarverlust und andere Begleiterscheinungen genannt, die zu Beginn der Behandlung mit dem Patienten genau besprochen werden müssen. In seltenen Fällen können Thrombosen auftreten, die das sofortige Absetzen des Medikamentes erforderlich machen. Auch wurde in Tierversuchen in seltenen Fällen

Leberzellkrebs gefunden, so dass auch von daher regelmäßige Laborkontrolluntersuchungen angeraten sind.

■ Allerdings ist die Wirkung von CPA nicht immer konstant. Vor allem durch Alkoholkonsum kann sie nicht nur abgeschwächt, sondern sogar ganz aufgehoben werden.

Der Effekt einer Behandlung mit CPA hat sich bei schweren Fällen als ebenso gut erwiesen wie die Wirksamkeit der kognitiv-verhaltenstherapeutischen Psychotherapieprogramme (s. Frage 95).

LHRH- bzw. GnRH-Agonisten

Alternativ zu CPA kommen die *LHRH- bzw. die analogen GnRH-Agonisten* (**G**onadotropin-**R**eleasing-**H**ormone, synonym: LHRH) Triptorelin (z. B. Decapeptyl®, Trenantone®), Goserelin (z. B. Zaladex®) und Leuprorelin (z. B. Uno-Enantone®) in Frage. Sie brauchen zum Teil nur alle drei Monate unter die Haut gespritzt zu werden.

■ Nach Behandlungsbeginn kommt es anfangs zu einer vermehrten Testosteronausschüttung, so dass sich eine 6-wöchentliche zusätzliche Antiandrogengabe (CPA) empfiehlt, um die Wirkung zu vermindern.

Danach senkt sich der Testosteronspiegel auf die Werte einer Kastration und die sexuelle Phantasie sowie die dranghaften Bedürfnisse lassen nach.

Als **Nebenwirkung** tritt u.a. eine Abnahme der Knochendichte auf, so dass es zur Osteoporose kommen kann. Trotzdem scheinen diese Präparate insgesamt von den Patienten eher akzeptiert zu werden als CPA. LHRH-Agonisten dürfen bisher nur im Rahmen eines individuellen Heilungsversuchs eingesetzt werden, da sie offiziell nur zur Behandlung eines Prostata-Karzinoms zugelassen sind.

Antidepressiva (SSRI)

Serotonin-Wiederaufnahme-Hemmer werden eigentlich zur Behandlung von Depressionen, Angstzuständen und Zwängen eingesetzt, sie haben sich aber aufgrund ihrer Nebenwirkungen, wie eine verminderte sexuelle Lust, Erregbarkeit und Ejakulationsfähigkeit, die hier gezielt therapeutisch nutzbar gemacht werden, auch zur Behandlung von sexueller Dranghaftigkeit bewährt. Die bekanntesten Wirkstoffe dieser sog. **s**elektiven **S**erotonin-**R**euptake-**I**nhibitoren (SSRI) sind Fluoxetin (z. B. Fluctin®), Paroxetin (z. B. Seroxat®), Sertralin (z. B. Zoloft®, Gladem®) oder Citalopram (z. B. Cipramil®). Sie erhöhen das Serotonin-Angebot an den Synapsen und greifen dadurch dämpfend in die Affektentwicklung ein, so dass durch das verlangsamte Ansteigen von Impulsen diese besser kognitiv gesteuert werden können. Allerdings ist die Wirkung der SSRI nicht unumstritten, denn die beschriebenen verbesserten Effekte konnten nicht in allen Fällen, sondern nur bei Patienten mit sexuellen Zwangssymptomen, bei denen sich auch eine Stimmungsaufhellung zeigte, und bei weniger gefährlichen dissexuellen Tätern (Exhibitionisten) nachgewiesen werden.

Angezeigt sind Antidepressiva jedoch bei Patienten mit der ursprünglich zugedachten Symptomatik sowie in manchen Fällen bei Patienten mit Borderline-Struktur und mit antisozialem Verhalten.

97. Chirurgische Kastration: Welche Wirkung zeigt sie bei Sexualstraftätern und ist sie überhaupt erlaubt?

Als Kastration wird bei Männern die Ausschaltung der Funktion von Hoden mit unterschiedlichen Mitteln und Methoden verstanden. Für Sexualstraftäter kommen hormonelle oder chirurgische Möglichkeiten in Betracht.
Obwohl die Einführung der hormonellen Kastration durch Antiandrogene (s. Frage 96) die chirurgische Kastration abgelöst hat, kann sie in Deutschland durch das seit 1969 gültige «Gesetz über die freiwillige Kastration und andere Behandlungsmethoden» auf Antrag und mit Genehmigung weiterhin, z. B. bei Sexualstraftätern ab einem Alter von 25 Jahren, durchgeführt werden.

- Die Eingriffe müssen persönlich beantragt bzw. durch das Vormundschaftsgericht genehmigt und durch Gutachterstellen der Bundesländer, z. B. bei den zuständigen Ärztekammern, geprüft und befürwortet werden.

Da chirurgische Kastrationen sehr umstritten sind, wurden sie in den letzten Jahren nur noch selten (jährlich etwa 6 Eingriffe) vorgenommen.

Bei der *chirurgischen Kastration*

- werden die Hoden, d.h. die männlichen Keimdrüsen (Gonaden) operativ entfernt.

Die Folgen sind Zeugungsunfähigkeit bzw. Unfruchtbarkeit sowie je nach dem Zeitpunkt, zu dem die Kastration vorgenommen wurde, Beeinträchtigungen des Körperbaus und der Entwicklung. Bei Kastrationen vor der Pubertät wird der kindliche Körperbau erhalten und die Entwicklung der sekundären Geschlechtsmerkmale bleibt aus.

Bei der Kastration nach der Pubertät kommt es

- zu einem Rückgang der sekundären Geschlechtsmerkmale sowie zu psychischen Veränderungen und vorzeitiger Alterung. Das sexuelle Verlangen wird reduziert und nicht mehr als so bedrängend erlebt. Die Erektionsfähigkeit ist meist stark eingeschränkt, zum Teil bleibt sie aber auch erhalten.
- Die sexuelle Orientierung allerdings verändert sich nicht.

Chirurgische Kastrationen sind in ihrer Wirksamkeit sehr umstritten,

- da die Wirkung des Eingriffs durch selbstverschaffte Hormonsubstitution wieder rückgängig gemacht werden kann.

Da bei Sexualstraftätern die chirurgische Kastration jedoch nur auf freiwilliger Basis vorgenommen werden darf, kommt dies in der Praxis allerdings so gut wie gar nicht vor.

Ob und inwiefern chirurgische Kastrationen kriminalpräventive Effekte zeigen, wurde von Wille und Beier (1989) in einer Studie untersucht. Sie stellten fest,

- dass bei allen untersuchten kastrierten Sexualstraftätern das sexuelle Verlangen und die sexuellen Aktivitäten reduziert waren.

Bei gut 70% war 6 Monate nach dem Eingriff die sexuelle Aktivität so gut wie erloschen. Etwa 25% der untersuchen Sexualstraftäter waren aber noch nach 3 Jahren und 20% sogar noch nach 5 Jahren fähig, sexuellen Verkehr auszuüben. 70% der nachuntersuchten Sexualstraftäter waren mit ihrer sozialen und sexuellen Befindlichkeit voll, 20% eingeschränkt und 10% gar nicht zufrieden.

Die sexuelle Rückfälligkeit der kastrierten Sexualstraftäter lag bei 3%, die der Kontrollgruppe der nicht kastrieren Antragsteller bei 46%.

98. Somato-psychotherapeutisches Behandlungsschema: Wie werden paraphile Sexualstraftäter behandelt und gibt es tatsächlich auch Erfolge?

Als maßgeblich für die Behandlung von Sexualpräferenzstörungen und Sexualstraftätern gelten heute die *Behandlungsleitlinien*, die unter Zusammenarbeit verschiedener Fachgesellschaften gemeinsam herausgegeben wurden (Berner, 2007). Sie enthalten bei mittleren und schweren Sexualpräferenzstörungen sowie insbesondere bei Sexualstraftätern

- die Empfehlung einer **somato-psychotherapeutischen Behandlung**, d.h. einer Kombination aus Psychotherapie und Medikation.

Im Einzelfall hat es sich bewährt, nach einem ganz speziellen Algorithmus (Schema) vorzugehen, den Berner et al. 2004 weiterentwickelt haben. Danach wird die Behandlungsform von dem Schweregrad der Sexualpräferenzstörung und von der Frage abhängig gemacht, ob es sich bei dem Sexualdelikt um eine Sexualdelinquenz *mit* («Hands-on»-Delikte) oder *ohne* Körperkontakt mit dem Gegenüber («Hands-off»-Delikte) gehandelt hat.

Dabei gilt der Grundsatz, dass eine **Psychotherapie** bei allen Sexualpräferenzstörungen ohne direkten körperlichen Kontakt mit dem Gegenüber (*«Hands-off»-Delikte*) als *die* Behandlungsmethode der Wahl gilt. Wenn sich der Betroffene von seinen paraphilen Wünschen stark getrieben fühlt, können auch bei leichten Sexualpräferenzstörungen zusätzlich Antidepressiva gegeben werden.

Bei unzureichender Wirksamkeit und bei mittlerem bis hohem Risiko für «Hands-on»-Delikte sowie bei starker Impulsivität, Aggressivität und bei gefährlichen paraphilen Störungen ist nach dem empfohlenen **somato-psychotherapeutischen Behandlungsschema** ein kombiniertes Vorgehen angebracht. Es besteht in Verbindung mit der Psychotherapie zusätzlich in einer antihormonellen oralen Behandlung (s. **Frage 96**) mit CPA, das bei fehlender Mitarbeit auch intramuskulär gespritzt werden kann.

Bei *schweren* Präferenzstörungen sowie bei Sexualdelikten mit direktem körperlichem Kontakt («*Hands-on*»-*Delikte*) und bei unzureichender Wirksamkeit von CPA

- ist die Gabe von LHRH-Agonisten angezeigt. Bei einem Risiko für gleichzeitigen Anabolikamissbrauch können CPA (i. m.) und LHRH (i. m.) auch gleichzeitig sowie
- bei depressiver, ängstlicher und zwanghafter Symptomatik zusätzlich in Kombination mit Antidepressiva (SSRI) verabreicht und mit einer Psychotherapie verbunden werden.

Eine *pharmakotherapeutische* Behandlung

- ist prinzipiell auch bei allen gleichzeitig bestehenden psychischen Begleiterkrankungen indiziert, unabhängig von dem Schweregrad der paraphilen Störung.

Die **Psychotherapie** erfolgt in der Regel nach einem «*multimodalen*» Ansatz (s. **Frage 95**), bei dem neben dem Einsatz von Medikamenten und dem Aufbau eines unterstützenden Netzwerkes zur Rückfallverhütung, Elemente aus der kognitiven Verhaltenstherapie und der Sexualtherapie zusammengeführt werden. Die psychotherapeutischen Teilziele orientieren sich an dem Erlernen von Fertigkeiten («skills»), die in der Psychologie als entscheidend für die Kontrolle sexueller Impulse identifiziert worden sind. Sie werden als einzelne Module innerhalb eines strukturierten Therapieplans vermittelt. Zu ihnen gehören z. B.

- Wissensvermittlung über die individuellen Sexualpräferenzstörungen,
- Einstellungsänderung hinsichtlich der Sexualität und der eigenen Präferenz,
- Übungen zur Selbstbeobachtung und Selbsterfahrung,
- Training der Konfliktfähigkeit zum Abbau von Aggression und Selbstunsicherheit,
- Training der Kommunikationsfähigkeit ggf. unter Einbeziehung der Partnerin zur Erhöhung partnerschaftlicher Zufriedenheit,
- Training zur Selbst- und Fremdwahrnehmung (Gefühle, Gedanken, Verhalten),

- Rollenspiele, Rollenwechsel und Modellbildung zur Schulung der Einfühlungsfähigkeit (Empathie) und der Perspektivenübernahme (z. B. Sicht des Opfers),
- Erhöhung der Frustrationstoleranz,
- Entwicklung und Einübung alternativer Verhaltensstrategien,
- Aufbau eines unterstützenden Netzwerkes zur Rückfallverhütung.

Hinsichtlich der **Therapieergebnisse** konnten verschiedene Untersuchungen (Hall 1995; Hanon u. Bussière 1998; Rehder 2001, Berner et al. 2007) zeigen,

- dass die Rückfallquote psychotherapeutisch behandelter Sexualdelinquenten um 30 % niedriger ist als die der nicht behandelten Patienten.

Ein entscheidender *prognostischer* Faktor war der *Abschluss* einer Therapie. Als prognostisch besonders *ungünstige Faktoren* erwiesen sich neben dem

- Abbruch einer Behandlung auch
- eine stark fixierte paraphile Neigung und
- das Vorhandensein anti- bzw. dissozialer Persönlichkeitsstörungen.

99. Rechtliche Aspekte: Welche «Maßregeln der Besserung und Sicherung» kann das Gericht bei Sexualstraftätern verhängen?

Die Art der Behandlung von Sexualstraftätern richtet sich danach, ob sie freiwillig ist oder nicht. Zusätzlich hängt sie von der Frage ab, ob die Behandlung als «Maßregel zur Besserung und Sicherung» angeordnet wurde und ob sie im Maßregelvollzug (Gefängnis), in sozialtherapeutischen Anstalten oder ambulant durchgeführt werden soll.

Als «Maßregeln» werden alle Auflagen (Sanktionen) bezeichnet,

- die gegen Straftäter durch ein Gericht zusätzlich zu oder anstelle einer Strafe angeordnet werden können.

Die Therapien von Sexualstraftätern werden meist entsprechend der Behandlungsleitlinien für Sexualpräferenzstörungen (Berner et al., 2007) in Form einer Kombination aus Psychotherapie und Medikation durchgeführt (s. Frage 98).

Voraussetzung für eine **freiwillige Behandlung** ist,

- dass eine Störung diagnostiziert wurde und der Patient die Therapie auch wünscht.

Eine **nicht freiwillige Behandlung** als Folge einer freiheitsentziehenden Maßregelung erfolgt in Fällen,

- bei denen eine psychiatrische Störung mit gleichzeitiger akuter Selbst- oder Fremdgefährdung vorliegt und eine fehlende Einsicht in die Notwendigkeit einer Behandlung besteht.
- Eine Einweisung in eine psychiatrische forensische Klinik kann allerdings auch bei verminderter oder aufgehobener Schuldfähigkeit erfolgen.

VIII. Behandlung, Rechtsmaßnahmen und Prognosen

Ist der Sexualstraftäter in der Lage, die Interessen seiner Partnerin wahrzunehmen und sie zu berücksichtigen,

- können eine Psychotherapie oder psychoedukative Gespräche, unter Umständen in Kombination mit leichten Antidepressiva (SSRI), angeraten sein.

Wenn eine Selbst- oder Fremdgefährdung nicht ausgeschlossen werden kann, kommen Therapieverfahren in Betracht, durch die die sexuelle Betätigung eingeschränkt wird.

Nicht freiwillige Behandlungen geschehen auf Anordnung eines Gerichtes. Die von einem Richter im Strafprozess gegebenen Weisungen (Maßregeln) müssen zwingend eingehalten werden.

- Freiheitsentziehende Maßregeln werden grundsätzlich *vor* einer Freiheitsstrafe vollzogen und auf die Strafe angerechnet, bis zwei Drittel erreicht sind. Sie müssen vor Ablauf bestimmter Fristen durch das Gericht überprüft werden.

Die **Einweisung in eine forensische Einrichtung** (§ 63 StGB) erfolgt auf richterliche Anordnung,

- wenn aufgrund einer Störung oder Erkrankung eine zumindest erhebliche verminderte (§ 21) oder eine aufgehobene *Schuldfähigkeit* (§ 20 StGB) vorliegt und weitere schwere Delikte zu erwarten sind.

Ein Einverständnis des Betroffenen oder der Anstalt muss dabei nicht vorliegen.

Zu dem von einer Einweisung betroffenen Personenkreis gehören

- neben den an einer Psychose Erkrankten
- auch Täter, die massive psychische Störungen (Borderline-Strukturen, narzisstische und antisoziale Persönlichkeitsstörungen) mit Antisozialität, Sadismus und Narzissmus aufweisen und
- die schwere und sadistische Aggressionsdelikte begangen haben.

Bei diesen Patienten ist meist eine Kombination aus medikamentöser Behandlung und begleitender Psychotherapie angezeigt, wobei der Schwerpunkt auf der aktiven medikamentösen Behandlung liegt.

Im Maßregelvollzug einer forensischen Einrichtung wird jedoch nur etwa 1–2 % der verurteilten Sexualstraftäter untergebracht. Die Entlassung aus dem Maßregelvollzug ist sehr strikt an Therapie und Kontrolle der Behandlung durch externe Gutachter gebunden.

Eine weitere freiheitsentziehende Maßregel ist die angeordnete Unterbringung in eine suchttherapeutische Einrichtung zur Entwöhnung.

Die **Einweisung in eine Entwöhnungstherapie** ist nach § 64 StGB als Maßregel für entwöhnungsbedürftige drogenabhängige Sexualstraftäter vorgesehen. Sie kommt für diejenigen Sexualdelinquenten in Betracht,

- deren Tat im Zusammenhang mit einer Abhängigkeitserkrankung steht.

Auch in diesen Fällen sind multimodale integrierte Behandlungsprogramme (s. Fragen 95, 96), ggf. mit medikamentöser Unterstützung, und eine Nachbehandlung sowie Rückfallprophylaxe angezeigt.

Auch für die übrigen Sexualstraftäter ohne psychotische Erkrankungen, aber mit größerer Gefährlichkeit, Aggressivität und mangelnder Einfühlungsfähigkeit sowie Feindseligkeit gegenüber Frauen, die im **Regelvollzug einer Strafanstalt** verbleiben müssen, empfehlen die Behandlungsleitlinien vor allem kognitiv verhaltenstherapeutische Behandlungsprogramme (s. Frage 95), die zum Teil auch von speziell geschulten Justizvollzugsbeamten durchgeführt werden könnten, sowie im Einzelfall medikamentöse Unterstützung.

Für Sexualdelinquente vor allem bei mittelgradig persönlichkeitsgestörten Tätern, die eine Borderline-Struktur mit antisozialen Anteilen oder Persönlichkeitsstörungen aufweisen, wird von den Therapieleitlinien eine *deliktspezifische Behandlung* in einer **sozialtherapeutischen Anstalt** empfohlen. Eine wesentliche Voraussetzung für eine sozialtherapeutische Behandlung ist die aktive Mitarbeit und Mitentscheidung der Betroffenen.

Als **Sozialtherapie** wird

- die Behandlung von Straftätern in geschlossenen Einrichtungen des Strafvollzugs bezeichnet.

Sie findet in besonderen Abteilungen statt. In Deutschland sind nach dem Gesetz zur Bekämpfung von Sexualdelikten und anderen gefährlichen Straftaten ab 2003 auch Sexualstraftäter mit Freiheitsstrafen über 2 Jahren in sozialtherapeutische Abteilungen zu verlegen. Eine Verlegung in eine sozialtherapeutische Anstalt wird nach § 9 StVG geregelt.

VIII. Behandlung, Rechtsmaßnahmen und Prognosen

Als Behandlungsmöglichkeiten empfehlen sich bei diesem Täterkreis multimodale Psychotherapien, die sowohl *deliktspezifische Merkmale* betreffen (z. B. Verleugnung oder Bagatellisierung der Delikte) als auch indirekt deliktbezogene Ziele verfolgen (z. B. Wut- und Stressmanagement, Umgang mit Konflikten, Erwerb sozialer Fähigkeiten, Aufarbeitung eigener Erfahrungen z. B. mit sexuellem Missbrauch und anderer emotionaler Probleme usw.) (s. **Frage 95**). Unterstützt werden können diese Verfahren im Einzelfall auch von einer medikamentösen Behandlung.

Ein Richter hat auch die Möglichkeit,

- eine **ambulante Therapie** zu empfehlen oder in Form einer Weisung anzuordnen.

Auch kann das Gericht eine bereits erfolgte Einweisung in eine forensische Klinik aussetzen und eine ambulante Therapie anordnen, wenn sie als ausreichend risikomindernd angesehen wird.

Ambulante Therapien sind

- für Fälle mit geringer Rückfallgefahr und mit wenig aggressiven Delikten aus situativen Anlässen heraus oder
- bei Patienten mit Depressivität und neurotischer Persönlichkeit angeraten.

Als Verfahren kommen individuelle Einzel- oder Gruppenbehandlungen, evtl. mit spezieller Themensetzung, in Betracht.

Bei *Wiederholungstätern* und bei *besonderer Gefährlichkeit* kann unter bestimmten Voraussetzungen als freiheitsentziehende Maßregel

- zusätzlich zu einer Freiheitsstrafe eine **Sicherungsverwahrung** vom Gericht angeordnet werden.

Sie ist spätestens alle zwei Jahre vom Gericht zu überprüfen. Grundsätzlich soll sie 10 Jahre nicht überschreiten. In besonderen Fällen kann sie allerdings auch unbegrenzt und von daher lebenslang erfolgen. Im Gegensatz zum Maßregelvollzug ist eine Sicherungsverwahrung *nicht mit speziellen Therapieangeboten* verbunden.

100. Prognose: Wie lässt sich die Rückfallgefahr bei Sexualstraftätern bestimmen und welche Risikofaktoren sind bekannt?

Das Erstellen von Prognosen ist für die Beurteilung der Rückfallgefahr bei Sexualstraftätern von besonderer Bedeutung. Deshalb wurden Prognoseinstrumente entwickelt, die unterschiedliche Risikofaktoren berücksichtigen. Zwar wurden diese Skalen für Straftäter und nicht in erster Linie für Sexualdelinquente geschaffen, aber einige prognostische Aussagen lassen sich auch auf sie übertragen. Allen Verfahren ist gemeinsam, dass sie Variablen wie Anpassungsverhalten, Einfühlungsvermögen (Empathie), familiäre Bindungen, das Verhalten bei der Straftat, multiple (mehrere) Formen von Sexualdelikten, Progredienz (Fortschreiten) der Sexualdelikte, das Vorliegen einer Sexualpräferenzstörung, deliktfördernde Ansichten, frühere Gewaltdelikte u.a. erfassen.

Grundsätzlich lassen sich zwei Kategorien von prognostisch wichtigen Faktoren unterscheiden: statische und dynamische.

Nicht veränderbare *statische* Risikofaktoren ergeben sich aus der Vergangenheit des Straftäters. Variable, *dynamische* Risikofaktoren können sich dagegen durch therapeutische Maßnahmen mit der Zeit verändern.

Prinzipiell

- gilt das frühere Verhalten eines Täters als der beste Prädikator für sein zukünftiges Verhalten.

Damit kommt der Zahl und Art von vorangegangenen (sexuellen) Übergriffen und Delikten ein großes Gewicht für die Vorhersage künftiger Sexualstraftaten zu. Auch das Vorliegen von anti- bzw. dissozialem Verhalten, das ebenfalls mit speziellen Prognoseinstrumenten (PCL-R, PCL-SV) messbar ist, hat eine wichtige prognostische Bedeutung, weil es sich als ein eher statisches Persön-

lichkeitsmerkmal erwiesen hat, das mit einem hohen Risiko einer kriminellen, gewalttätigen Entwicklung und erneuter Straftaten verbunden ist.
Auch gibt es spezielle *deliktspezifische* Prognoseinstrumente (z. B. BRASOR, SORAG, STATIC 99), die neben der Anzahl von einschlägigen Vordelikten auch die Art des begangenen Deliktes und den Bekanntheitsgrad zwischen Täter und Opfer sowie das Alter und Geschlecht des Opfers, aber auch das Ausmaß der Gewaltanwendung berücksichtigen.

- Weniger schwerwiegende «Hands-off»-Delikte, wie Exhibitionismus und Voyeurismus, aber auch extrafamiliärer sexueller Kindesmissbrauch sowie Sexualdelikte mit fremden bzw. wenig bekannten Opfern, haben ein *höheres* Rückfallrisiko (Prentky und Burgess, 2000).

Mit einem *niedrigen* Rückfallrisiko geht dagegen die reguläre Teilnahme an einer psychotherapeutischen oder medikamentösen Behandlung einher.
Mit einem weiteren Prognoseinstrument (SVR-20) lässt sich das Risiko einer sexuellen *Gewaltanwendung* messen.

Als **ungünstige prognostische Faktoren** fließen folgende Risiken in den Test ein:

- vorhergehende Gewalt-, aber auch Nicht-Gewalt-Delikte,
- früheres Bewährungsversagen,
- eigene Misshandlungs- und Missbrauchserfahrungen in der Kindheit,
- Beziehungs- und Beschäftigungsprobleme,
- Substanzmissbrauch,
- schwerwiegende seelische Störungen,
- Selbstmord- oder Tötungsgedanken sowie
- Antisozialität.

Zu Fragen der sexuellen Entwicklung gehen in die Messung auch folgende prognostisch ungünstige Faktoren ein:

- das Vorliegen einer Sexualpräferenzstörung,
- verschiedene Formen und hohe Häufigkeiten von Sexualdelikten,
- körperliche Verletzung des Opfers,
- Waffengebrauch oder Todesdrohung,
- Progredienz der Sexualdelikte,
- extremes Bagatellisieren oder Leugnen sowie

- deliktfördernde Ansichten (z. B. «das Opfer hat mich provoziert».

Zusätzlich werden auch auf die Zukunft gerichtete Faktoren, wie
- die Ablehnung therapeutischer oder anderer Maßnahmen und
- das Fehlen realistischer Zukunftspläne berücksichtigt.

Da die einzelnen genannten Punkte unterschiedlich gewichtet werden, wird die prognostische Gesamtbewertung nicht aus dem bloßen Summenwert gebildet.

In einer umfassenden Analyse (Metaanalyse) von 153 Studien aus insgesamt 9 Ländern mit zusammen 31216 Sexualstraftätern konnten allerdings nur 4 Kriterien ermittelt werden, die für die Rückfälligkeit eine *signifikante* Bedeutung haben. Diese Risikofaktoren waren

- das Vorhandensein einer Sexualpräferenzstörung,
- Antisozialität,
- ungewöhnliche sexuelle Einstellungen und
- partnerschaftlich-intime Defizite.

Andere psychologische Probleme, wie eine ungünstige familiäre Situation usw. können den Ergebnissen dieser Analyse zufolge zwar die begangenen Sexualstraftaten selbst erklären, sie erhöhen aber nicht das Rückfallrisiko.

Als Hauptrisikofaktoren für die Wiederholung von Sexualdelikten gelten heute unumstritten

- das Vorliegen einer Sexualpräferenzstörung und
- das Vorhandensein einer antisozialen Persönlichkeitsstörung.

Es gibt allerdings noch einen weiteren Risikomarker, und der ist das Nebeneinander-Bestehen von **multiplen** (mehreren) **Sexualpräferenzstörungen** bei einer Person, ohne dass eine der Störungen im Vordergrund steht. Die häufigste Kombination besteht aus Fetischismus, Transvestitismus und Sadomasochismus. Untersuchungen an Sexualstraftätern ergaben,

- dass etwa ein Drittel derjenigen, die durch Sexualdelikte *mit* körperlichem Kontakt («Hands-on»-Delikte), wie z. B. Vergewaltigung oder Pädophilie, auffällig geworden waren, auch zeitgleich oder im bisherigen Leben eine oder mehrere Paraphilien aus dem Bereich der Sexualdelinquenz *ohne* Körperkontakt («Hands-off»-Delikte), wie z. B. Voyeurismus oder Exhibitionismus, aufwiesen.

Ein solches sog. **Crossing** geschieht auch
- zwischen Handlungen mit Familienmitgliedern und mit fremden Personen sowie
- mit weiblichen und mit männlichen Opfern.

Als weiteres Risikokriterium gilt auch
- die Häufigkeit, mit der von Paraphilie zu Paraphilie gewechselt wird.

Im APA Task Force Report (1999) der amerikanischen Psychiatriegesellschaft APA wurde nach einer Analyse von 120 behandelten Sexualstraftätern eine Tabelle erstellt, aus der ersichtlich wird, wie viel Prozent der Delinquenten mit einer bestimmten Sexualpräferenzstörung als Primärdiagnose im Laufe ihres Lebens auch andere Sexualdelikte vorgenommen haben. Dabei zeigt sich deutlich,
- dass das Crossing im Bereich der paraphilen Sexualdelinquenz sehr weit verbreitet ist.

Beispielsweise geht aus **Tabelle 1** hervor, dass 46 % der wegen sexuellem Sadismus behandelten Täter im Laufe ihres Lebens auch eine Vergewaltigung vorgenommen haben und dass 27 % der Exhibitionisten sich auch schon voyeuristisch betätigt haben. Auch haben, als weiteres Tabellenlesebeispiel, 37 % der Pädophilen, die fremde Jungen missbraucht haben, auch fremde Mädchen pädophil benutzt.

Die *Primärdiagnose* ist in **Tabelle 1** in der waagerechten Zeile und die sekundäre *Gleichzeitigkeitsdiagnose* in der senkrechten Spalte dargestellt.

Tabelle 1: Crossing: Wechseldiagnosen bei Paraphilien (in Prozent) nach APA 1999, S. 48 f.

Sekundärdiagnose	Primärdiagnose									
	Pädophilie Mädchen/fremd	Pädophilie Jungen/fremd	Pädophilie Mädchen/Inzest	Pädophilie Jungen/Inzest	Vergewaltigung	Exhibitionismus	Voyeurismus	Frotteurismus	Sexueller Sadismus	Öffentliche Masturbation
Pädophilie Mädchen/fremd		37	19	27	17	13	15	14	36	18
Pädophilie Jungen/fremd	22		5	32	2	8	0	0	18	6
Pädophilie Mädchen/Inzest	30	5		32	5	12	4	1	18	12
Pädophilie Jungen/Inzest	7	13	6		0	3	0	0	0	0
Vergewaltigung	10	3	10	18		14	33	14	46	12
Exhibitionismus	18	12	7	6	11		26	17	9	29
Voyeurismus	14	10	3	18	14	27		14	36	41
Frotteurismus	7	5	3	9	6	17	11		9	12
Sexueller Sadismus	1	5	3	3	9	3	0	8		12
Öffentliche Masturbation	2	1	1	3	4	10	7	0	0	
Sexueller Masochismus	2	3		0	0	3	4	0	9	0
Obszöne Telefonanrufe	5	0	1	3	5	3	7	6	0	6
Fetischismus	5	2	3	12	1	4	15	11	0	18

Anhang

Kleines Lexikon der sexuellen Abweichungen

Akrotomophilie: sexuelle Erregung beim Anblick fehlender Gliedmaßen
Algolagnie: «Schmerzgeilheit»; zusammenfassender Begriff für Sadismus (aktive Algolagnie) und Masochismus (passive Algolagnie); Synonym für Sadomasochismus
Amelotatismus: sexuelle Erregung hervorgerufen durch Missbildungen ohne Gliedmaßen
Amputophilie: sexuelle Erregung hervorgerufen durch amputierte Gliedmaßen. Synonym für Apotemnophilie
Anilingus: Belecken des Anus als sexuelle Handlung
Apotemnophilie: sexuelle Erregung hervorgerufen durch amputierte Gliedmaßen
Asphyxophilie: Synonym für Hypoxyphilie
Autoerotik: sexuelle Handlungen, die an sich selbst ausgeführt werden
Bestialismus: Bestialität; häufig auch als Synonym f. Sodomie verwendet
Bestiophilie: Synonym für Sodomie
Cross-Dressing: Synonym für Transvestitismus
Cunnilingus: Belecken der weiblichen Scham als heterosexuelle oder homosexuelle Praktik
Devianz: Synonym für sexuelle Abweichung
Deviation: Synonym für sexuelle Abweichung
Dipoldismus: Erziehungssadismus
Dissexualität: Ausüben sex. Handlungen ohne Zustimmung des anderen

Dissozialität: fortgesetzte Defizite des Sozialverhaltens
Don-Juanismus: nach dem sagenumwobenen Verführer Don Juan Tenorio von Sevilla benannte Form sexueller Störung beim Mann: Weibstollheit
Effeminatio: extremer Grad einer passiven Homosexualität beim Mann, der sich damit wie eine Frau verhält (effiminieren)
Ephebophilie: «Jünglingsliebe»; homosexuelle Neigungen zu Jünglingen
Erotographomanie: unermüdliche Darstellung des Obszönen in Briefen und anderen Schriften
Erotomanie: exzessives sexuelles Verlangen bzw. sexuelle Sucht
Erotopath: jemand, der an abnormen und perversen sexuellen Impulsen leidet
Erotophonie: Das Führen obszöner Telefonanrufe zum Zwecke sexueller Erregung. Synonym f. Telefonskatologie
Exkrementophilie: Synonym f. Urolagnie
Fellatio: Praktik homosexueller oder heterosexueller Befriedigung, wobei der Penis des Geschlechtspartners in den Mund genommen wird
Fetischismus: sexuelle Erregung durch ein lebloses Objekt
Flagellantismus: Geißelsucht; betroffene Männer lauern gewöhnlich jungen Mädchen auf, um ihnen zum Zwecke sexueller Erregung mit einer Gerte über das Gesäß zu schla-

gen; selten wird durch Herunterziehen des Schlüpfers nachgeschaut, welche Wirkung erzielt wurde
Flagellomanie: Bezeichnung für Selbstgeißelung zum Zwecke sexueller Erregung; zumeist finden sich gemischte religiöse und sexuelle Motive
Formikophilie: sexuelle Erregung beim Anblick oder Spiel mit kleinen Tieren (Schlangen, Frösche, Enten usw.)
Frotteurismus; Frottage: das Reiben des eigenen Körpers an dazu nicht bereiten Personen zwecks sexueller Erregung
Furor genitalis: Synonym für Erotomanie
Gerontophilie: sexuelle Beziehungen jüngerer Erwachsener mit einem deutlich älteren Menschen
Geruchsfetischismus; Geruchsmasochismus: sexuelle Erregung bei Riechen bestimmter Gerüche des Geschlechtspartners (Genital; Faeces)
Gynäkrotie: ständiges sexuelles Verlangen, Frauen zu schlagen
Homosexualität; Homophilie: sexuelle Beziehungen zum gleichen Geschlecht
Hypererosie; auch **Hypersexualismus:** Synonym f. Erotomanie; übermäßige sexuelle Aktivität
Hyphephilie: sexuelle getönte Freude am Anfassen von Samt, Seide und anderen Stoffen
Hypoxyphilie: Syn f. Asphyxophilie. Die Unterbindung von Sauerstoffzufuhr durch zeitweiliges Erhängen oder Einschnüren des Halses bzw. Überstreifen von luftdichten Beuteln/Tüten über den Kopf zum Zwecke sexueller Erregung
Idolatrie: Synonym für Fetischismus
Infantilismus: sexuelle Erregung durch ein Behandeltwerden wie ein Kind
Inversion: früher gebrauchtes Synonym für Homosexualität

Inzest: sexuelle Handlungen mit einem nahen (Bluts-)Verwandten
Kannibalismus, sexueller: Das Essen von Menschen zum Zwecke sexueller Erregung
Kleptolagnie; Kleptophilie: zwanghaftes Stehlen zum Zwecke sexueller Erregung
Klismaphilie: sexuelle Erregung durch rektalen Einlauf mit einem Klistiergerät (von Wasser, Alkohol, Kaffee, Yoghurt usw.); zwanghaftes anales Duschen zum Zwecke sexueller Befriedigung
Klitoromanie: Synonym f. Nymphomanie
Koprophilie, Koprolagnie: zum Zwecke sexueller Erregung mit dem eigenen oder dem Kot des Partners/der Partnerin spielen
Koprophemie: Obszönes Sprechen in Gegenwart des anderen Geschlechts zwecks sexueller Erregung
Kopropraxie: seltener gebrauchtes Synonym für Exhibitionismus
Korophilie: Neigung lesbischer Frauen zu jungen Mädchen
Masochismus: sich während sexueller Handlungen mit anderen Leid zufügen oder erniedrigen lassen
Metromanie: extreme Nymphomanie
Metatropismus: Synonym f. Masochismus
Mixoskopie: Syn. für Voyeurismus. Anderen zwecks sexueller Erregung beim Geschlechtsakt zuschauen
Monomentophilie: Synonym f. Pygmalionismus
Morphophilie: sexuelle Attraktion und Erregung beim Anblick ausgewählter Körperteile oder Kleidungsstücke anderer Menschen (Haare, Beine, Hüften usw.); löst nur ein Körperteil sexuelle Erregung aus, spricht man von Partialismus
Mysophilie: sexuelle Erregung beim Betasten, Beriechen oder Befühlen

Kleines Lexikon der sexuellen Abweichungen

von Binden, Tampons und Tüchern, die der Menstruationshygiene dienen
Narratophilie: das laute Erzählen obszöner und anrüchiger Geschichten zum Zwecke sexueller Erregung
Nekrophilie; Synonym f. Nekromanie: sexuelles Interesse bzw. sexuelle Handlungen an einem Leichnam
Nekrosadismus: Zerstückelung von Leichen aus sexuellen Motiven
Nymphomanie: exzessives sexuelles Verlangen bzw. sexuelle Sucht der Frau
Olfaktophilie: sexuelle Erregung durch Gerüche und Düfte
Oralismus: Oraler Geschlechtsverkehr mit einer anderen Person
Päderastie: Bezeichnung für einen Mann mit homosexueller Neigung zu Kindern und Jugendlichen des gleichen Geschlechts
Päderosis; Pädophilia erotica: Geschlechtsverkehr mit Kindern des anderen Geschlechts
Pädophilie: auf Kinder orientierte sex. Neigung
Pädosexualität: sexuelle Handlungen Erwachsener mit einem Kind
Pagismus: Synonym f. Masochismus
Parasexualität: allgemeines Synonym für Paraphilien
Parerotosien: Synonym f. Perversion
Partialismus: sexuelle Erregung beim Anblick eines bestimmten Körperteils (Haare, Bein, Fuß, Lippen); wird dem Fetischismus zugerechnet
Passiophilie: Synonym f. Masochismus
Perversion: ein Begriff ursprünglich zur Kennzeichnung allgemeiner Normverstöße relativ zu den Sitten der Gesellschaft; im letzten Jahrhunderts zunehmend für normwidriges sexuelles Verhalten. Synonym

f. Störungen der Sexualpräferenz; auch Paraphilie
Pictophilie: sexuelle Erregung beim Anschauen von Bildern, Filmen o. Videos mit pornografischen Szenen, allein oder mit einem Partner
Pikazismus: Synonym f. Exkrementophilie; Essen und Trinken von Ausscheidungen
Pollutionismus: sexuelle Befriedigung durch Beschmutzen weiblicher Kleider mit Samen
Pseudolie: Synonym f. Erotographonamie
Psychopathia sexualis periodica: nur periodisch, z.B. während der Menstruation auftretender vermehrter Geschlechtsdrang mit Neigung zu perversen Handlungen
Pygmalionismus: sexuelle Handlungen mit einer Statue
Pyrolagnie: zwanghaftes Feuerlegen zum Zwecke sexueller Erregung oder sexuelle Erregung beim Anblick von Feuer
Renifleur: Schnüffler; jemand, der durch bestimmte Gerüche wie Urin oder Faeces sexuell erregt wird
Sadismus: Erniedrigung oder das (gewaltsame) Zufügen von Leiden während sexueller Handlungen
Sadomasochismus: gleichzeitiges Vorhandensein von Sadismus und Masochismus
Saliromanie: den Körper, Kleidungsstücke oder Besitzstände anderer Menschen beschmutzen oder zerstören, um sexuelle Erregung zu erlangen
Sapphismus; sapphistische Liebe: Homosexualität zwischen Frauen
Satyriasis; Satyriomanie: exzessives sexuelles Verlangen bzw. sexuelle Sucht des Mannes
Servilismus: Synonym f. Masochismus
Sexualdelinquenz: Sexualstraftat
Sexualpsychopathie: Abwegigkeiten des Sexuallebens, die wesent-

lich mit Anlagefaktoren in einen Zusammenhang gestellt werden
Sexuelle Ersatzbefriedigung: Ersatz der als vermeintlich «normal» betrachteten sexuellen Handlungen durch andere Formen sexueller Betätigungen
Skatophilie: zum Zwecke sexueller Erregung mit den eigenen oder Exkrementen des Partner/der Partnerin spielen. Synonym f. Exkrementophilie
Skop(t)ophilie; Skop(t)olagnie: das heimliche Beobachten von Nackheit und sexuellen Handlungen anderer Personen; Synonym für Voyeurismus
Sodomie: seit dem Mittelalter zunächst allgemeine Bezeichnung für die unterschiedlichsten Perversionen; später eingeschränkt auf sexuelle Handlungen mit Tieren, heute Synonym für Zoophilie
Somnophilie: sexuelle Erregung durch den schlafenden Partner
Stigmatophilie: sexuelle Erregung beim Anblick von Tätowierungen, Tattoos oder vom Piercing-Schmuck des Partners
Strangulation: Nutzung des Sauerstoffmangels zur Steigerung der sexuellen Erregung
Stuprum: alte Bezeichnung für illegalen Sexualverkehr, meist in der Bedeutung eines gewaltsamen Übergriffs (Stuprum violentum)
Telefonskatophilie: sexuelle Erregung durch telefonisch mitgeteilte Obszönitäten. Synonym für Erotophonie u. Telefonskatologie
Telefonskatologie: sexuelle Erregung durch telefonisch mitgeteilte Bedrohungen
Transsexualismus, Transsexualität: intensiver Wunsch, die biologische Geschlechtszugehörigkeit zu wechseln
Skythenwahnsinn: Synonym für Transvestitismus

Transvestismus; Transvestitismus: die Kleidung des anderen Geschlechts zum Zwecke sexueller Erregung anlegen und tragen. Synonym für Cross-Dressing
Tribadie; Tribadismus: gleichgeschlechtliche Liebe zwischen Frauen; weibliche Homosexualität
Triebanomalie: ursprüngliches Syn. für Perversion bzw. Paraphilie
Troilismus: sexuelle Handlungen, die mit zwei oder drei anderen Personen ausgeführt werden
Undinismus: nach dem weiblichen Wassergeist Undine bezeichnete sexuelle Anomalie, bei der Sexualität mit dem Gedanken an Harn, Wasserlassen und Wasser verbunden ist
Uranismus: seltener gebrauchtes Synonym für Homosexualität; zumeist gemeint: die männliche Homosexualität
Urningtum: selten gebrauchtes Synonym für Homosexualität; geprägt von K.H. Ulrichs, der unter dem Pseudonym Numa Numantius (1879) in Schriften die soziale Anerkennung des Urningtums forderte und für die Ehe unter Urningen eintrat
Urophilie; Urolagnie: zum Zwecke sexueller Erregung mit dem eigenen oder dem Urin des Partners/der Partnerin spielen. Auch: sexuelle Erregung durch Zuschauen bei Urinieren
Vampirismus: das Trinken oder Saugen von menschlichem Blut zum Zwecke sexueller Erregung
Vomerophilie: das künstlich herbeigeführte Erbrechen von Nahrung zum Zwecke sexueller Erregung
Voyeurismus: das heimliche Beobachten von Nackheit und sexuellen Handlungen anderer Personen
Zooerastie: Synonym f. Sodomie
Zoophilie: sexuelle Handlungen mit einem Tier

Literaturverzeichnis

Abel GG, Osborn C. Stopping sexual violence. Psychiatric Annals. 1992; 22: 301–306.
Abel GG, Rouleau JL. The Nature and Extent of Sexual Assault. In: Marshall WL, Laws DR, Barbaree HE (eds). Handbook of Sexual Assault. New York: Plenum Press 1990; 9–22.
Ahlmeyer S, Kleinsasser D, Stoner J, Retzlaff P. Psychopathology of incarcerated sex offenders. J of Person Disorders 2003; 17: 306–319.
APA-American Psychiatric Association. Diagnostisches und Statistisches Manual psychiatrischer Störungen – Textrevision-DSM-IV-TR. Göttingen: Hogrefe 2003.
APA – American Psychiatric Association. Dangerous sex offenders. A Task-Force Report. Washington, D.C. American Psychiatric Association 1999.
Arrigo BA, Purcell CE. Explaining paraphilias and lust murder: Toward an integrated model. Int J of Offender Therapy and Comparative Criminology 2001; 45: 6–31.
Bagemihl B. Biological exuberances: animal homosexuality and natural diversity. New York: St. Martin's Press 1999.
Baumeister RS, Butler JL. Sexual masochism: deviance without pathology. In: Laws, DR, O'Donohue, WT (eds). Sexual deviance: Theory, Assessment, and Treatment. New York: Guilford Press 1997; 225–239.
Baumeister RS. Masochism and the self. Hillsdale, New York: Erlbaum 1989.
Becker JV, Skinner L, Abel G, Treacy E. Incidence and types of sexual dysfunctions in rape and incest victims. Jour Sex Marit Therap 1982; 8: 65–74.
Becker N. Psychoanalytische Theorie sexueller Perversionen. In: Sigusch V (Hrsg). Sexuelle Störungen und ihre Behandlung. 3. Aufl. Stuttgart, New York: Thieme 2001.
Becker N, Schorsch E. Die psychoanalytische Theorie sexueller Deviationen. In: Schorsch E, Schmidt G (Hrsg). Ergebnisse zur Sexualforschung. Frankfurt/M., Berlin, Wien: Ullstein 1976.
Becker S. Weibliche Perversion. Zeitschrift f. Sex. Forsch. 2002; 15,4: 281–301.
Beier KM. Sexueller Kannibalismus. Sexualwissenschaftliche Analyse eines Phänomens. München: Elsevier 2006.
Beier KM, Bosinski H, Loewit K. Sexualmedizin. 2. Aufl. München, Jena: Elsevier 2005.
Beier KM. Female analogies to perversion. J Sex and Marit Ther 2000. 26: 79–93.

Beier KM. Dissexualität im Lebenslängsschnitt. Theoretische und empirische Untersuchungen zu Phänomenologie und Prognose begutachteter Sexualstraftäter. Berlin: Springer 1995.

Bell AP, Weinberg MS, Hammersmith SK. Sexual preferences: it's development in men and women. Bloomington: Indiana University Press 1981.

Berner W, Hill A, Briken P, Kraus C. Störungen der Sexualpräferenz – Paraphilien. In: Kockott G, Fahrner EM (Hrsg). Sexualstörungen. Stuttgart, New York: Thieme 2004.

Berner W, Hill A, Briken P, Kraus C, Lietz K. (Hrsg): Störungen der sexuellen Präferenz. Darmstadt: Steinkopf 2007.

Berner W, Briken P, Hill A. Sexualstraftäter behandeln. Köln: Deutscher Ärzteverlag 2007.

Berner W. Störungen der Sexualität. Paraphilie und Perversion. In: Kernberg O, Dulz B (Hrsg). Handbuch der Borderline-Störungen. Stuttgart, New York: Schattauer 2000; 319–331.

Binet A. Le fetichisme dans l'amour. Rev. Phil. 1887; 24: 143–167; 252–274.

Blocher D, Henkel K. Symptome aus dem Spektrum des hyperkinetischen Syndroms bei Sexualdelinquenten. Fortschr Neurol Psychiat 2001; 69: 453–459.

Bradford JMW. The Neurobiology, Neuropharmacology and Pharmacological Treatment of Paraphilias and Compulsive Sexual Behaviour. Can J Psychiatry 2001; 46: 26–34.

Bräutigam W. Perversionen. In: Müller, C (Hrsg). Lexikon der Psychiatrie. Berlin: Springer 1973.

Brierley H. Tranvestism: Illness, perversion, or choice. New York: Pergamon 1979.

Carter DL, Prentky RA, Knight RA, Vanderveer Pl., Boucher RJ. Use of pornography in the criminal and developmental histories of sexual offenders. J of Interpersonal Violence 1987; 2: 196–211.

Chalkley, AJ, Powell GE. The clinical description of forty-eight cases of sexual fetishism. Brit Journ of Psychiat 1983; 143: 227–231.

Chasseguet-Smirgel J. Kreativität und Perversion. Frankfurt/M.: Nexus 1986.

Christenson CV. Sex Offenders. New York: Harper & Row 1965.

Church S, Henderson M, Barnard M, Hart G. Violence by clients towards female prostitutes in different work settings: Questionnaire survey. British Medical Journal 2001; 322: 524–525.

Diana L. The prostitute and her clients. Springfield: Thomas 1985.

Deutsche Gesellschaft für Psychiatrie, Psychotherapie und Nervenheilkunde (DGPPN); Deutsche Gesellschaft für Sexualforschung (DGfS): Praxisleitlinien in Psychiatrie und Psychotherapie; Bd.8: Störungen der sexuellen Präferenz. Darmstadt: Steinkopf 2007.

Dietz PE, Hazelwood RR, Warren J. The sexually sadistic criminal and his offences. Bulletin of the American Academy of Psychiatry and the Law. 1990; 18: 163–178.

Docter R. Tranvestites and transsexuals: Toward a theory of cross-genderbehavior. New York: Plenum 1988.

Fiedler P. Sexuelle Orientierung und sexuelle Abweichung. Weinheim, Basel: Beltz 2004.

Ford CS, Beach FA. Formen der Sexualität. Das Sexualverhalten bei Mensch und Tier. Reinbek: Rowohlt 1971.

Freud S. Drei Abhandlungen zur Sexualtheorie. 1905. Leipzig, Wien: Deuticke (ges. Werke V) Frankfurt/M.: Fischer 1964; 27–145.

Freud S. Hemmung, Symptom und Angst. Intern. Psychoanal. Leipzig, Wien: Deuticke 1926. Ges. Werke, Bd. XIV (1948), 11–205.

Freud S. Über die allgemeinste Erniedrigung des Liebeslebens. Jb. Psychoanal. Psychopath. Forsch 1912; 4 (Ges. Werke 8, 78–91).

Freund K. Courtship disorders. In: Marshall WL, Laws DR, Barbaree HE (eds). Handbook of Sexual Assault: Issues, Theories, and Treatment of Offenders. New York: Plenum Press 1990; 195–207.

Freund K, Seto MC, Kuban M. Frotteurism: The theory of courtship disorder. In: Laws DR, O'Donohue WT (eds). Sexual deviance: Theory, assessment, and treatment. New York: Guilford Press 1997; 111–130.

Freund K, Watson R. Mapping the boundaries of courtship disorder. J of Sex Research 1990; 27: 589–606.

Gebsattel G von. Über Fetischismus. Nervenarzt 1929; 2: 8.

Giese H. Abnormes und perverses Verhalten. In: Giese H, Schorsch E: Zur Psychopathologie der Sexualität. Stuttgart: Enke 1973.

Hall GCN. Sexual offender recidivism revisited. A meta-analysis of recent treatment studies. Journ. Consult. Clin. Psychol. 1995; 63: 802–809.

Hanson RK, Bussière MT. Predicting relapse : a meta-analysis of sexual offender recidivism studies. J Consult Clin Psychol 1998 ; 66 : 348–362.

Hanson RK, Molton-Burgon, K. Predictors of sexual recidivism: an updated meta-analysis. Public Works and Government Services Canada (Cat. No: PS 3-1/2004-2E-PDF) 2004.

Hanson RK, Pfäfflin F, Lütz M (eds). Sexual abuse in the catholic church. Scientific and Legal Perspectives. Rom Vatikan: Libreria Editrice Vaticano 2004.

Hirschfeld N. Sappho und Sokrates. 1896. In: Fiedler P. Sexuelle Orientierung und sexuelle Abweichung. Weinheim, Basel: Beltz 2004.

Kafka MP, Hennen J. A DSM-IV Axis I Comorbidity Study of Males (N=120) with Paraphilias and Paraphilia-related Disorders. Sexual Abuse 2002; 14, 4: 349–366.

Kaplan LJ. Weibliche Perversionen. Hoffmann u. Campe, Hamburg 1991.

Khan MMR. Entfremdung bei Perversionen. Frankfurt: Suhrkamp 1983.

Knight RA, Prentky RA. Classifying sexual offenders: The development and corroboration of taxonomy models. In: Marshall, WL, Laws, RD, Barbaree, HE (eds). Handbook of Sexual Assault: Issues, theories, and treatment of offender. New York: Plenum Press 1990; 23–52.

Kockott G, Berner M. Sexualstörungen. In: Berger, M (Hrsg). Psychische Erkrankungen. 2. Aufl. München: Elsevier 2004.

Kockott G (Hrsg). Sexuelle Störungen. München, Wien, Baltimore: Urban & Schwarzenberg 1977.

Krafft-Ebing R Frh v. Psychopathia Sexualis. Stuttgart: Enke 1886.

Kutchinsky B. Studies on pornography and sex crimes in Denmark. Copenhagen: New Social Science Monographs 1970.

Langström N, Zucker KJ. Transvestic fetishism in the general population: prevalence and correlates. J Sex Marital Ther 2005;31 (2): 87–95.

Langström N, Seto MC. Exhibitionistic and voyeuristic behaviour in an Swedish national population survey. Arch Sex Behav 2006; 35: 427–435.

Lasègue CR. Les exhibitionistes. Paris: Presse Medicale 1877.

Maisch H. Familiäre Sexualdelinquenz – die neue Emotionalisierung eines alten Dramas. In: Jäger H, Schorsch E: Sexualwissenschaft und Strafrecht. Stuttgart: Enke 1987.

Maisch H. Inzest. Hamburg: Rowohlt 1968.

Marshall WL. Pedophilia: Psychopathology and theory. In: Laws, DR, O'Donohue, W (eds). Sexual Deviance: theory, assessment, and treatment. New York: Guilford Press 1997; 152–174.

Marshall WL. Intimacy, Loneliness and sexual offenders. Behaviour Research and Therapy 1989; 27: 491–503.

McDougall J. Plädoyer für eine gewissen Anormalität. Frankfurt: Suhrkamp 1985.

McElroy SL, Soutullo ETWA Psychiatric Features of 36 Men Convicted of Sexual Offenses. J Clin Psychiatric 1999; 60: 414–420.

Meyer JK. Clinical Variants Among Applicants for Sex Reassignement. Arch Sex Behav 1974; 3: 527–558.

Money J. Love maps: clinical concepts of sexual/erotic health and pathology, paraphilia, gender transposition in childhood, adolescence and maturity. Buffalo, New York: Prometheus 1986.

Morgenthaler F. Die Stellung der Perversionen in Metapsychologie und Technik. Psyche 1974; 28: 1077–1098.

Murphy WD. Exhibitionism: Psychopathology and Theory. In: Laws DR, O'Donohue WT (eds). Sexual Deviance: Theory, Assessment, and Treatment. New York: Guilford Press 1997; 22–39.

Prentky RA, Burgess AW. Forensic Management of sexual offenders. New York: Kluwer Academic Plenum Publishers 2000.

Prentky RA, Knight RA. Identifying critical dimensions for discriminating among rapists. J of Consult and clin Psychol 1991; 59: 643–661.

Psychrembel®. Wörterbuch Sexualität. Berlin, New York: Walter de Gruyter 2003.

Rachman S. Sexual fetishism: an experimental analogue. Psychol Rec 1966; 18: 25–27. Dt: Fetischismus: Ein experimentelles Modell. In: KOCKOTT G (Hrsg). Sexuelle Störungen. München, Wien, Baltimore: Urban & Schwarzenberg 1977.

Raupp U, Eggers C. Sexueller Missbrauch von Kindern. Monatsschrift für Kinderheilkunde 1993; 141: 316–322.

Rehder U. Sexualstraftäter, Klassifizierung und Prognsose. In Rehn G, Wischka B, Lösel F, Walter W (Hrsg) Behandlung gefährlicher Straftäter. Herbolheim: Centaurus 2001; 81–103.

Reiche R. Psychoanalytische Therapie sexueller Perversionen. In: Sigusch V (Hrsg). Sexuelle Störungen und ihre Behandlung. 3. Aufl. Stuttgart: Thieme 2001.

Richter-Appelt H, Tiefensee J. Soziale und familiäre Gegebenheiten bei körperlichen Misshandlungen und sexuellen Missbrauchserfahrungen in der Kindheit aus der Sicht junger Erwachsener. Psychosomatik, Psychotherapie, Med. Psychologie 1996.

Schorsch E. Sexuelle Perversionen. NMG 1985; 10: 253- 260.Schorsch E. Sexuelle Perversionen. In: Sigusch V (Hrsg). Therapie sexueller Störungen. 2. Aufl. Stuttgart: Thieme 1980; 119–156.Schorsch E. Sexualstraftäter. Stuttgart: Enke 1971.

Schorsch E, Galedary G, Haag A, Hauch M, Lohse H. Perversion als Straftat. Berlin, Heidelberg, New York: Springer 1985.

Smith H, Cox C, Dialogue with a dominatrix. In: Weinberg T, Kamel G (eds). S and M: Studies in sadomasochism. Buffalo/NY: Prometheus 1983; 80–86.

Spengler A. Sadomasochisten und ihre Subkulturen. Frankfurt: Campus 1979.

Spoerri T. Nekrophilie, Strukturanalyse eines Falles. Basel 1959. In: Giese H, Schorsch E. Zur Psychopathologie der Sexualität. Stuttgart: Enke 1973.

Stoller RJ. Perversion. Die erotische Form von Hass. Reinbek: Rowohlt 1979.

Templeman, TL, Stinnett,RD. Patterns od sexual arousal and history in an «normal» sample of young men. Arch. Od. Sex. Behavior. 1991;10:137–150.

Vaih-Koch SR, Ponseti J. ADHD und Störung des Sozialverhaltens im Kindesalter als Prädiktoren aggressiver Sexualdelinquenz? Sexuologie 2001; 8: 1–18.

Vetter B. Psychiatrie. 7. Aufl. Stuttgart: Schattauer 2007.

Vetter B. Sexualität: Störungen, Abweichungen, Transsexualität. Stuttgart, New York: Schattauer 2007.

Vetter B. Sexuelle Störungen. Bern: Verlag Hans Huber 2008.

Wetzels P, Pfeifer C. Sexuelle Gewalt gegen Frauen im öffentlichen und im privaten Raum. Ergebnisse der KFN Opferbefragung 1992. Hannover: KN Forschungsbericht 1995; 37.

WHO-Weltgesundheitsorganisation. Internationale Klassifikation psychischer Störungen. ICD-10 Kap. 5 V (F). Klinisch-diagnostische Leitlinien. 2. Aufl. Bern: Huber 1993.

WHO: Education and treatment in human sexuality: the training of health professionals. Technical Report Series 572, WHO Geneva 1975.

Wille R, Beier KM. Nachuntersuchungen von kastrierten Sexualstraftätern. Sexuologie 4, 1997; 1: 1.

Wille R, Beier KM. Castration in Germany. Ann Sex Res 1989; 2: 103–133.

Wille R. Die forensisch-psychopathologische Beurteilung der Exhibitionisten, Pädophilen, Inszest- und Notzuchttäter. Med. habil., Univ. Kiel 1968.

Wille R, Kröhn W. Der sexuelle Gewalttäter: Persönlichkeitsstruktur und Therapiemöglichkeiten. In: Deutsche Richterakademie (Hrsg). Gewalt an Frauen, Gewalt in der Familie. Heidelberg: Müller 1990; 87 ff.

Wolpe J, Lazarus AA. Die Modifikation des Sexualverhaltens. In: Kockott, G (Hrsg). Sexuelle Störungen. München, Wien, Baltimore: Urban & Schwarzenberg 1977.

Sachwortregister

A
Aberration 31
Abweichendes Verhalten
– soziale Folgen 36
Abweichendes Sexual-
verhalten 158
– Kennzeichen 28
Abweichende Sexualentwicklung
– Leitsymptome 98
ADHS 155
Affektive Störung 154
Algolagnie 213
Alltagsmasochismus 220
Alltagssadismus 229
Angststörung 155
Antiandrogene 283, 293
Antidepressiva 283, 293, 300
Antihormonelle Medikamente 284
Antihormonelle Therapie 293
Antizipatorisches Vermeidungs-
lernen 286
APA 24, 89
Apotemnophilie 277
Asphyxie 222
Asphyxophilie 276
Autogynäphilie 172
Aversionstherapie 286
Aversionsvermeidungslernen 286

B
Begleiterkrankungen 154
Behandlung
– ambulant-poliklinische 283
– deliktspezifische 304
– freiwillige 302
– institutionelle 283
– nicht freiwillige 302
– psychotherapeutische Verfahren 283
– pharmakotherapeutische 300
– Psychotherapie 283
– somato-psychotherapeu-
tische 299
Behandlungsleitlinien 299
Behandlungsprogramme
– kognitiv-verhaltenstherapeutische (KVT) 290
– multimodale 304
Beischlaf 43, 47
– unter Verwandten 44
Benjamin 58
Benkert 61
Berliner Männerstudie 70, 74, 75,
77, 78, 80, 178, 193
Beziehungsfeindlichkeit 93
Binet 58
Bondage 215, 221, 230, 277
Branding 215

C
Casanova 56
Chemische Kastration 293
Courtship Disorder 194, 195
– Crossing 203
Courtship Disorder-Konzept 198
CPA 285, 293, 294, 295, 300
Cross-Dressing 171, 181
– Motiv 183
Cross-Dressing-Erfahrung 176
Crossing 154, 194, 233, 309
Cyproteronacetat 293, 294

D
Da Vinci, Leonardo 55
Deliktszenario 290
Delinquenz 42
Desensibilisierungsverfahren 286
Devianz 32, 92
– sexuelle 40
Deviation 26, 31, 92

Diagnose 89
Diagnosestellung 89, 165
Diagnostik
– psychiatrische 96
– psychoanalytische 106
Diagnostisches und Statistisches Manual psychischer Störungen s. DSM
Dirty Sex 213, 221, 230, 275
Dissexualität 41, 42
– Begriff 41
Dissexuelle Handlung 32, 93
– paraphile 41
Dissozialität 41, 42
Drag Kings 171
Drag Queens 171, 173
DSM 24, 93
DSM-IV 89
DSM-IV-TR 90, 91, 95, 96, 106

E
EEG-Auffälligkeiten 127
Effeminiertheit 61
Ehe 53
Einweisung 303, 304
Einwilligungsfähigkeit 95
Entwöhnungstherapie 304
Ephebophilie 242
Erotomanie 58
Erziehungssadismus 234
Es 132, 137
Essstörung 79
Exhibitionismus
– Beginn 192
– Begriff 185
– Crossing 194
– Häufigkeit 192, 193
– Strafbarkeit 186
– Ursachen 197
– Verlauf 192
Exhibitionist 185, 186, 187, 188
– atypischer 190
– Gewaltanwendung 189
– Intimleben 190
– jüngerer 190
– mittlerer 190
– Partnerschaft 189
– Persönlichkeitsprofil 189
– psychische Störung 191

– typischer 190
Exhibitionistischer Akt 187
Exkrementophilie 275

F
Fetisch 159, 163
– Symbole 160
Fetisch-Industrie 167
Fetischismus 160, 162
– als Störung 164
– Diagnosestellung 165
– Entstehung 167
– Krankheitsklassifikation 164
– Kriterien 160
– Verlauf 165
Fetischist 162, 163
Fetischistischer Transvestitismus 170
– Diagnose 177
Flagellation 215, 221, 230
Flooding 287
Forensische Einrichtung 303
Freud, Sigmund 31, 59, 99, 131, 135, 137
Frotteur 207
Frotteurismus
– Begriff 206
– Berliner Männerstudie 208
– Courtship Disorder-Konzept 208
– Crossing 208
– Diagnosesystem 207
– Häufigkeit 208
– Merkmale 206
Frühstörungen 132
Funktionelle Sexualstörung 27

G
Galen 55
Gedankenstopp 288
Gehirnabnormität 155
Gerontophilie 269, 270
Geschlechtsdysphorie 177, 179
Geschlechtsidentifikationsstörung 27, 175, 177
Geschlechtsumwandlung 175, 180
Gestörtes Selbstwert- und Männlichkeitsgefühl
– Verhaltensmerkmale 142
Gesunde Sexualität

Sachwortregister

- Definition 22
Gewaltanwendung 189, 235
GnRH-Agonisten 295

H
Hands-off-Delikt 93, 152
Hands-on-Delikt 93, 152, 153
Herrschaftsverhältnis 231
Hippokrates 55
Homophobie 63
Homosexualität 55, 59, 60, 61, 62
- Begriff 61
- latente 63
Hypoxyphilie 222, 276

I
ICD 24
ICD-10 89, 90, 91, 93, 95, 96, 106
Ich 132, 137
Implosionstherapie 287
International Classification of Diseases s. ICD
Internationale Klassifikation psychischer Störungen s. ICD
Inversion 61
Inzest 47, 240, 242, 247
- Bezeichnung 255
- Folgen 258
- Häufigkeit 261
- Mutter-Sohn 258, 261
- Mutter-Tochter 258
- latenter 259
- Vater-Sohn 258
Inzestbeziehung
- latente 261
Inzestfamilien
- Konstellationstäter 256
- Mütter 256, 257
  Töchter 257
- Väter 256, 257
Inzesthandlung 255
- Häufigkeit 257
Inzesthemmung 255
Inzestopfer 256
Inzesttabu 255

K
Kaan 58
Karpmann 31

Kastration 294
- chemische 283
- chirurgische 283, 297, 298
- Folgen 297
- hormonelle 283, 297
- kriminalpräventive Effekte 298
Kastrationsangst 137, 138
Kastrationskomplex 138
Kernpädophile 242, 249
- typisches Merkmal 248
Kerthbeny 61
Kindesmissbrauchstäter 122, 145
- gewalttätige 266
Kinderpornographie 262
- Konsum 264
- Verbot 263, 264
kinderpornographische Darstellungen 247
kinderpornographisches Material 243
Kindeswohl 243
Kinsey 62
- Zuordnungsskala 62
Klassifikationssysteme 89
Klassische Konditionierung 128
Kliniksex 276
Klismaphilie 276
Kognitive verhaltenstherapeutische Methoden 288
Körperreaktionsableitungen 262
Krafft-Ebing 58
Krankheitsklassifikation 26
Krankheitskriterium 40
Krauss 31
Kriminalstatistik 68, 74, 83
- polizeiliche 84
KVT 290
KVT-Programme 292

L
Labeling-Theorie 52
Lasèque 58
Leichenschändung 271
Leiden 23, 62
Leidenschaft
- sexuelle 53
Leidensdruck 40
LHRH-Agonisten 284, 293, 295, 300
Liebe 53

Sachwortregister

Love-Maps 184
Lust 53
Lustmorde 234

M
Marquis de Sade 56, 229
Masochismus 219
– Begriff 220
– Berliner Männerstudie 225
– Clubs 224
– Diagnose 220
– Erscheinungsform 222
– Formen 221
– Frauen 225
– Gefahr 223
– Geschlechterverteilung 223
– Geschlechtsverhältnis 225
– Praktiken 221
– Risiko 223
– Rituale 222
– sozioökonomischer Status 224
– Verbot 223
– Verbreitungsverbot 223
– wissenschaftliche Studien 224
Masochist 212, 218, 221
– Entstehung 227
– Erklärungsansätze 227
– Typen 227
Maßregel 303
– freiheitsentziehende 304
Maßregeln der Besserung und Sicherung 302
Maßregelvollzug 302, 303
Masturbation 55, 56, 59
Masturbationsrituale 269
Medikamentöse Behandlung 284
Medikamentöse Behandlungsmöglichkeiten 283
Minderbegabung 155
Missbrauch 243
– Mutter-Sohn 259
Missbrauchsbeziehungen
– Beispiele 260
– Mutter-Sohn 260
Mixoskopie 199
Modelllernen 128
Money 31
Monomentophilie 269, 271

Multimodales Therapieprogramm 282, 288
Multimodales Trainingsprogramm 289

N
Narzistische Plombe 140
Nekrophilie 269, 270, 271
Neurotransmitter 127
Nicht paraphile sexuelle Süchtigkeit 109
Normales Sexualverhalten 22
Normatives Sexualverhalten 35
Normbegriff 37
Normen 21, 35, 37, 39, 40, 52
– als Einstellungsmuster 37
– als Verhaltensregeln 37
– duale 39
– juristische 37
– medizinische 37
– moralische 37
– religiöse 37
– soziale 37
– statistische 37
Normfrage
– sexuelle 39
Normverstöße 51

O
Obszöne Telefonanrufe 275, 278
Onanie 59
Operante Konditionierung 128
Opfersituation 74
Opferzahlen 74
Opponent-Prozess-Theorie 228
Orgasmus-Rekonditionierung 287

P
Pädophile 244, 247, 268
– echte 247
– heterosexuelle 254
– homosexuelle 254
Pädophile Neigung
– Diagnose 262
– rechtliche Folgen 262
– Therapie 262
Pädophile Pädagogen 248
Pädophilie 240, 243, 247
– Ausdruck 246

Sachwortregister

- Diagnose 241
- Entstehung 267
- Erklärungsansatz 265
- genuine 245, 248, 249
- heterosexuelle 241
- homosexuelle 242
- Kriterien 263
- Leiden 263
- strafrechtliche Verfolgung 263
- Ursachen 265

Pädosexualität 240
- als Ersatzhandlung 242
- Erklärungsansatz 265
- Ursache 265

Pädosexuelle 244
- Frauen 253
- Häufigkeit 253
- intelligenzgeminderte 252
- mit pädophiler Hauptströmung 242
- mit pädophiler Nebenströmung 242

Pädosexueller Täter 245
Pädosexuelles Verhalten 245
Paraphile Entwicklung
- Prognose 118

Paraphile Männer
- Persönlichkeit 119

Paraphilie 24, 26, 92, 111, 115, 121, 127, 151, 269
- Begriff 30, 31, 32
- Behandlung 285, 286
- Charakterstruktur 117
- Definition 96
- Diagnose 97
- Frauen 76
- gefahrvolle 68
- harmlose 60, 68
- inklinierende 29
- Klassifikation 94
- Persönlichkeitseigenschaften 117
- Risikokriterium 309
- Sexualpraktiken 94
- Ursachen 129
- verhaltenstherapeutische Verfahren 286

Paraphilie-verwandte Störungen 109, 110

«Pars pro toto-Bildungs»-Hypothese 160
Partialtrieb 135
- analer 135
- genitaler 135, 136
- oraler 135

Partnerinteressen 25, 29, 32, 112
Partnerschädigung 93, 152
Partnerwahl 95
Penisplethysmographie 62, 262
Persönlichkeitsstörung 155
Perverse Plombe 140
Perversion 26, 31, 58, 59, 92, 106, 107, 131, 133, 138
- Begriff 24, 30, 31
- Diagnose 108
- Diagnostik 104, 107
- diagnostische Leitlinien 108
- Frauen 134
- innerseelische Ursachen 131
- psychoanalytische Definition 134
- psychoanalytisches Verständnis 133
- Suchtcharakter 104
- triebtheoretisches Erklärungsmodell 137

Perversionsdiagnostik 110
Perversionsforschung 56, 58
Phänomen der russischen Puppe 107, 133
Pharmakotherapie 293
Photoplethysmographie
- vaginale 62

Piercing 215, 221, 230
Pikazismus 276
Plombe
- perverse 132

Polizeistatistik 68, 84
Polymorph pervers 31, 135
Pornographie 47
- paraphile 69, 72, 73

Pornolalie 215, 221, 230
Präferenzstörung
- harmlose 29

Preparedness-Hypothese 129, 161
Prognose
- Schwere 101
- Verlauf 101

Sachwortregister

Prognoseinstrument 306, 307
Prognostische Faktoren 307
Progredienzkriterium
– Diagnoseprozess 111
Prostitution 47, 216
Psychiatrie 58
Psychoanalyse 59, 131, 135, 137
Psychotherapie 284, 299, 300
Psychotherapiemethoden 289
Psychotherapieprogramme
– kognitiv-verhaltenstherapeutische 295
– methodenübergreifende 289
Pygmalionismus 271

R
Rechtsnormen 43
Regelvollzug 304
Reproversion 76, 78
Reziproke Hemmung 287
Richtlinienverfahren
– hypnotische Methoden 285
– psychoanalytische Verfahren 285
– tiefenpsychologisch fundierte Psychotherapien 285
– verhaltenstherapeutische Verfahren 285
Risikofaktoren 308
– dynamische 306
– statische 306
Risikomarker 308
Rückfallprophylaxeplan 292
Rückfallrisiko 307

S
Sacher-Masoch 56, 220
Sadismus 219, 238
– Begriff 229
– Folgen 232
– Gewalttätigkeit 231
– Häufigkeit 232
– Schweregrad 236
– Ursachen 237
– Verlauf 232
Sadismuskriterien 234
Sadist 218, 232, 234
Sadistische Straftäter 233
– Crossing 236

Sadistisches Tötungsdelikt 236
Sadomasochismus
– Beziehungen 213
– Beziehungsarrangements 215
– Diagnose 214
– sexueller 212
– Ursachen 217
Sadomasochist 212, 216
Sadomasochistische Täter-Opfer-Konstellation 239
Sadomasochistisches Verhalten
– Folgen 216
– Häufigkeit 216
– Strafrecht 216
Schizophrenie 155
Schuldfähigkeit 303
Schuld- und Schamgefühl 152
Scopophilie 199
Selbstbehauptungstraining 287
Selbstkontrolle 291
Selbstkontrollmethoden 288
Selbstpsychologie 132
Selbstwertgefühl 140
Selektive Serotonin-Reuptake-Inhibitoren (SSRI) 295, 300
Serotonin-Wiederaufnahme-Hemmer (SSRI) 293, 295
Sexualabweichung 32
Sexualdelikt 42, 84
Sexualdelinquente 142
– Behandlung 288
– Persönlichkeit 121
– Persönlichkeitsstruktur 121
– Persönlichkeitsunterschiede 120
Sexualdelinquenz 41, 42
Sexualforschung 56
– Institute 57
Sexualgewalttäter 123
– paraphile 144
Sexualhormonspiegel 126
Sexualität 59
– Bedeutung 53
– Begriff 54, 55
– Ehe 54
– gesunde 22
– genitale 136
Sexualkriminalität
– Begriff 41
Sexualnot 99, 105

Sachwortregister

Sexualobjekt
- unübliches 94
Sexualpräferenzstörung 43, 90, 92, 96, 109, 127, 157, 289
- Behandlung 101, 293, 299
- Behandlungsmöglichkeiten 281
- Behandlungsmethoden 282
- Begriff 30, 32
- Beratung 281
- Definition 91, 92
- Diagnose 25
- Diagnosekriterien 29
- Diagnostik 89
- Entstehung 115
- Epidemiologie 67, 71, 80
- fixierte 105
- Frauen 73
- gefährliche 68
- Geschlechterverteilung 73
- Häufigkeit 67, 80
- Hauptmerkmale 91
- Leidensdruck 282
- multiple 308
- organische Ursachen 126
- Partnereinbindung 151
- Prävalenz 67, 72
- psychische Ursachen 128
- Prognose 101
- Schweregrad 104
- Therapie 281, 285
- Therapiemotivation 282
- Ursachen 116
- Verbreitung 70, 71, 73
- Verlauf 101, 104, 158
- Vorkommen 72, 73
Sexualpsychopathie 59
Sexualstörung 26
Sexualstrafrecht
- Deutschland 43
- Schweiz 46
- Österreich 83
Sexualstraftaten 83
- Häufigkeit 84
Sexualstraftäter 42, 85, 120, 121, 154
- Behandlung 294, 302
- kastrierte 298
- paraphile 120
- Persönlichkeitstypologie 122

- Prognose 306
- Prognosedaten 123
- Prognoseinstrumente 306
- Rückfallgefahr 306
- Therapie 302
- Typologie 123
Sexualtäter 146
Sexualwissenschaft 55, 56
- Entstehung 55
Sexuell abweichende Entwicklung
- Charakteristikum 100
Sexuell-sadistische Entwicklung
- Aufschaukelungsprozess 237
- Entstehung 237
Sexuelle Abweichler 51
Sexuelle Abweichung 28, 52, 58, 92
- Diagnostik 98
- gefährliche 29
- perikuläre 29
- Prävalenz 70
- Verlauf 98, 157
Sexuelle Belästigung 47
Sexuelle Devianz
- Begriff 30
Sexuelle Deviation
- Begriff 30
Sexuelle Funktionsstörung 26, 27
Sexuelle Gesundheit 21, 22, 25
Sexuelle Gewalterfahrung 74
Sexuelle Handlung an Schutzbefohlenen 44
Sexuelle Kindesmussbrauchstäter 265
- dissoziale Täter 251
- pädophile Nebenströmung 252
- Persönlichkeitsprofil 251
- Persönlichkeitsstörung 253
- psychische Störung 254
- sexuell unerfahrene Jugendliche 251
Sexuelle Missbrauchserfahrungen
- Folgeschäden
Sexuelle Nötigung 45, 47
Sexuelle Orientierung
- Therapie 264
Sexuelle Störung
- Definition 23, 24
- Diagnose 97
Sexuelle Süchtigkeit 99, 158

Sexuelle Wertvorstellungen 39
Sexueller Missbrauch 44
Sexueller Missbrauch von Jugendlichen 45
Sexueller Missbrauch von Kindern 44, 240, 242, 244, 245, 247
– Erklärungsansatz 265
– Ursachen 265
Sexueller Sadismus
– Formen 229
– Praktiken 229
Sexueller Übergriff 144, 145, 146, 147
Sexuelles Erregungsmuster 75
– Epidemiologie 76
– Verbreitung 76
Sicherungsverwahrung 305
Silent partners 252, 256
Sodomie
– Begriff 272
Somato-psychotherapeutisches Behandlungsschema 284, 299
Somnophilie 269, 271
Soziale Phobie 155
Soziales Kompetenztraining 287
Sozialtherapeutische Anstalt 304
Sozialtherapie 304
Sozialtrainingsprogramme 290
Spanking 215, 221, 230
Spanner 199
SSRI *s.* selektive Serotonin-Reuptake-Inhibitoren
StGB
– österreichisches 83
– schweizerisches 46
Stopp-Code 215, 231
Strafgesetzbuch *s.* StGB
Strafverfolgungsstatistik 68, 84
Strangulation 276
Störung der Impulskontrolle 155
Störung der sexuellen Präferenz 30
Suchterkrankung 154
Switch 213
Symptomatik
– Häufigkeit 101
– Prognose 102
– Therapiefähigkeit 102

T
Telefonskatologie 275, 278
Testosteronspiegel 127
Therapie
– ambulante 305
Therapieergebnisse 301
Therapieleitlinien 283
Therapiemodule 292
Therapieprogramme
– methodenintegrative 289
Therapieziele 291
Tiefenpsychologie 131
Tissot 56
Tötungsdelikte
– paraphile 235
Toucheur 210
Toucheurismus 207
– Bezeichnung 210
– Diagnoseschlüssel 210
– Hauptinteresse 210
Transsexuelle 174
Transsexuelle Entwicklung 175, 177
Transsexueller Transvestitismus 174
Transvestismus 170
Transvestit 170, 172, 174, 177, 181, 183, 184
– Alter 182
– Frauenkleider 173
– Leidensdruck 179
Transvestiten-Rollen-Identität 181
– Verlauf 181
Transvestitischer Fetischist 174
Transvestitischer Fetischismus 170, 174
Transvestitismus 170, 171, 172, 184
– Entstehung 183
– Ursachen 183
– Verlauf 176
– Vorkommen 176
Transvestitismus unter Beibehaltung beider Geschlechtsrollen 171, 177, 182
Triebwünsche
– anale 31
– ödipale 31
– orale 31

Sachwortregister

U
Übergangsobjekt 168
Übergriff 74
Über-Ich 132, 137
Unbewusstes 137
Unzucht 272
Urophilie 275
Uropotie 276

V
Verdeckte kognitive Reflexkontrolle 288
Verdeckte Sensibilisierung 286, 291
Vergewaltiger 122
Vergewaltigung 45
Verkleidungsmotiv 181
Verkleidungsphänomen 178
Voyeur 200
Voyeurismus 200
– Auffälligkeiten 203
– Berliner Männerstudie 202
– Bezeichnung 199
– Courtship-Disorder-Konzept 205
– Diagnose 201
– Entstehung 204
– Häufigkeiten 202
– Hauptmerkmale 199
– Ursachen 204
– Varianten 202
– Verlauf 203
– weiblicher 203

W
Water sports 276
Westphal 58
WHO 24
Wiederholungstäter 305

Z
Zoophile Handlungen
– Folgen 274
Zoophilie 272, 273
– Sexualpräferenzstörung 273
– Sexualpraktiken 273

Anzeigen

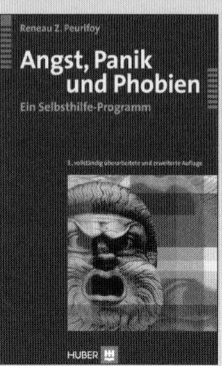

Reneau Z. Peurifoy

Angst, Panik und Phobien
Ein Selbsthilfe-Programm

Aus dem Englischen übersetzt von
Irmela Erckenbrecht.
3., vollst. überarb. u. erw. Aufl. 2007.
376 S., Kt € 24.95 / CHF 39.90
ISBN 978-3-456-84404-6

«Ich meine, dass dies ein ungewöhnlich reichhaltiges Buch ist und dass es vielen Leuten helfen wird.» *Albert Ellis*

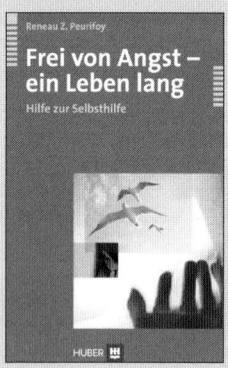

Reneau Z. Peurifoy

Frei von Angst – ein Leben lang
Hilfe zur Selbsthilfe

Aus dem Englischen übersetzt von
Irmela Erckenbrecht.
2007. 232 S.,10 Abb., Kt € 19.95 / CHF 32.00
ISBN 978-3-456-84408-4

Hat man die Zusammenhänge erst einmal erkannt, kommt es zu einem positiveren Umgang mit den Symptomen der Angst und schließlich zu einer lebenslangen Heilung und Genesung – ohne die Gefahr eines Rückfalls.

Erhältlich im Buchhandel oder über
www.verlag-hanshuber.com

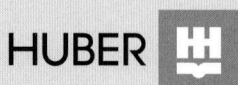

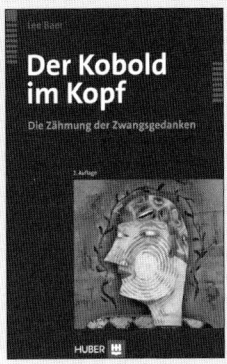

Lee Baer

Der Kobold im Kopf
Die Zähmung der Zwangsgedanken

Aus dem Englischen übersetzt von
Matthias Wengenroth.
1. Nachdruck 2008 der 2., unveränd. Aufl. 2007.
183 S., 17 Tab., Kt € 19.95 / CHF 32.00
ISBN 978-3-456-84391-9

Unwillkürlich sich aufdrängende Mordgedanken, Phantasien von Missbrauch und Vergewaltigung, blasphemische Sätze, die man laut hinausschreien will: Man kann sich davor retten; der Autor zeigt, wie das geht.

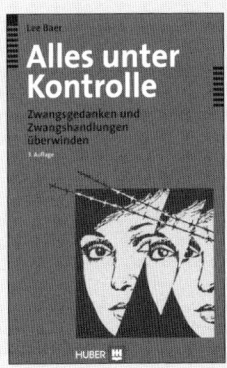

Lee Baer

Alles unter Kontrolle
Zwangsgedanken und Zwangshandlungen überwinden

Aus dem Englischen übersetzt von
Matthias Wengenroth.
3., unveränd. Aufl. 2007. 306 S., Kt
€ 22.95 / CHF 38.90
ISBN 978-3-456-84490-9

Was ist eine Zwangsstörung? Wie kann man ihre Symptome in den Griff bekommen? Wie setzt man sich Ziele? Wie kann man Rückfälle vermeiden? Der Autor gibt ganz konkrete Ratschläge.

Erhältlich im Buchhandel oder über
www.verlag-hanshuber.com

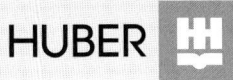